· 国家卫生和计划生育委员会"十三五"规划教材

· 全国高等学校教材

供眼视光学专业用

屈光手术学

第 3 版

主　　编　王勤美

副 主 编　陈跃国　赵少贞　毕宏生

编　　者（以姓氏笔画为序）

王　雁　天津医科大学　　　　张丰菊　首都医科大学

王勤美　温州医科大学　　　　陈跃国　北京大学医学部

邓应平　四川大学　　　　　　周行涛　复旦大学

毕宏生　山东中医药大学　　　赵少贞　天津医科大学

李　莹　北京协和医学院　　　黄锦海　温州医科大学

沈　晔　浙江大学医学院　　　薛劲松　南京医科大学

编写秘书　张　佳　温州医科大学

融合教材数字资源负责人　王勤美　温州医科大学

融合教材数字资源秘书　黄锦海　温州医科大学

人民卫生出版社

图书在版编目（CIP）数据

屈光手术学 / 王勤美主编. —3 版. —北京：人民卫生出版社，2017

ISBN 978-7-117-24751-1

Ⅰ. ①屈… Ⅱ. ①王… Ⅲ. ①屈光不正－眼外科手术 Ⅳ. ①R779.6

中国版本图书馆 CIP 数据核字（2017）第 158049 号

| 人卫智网 | www.ipmph.com | 医学教育、学术、考试、健康，购书智慧智能综合服务平台 |
| 人卫官网 | www.pmph.com | 人卫官方资讯发布平台 |

屈光手术学

第 3 版

主　　编：王勤美

出版发行：人民卫生出版社（中继线 010-59780011）

地　　址：北京市朝阳区潘家园南里 19 号

邮　　编：100021

E - mail：pmph @ pmph.com

购书热线：010-59787592　010-59787584　010-65264830

印　　刷：北京顶佳世纪印刷有限公司

经　　销：新华书店

开　　本：889×1194　1/16　印张：16

字　　数：484 千字

版　　次：2004 年 8 月第 1 版　　2017 年 12 月第 3 版

　　　　　2024 年 7 月第 3 版第 9 次印刷（总第 16 次印刷）

标准书号：ISBN 978-7-117-24751-1/R · 24752

定　　价：58.00 元

打击盗版举报电话：010-59787491　E-mail：WQ @ pmph.com

（凡属印装质量问题请与本社市场营销中心联系退换）

第三轮全国高等学校眼视光学专业本科国家级规划教材（融合教材）修订说明

　　第三轮全国高等学校眼视光学专业本科国家卫生计生委规划教材，是在第二轮全国高等学校眼视光学专业本科卫生部规划教材基础上，以纸质为载体，融入富媒体资源、网络素材、数字教材和慕课课程形成的"五位一体"的一套眼视光学专业创新融合教材。

　　第一轮全国普通高等教育"十五"国家级规划教材、全国高等学校眼视光学专业卫生部规划教材于2003年启动，是我国第一套供眼视光学专业本科使用的国家级规划教材，其出版对于我国眼视光学高等教育以及眼视光学专业的发展具有重要的、里程碑式的意义，为我国眼视光学高级人才培养做出了历史性的巨大贡献。本套教材第二轮修订于2011年完成，其中《眼镜学》为普通高等教育"十二五"国家级规划教材。两轮国家级眼视光专业规划教材建设对推动我国眼视光学专业发展和人才培养、促进人民群众眼保健和健康起到了重要作用。

　　在本套第三轮教材的修订之时，正逢我国医疗卫生和医学教育面临重大发展的重要时期，我们贯彻落实全国卫生健康大会精神和《健康中国2030规划纲要》，按照全国卫生计生工作方针、医药协同综合改革意见，以及传统媒体和新兴媒体融合发展的要求，推动第三轮全国高等学校眼视光学专业本科国家级规划教材（融合教材）的修订工作。

　　本轮修订坚持中国特色的教材建设模式，即根据教育部培养目标、国家卫生计生委用人要求，医教协同，由国家卫生计生委领导、指导和支持，教材评审委员会规划、论证和评审，知名院士、专家、教授指导、审定和把关，各大院校积极参与支持，专家教授组织编写，人民卫生出版社出版的全方位教材建设体系，开启融合教材修订工作。

　　本轮教材修订具有以下特点：

　　1. 本轮教材经过了全国范围的调研，累计共有全国25个省市自治区，27所院校的90名专家教授进行了申报，最终建立了来自15个省市自治区，25个院校，由52名主编、副主编组成的编写团队，代表了目前我国眼视光专业发展的水平和方向，也代表了我国眼视光教育最先进的教学思想、教学模式和教学理念。

　　2. 课程设置上，由第二轮教材"13+3"到本轮教材"13+5"的转变，从教师、学生的需要出发，以问题为导向，新增《低视力学实训指导》及《眼视光学习题集》。

　　3. 对各本教材中交叉重复的内容进行了整体规划，通过调整教材大纲，加强各本教材主编之间的交流，力图从不同角度和侧重点进行诠释，避免知识点的简单重复。

　　4. 构建纸质＋数字生态圈，完成"互联网＋"立体化纸数融合教材的编写。除了纸质部分，新增二维码扫码阅读数字资源，数字资源包括：习题、视频、动画、彩图、PPT课件、知识拓展等。

　　5. 依然严格遵守"三基"、"五性"、"三特定"的教材编写原则。

6. 较上一版教材从习题类型、数量上进行完善，每章增加选择题。选择题和问答题的数量均大幅增加，目的是帮助学生课后及时、有效地巩固课堂知识点。每道习题配有答案和解析，学生可进行自我练习。自我练习由学生借助手机或平板电脑终端完成，操作简便，激发学习兴趣。

本套教材为 2017 年秋季教材，供眼视光学专业本科院校使用。

第三轮教材（融合教材）目录

眼镜学（第3版）　　　　　　　　　　主编　瞿　佳　陈　浩

眼科学基础（第3版）　　　　　　　　主编　刘祖国

眼病学（第3版）　　　　　　　　　　主编　李筱荣

接触镜学（第3版）　　　　　　　　　主编　吕　帆

眼视光学理论和方法（第3版）　　　　主编　瞿　佳

眼视光器械学（第3版）　　　　　　　主编　刘党会

视觉神经生理学（第3版）　　　　　　主编　刘晓玲

眼视光公共卫生学（第3版）　　　　　主编　赵家良

低视力学（第3版）　　　　　　　　　主编　周翔天

屈光手术学（第3版）　　　　　　　　主编　王勤美

双眼视觉学（第3版）　　　　　　　　主编　王光霁

斜视弱视学（第2版）　　　　　　　　主编　赵堪兴

眼视光应用光学（第2版）　　　　　　主编　曾骏文

获取融合教材配套数字资源的步骤说明

1 扫描封底红标二维码，获取图书"使用说明"。

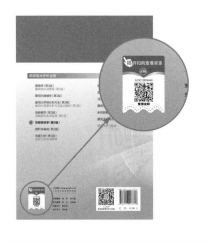

2 揭开红标，扫描绿标激活码，注册/登录人卫账号获取数字资源。

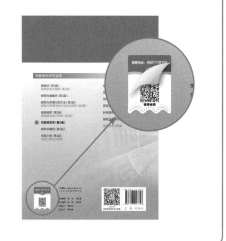

3 扫描书内二维码或封底绿标激活码随时查看数字资源。

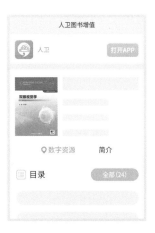

4 登录 zengzhi.ipmph.com 或下载应用体验更多功能和服务。

扫描下载应用

客户服务热线 400-111-8166

关注人卫眼科公众号

新书介绍　最新书目

第三届全国高等学校眼视光学专业教材（融合教材）评审委员会名单

主 任 委 员

    瞿　佳　温州医科大学

副主任委员

    赵堪兴　天津医科大学

    赵家良　北京协和医学院

    吕　帆　温州医科大学

委　　员（以姓氏笔画为序）

王云创　滨州医学院	赵堪兴　天津医科大学
王保君　新乡医学院	胡　琦　哈尔滨医科大学
兰长骏　川北医学院	袁援生　昆明医科大学
毕宏生　山东中医药大学	徐国兴　福建医科大学
吕　帆　温州医科大学	郭　锐　南京中医药大学
刘陇黔　四川大学	蒋　沁　南京医科大学
刘祖国　厦门大学	曾骏文　中山大学
李筱荣　天津医科大学	廖洪斐　南昌大学
何　伟　辽宁何氏医学院	瞿　佳　温州医科大学
赵家良　北京协和医学院	

秘 书 长

    刘红霞　人民卫生出版社

秘　　书

    姜思宇　温州医科大学

    李海凌　人民卫生出版社

前　言

16 世纪以来，人们一直不懈地致力于不断探索发展屈光不正的矫正和治疗手段，不满足于框架眼镜和隐形眼镜的非手术矫正，从角膜、眼内和巩膜三大途径研发了近 100 种屈光手术。从 20 世纪 50 年代至今，屈光手术经历了快速而又曲折的发展历程。

在眼视光学的完整体系中，屈光手术因成为视觉矫正的三大手段之一而占有一席之地，《屈光手术学》与《眼镜学》《接触镜学》对三类矫正手段作了较为详尽的介绍，又与《低视力学》一起成为眼视光学中四类相对独立的解决问题的方法和技术，为建成眼视光学的高楼大厦添上了最后一块大砖。

人们一直把眼球作为一个"光学"器官来处理，在几何光学和物理光学的基础上建立起眼的光学模型，结合眼球这个生物器官的自然特性，从角膜到眼内，研发出一个又一个方法来提高眼的视觉质量，甚至期望获得"超"视力，以满足人们日益增长的视觉需求。从非手术矫正到屈光手术，又回到非手术的新方法，现代科学技术的进步在小小的眼睛上表现得淋漓尽致。

屈光手术学作为一门学科也仅仅经历了近 20 年的发展。这是一门飞速发展的学科，一门现代科技高度聚焦的学科，许多设备的出现让人目不暇接，许多技术日新月异，因此这也是最难编写、更新的一本教材。不过这已是第 3 版，经过时间的考验，再次证明"方法总比困难多"的真理。

与第 2 版比较，第 3 版主要增加了屈光手术的视觉质量、TPRK、飞秒白内障手术、巩膜老视手术等内容，大幅修改了飞秒激光手术、屈光手术临床路径和标准化的内容，删减了角膜热成形术等陈旧知识。

我们有许多同事同行在一起不懈地努力，我们的编者在百忙之中，在眼前无数屈光手术的缝隙之中挤出宝贵的时间，将他们各自数万例手术的经验和教训写下来，为的是给这个领域的初学者和后来者多一些启发，少走弯路，精益求精。因为我们肩负着历史的重任，在我们手下是明亮而正常的眼睛，我们的共同目的是提高病人的视觉质量，走向我们最终想要达到的理想境界。

诚挚感谢所有对屈光手术学和本教材作出贡献的人们，也要感谢协助本书编写的以下医师（按姓氏笔画排序）：王一博、王兴荣、王桂敏、龙琴、包芳军、朱双倩、朱森淼、许琛琛、孙明甡、苏炎峰、李柯然、李美燕、杨琨、杨瑞波、余野、汪凌、宋彦铮、张佳、张琛、陈世豪、季鹏、周开晶、周天安、郑林燕、胡亮、俞阿勇、殷鸿波、高蓉蓉、涂瑞雪、曹信芳、崔乐乐、鲁伟聪、潘安鹏、薛安全。

本书作为中国第一本屈光手术学教材的第 3 版，为了进一步提高本书的质量，以供再版时修改，因而诚恳地希望各位读者、专家提出宝贵意见。

王勤美

2017 年 1 月

目 录

融合教材数字资源目录

第 一 章

屈光手术的历史、现状和发展

本章学习要点

● **熟悉**：屈光手术方式的发展过程。

关键词 屈光手术 发展

屈光手术由来已久，早在 1708 年，有人就提出摘除透明晶状体可以矫正高度近视；1894 年，Fukala 报告了手术结果。

1898 年，荷兰的 Lans 发现烧灼角膜可以改变屈光力，Wray（1914）和 O'Connor（1933）报道了热烧灼矫正角膜散光。Bock（1939）用电凝固术、中村明（1941）用烧灼法都曾治疗过近视。

真正在角膜上施行手术以矫治近视的先驱者是日本的佐藤勉（Sato，1939），他从圆锥角膜病人在 Descemet 膜破裂后因角膜变平而使近视降低的现象中得到启发，第一个采用放射状角膜切开的方法矫正近视眼。开始是在角膜前表面做切口，但因保留直径 6mm 以上的角膜中心视区过大，同时达到角膜厚度 50% 的角膜切口深度不够，故疗效不满意，就改行角膜前后两面半切开。虽然术后早期收到了一定的效果，但由于当时人们尚未发现角膜内皮维持角膜透明的重要作用，而他对角膜后面的切开严重损伤了角膜内皮细胞，故约 3/4 的病例在十多年后因角膜水肿或大泡状角膜病变而失明或行角膜移植术。

另一位角膜屈光手术的先行者是哥伦比亚的 Barraquer，他创立了板层角膜屈光手术，用直接改变中央角膜厚度的方法达到了改变角膜屈光力的目的，主要采用角膜镜片术（keratophakia）与角膜磨镶术（keratomileusis）（1963）。

前苏联的 Fyodorov（1973）偶然发现一个眼外伤病人在角膜创口愈合后，其原有近视明显降低，于是创立了早期的放射状角膜切开术（radial keratotomy，RK），并于 1979 年首次报道了角膜前表面放射状切开术在矫治近视与散光上有比较满意的效果。这是现代放射状角膜切开术的开端，对开创角膜屈光手术作出了重大贡献。他提出了现代 RK 最重要的手术原则：①只能在角膜前表面进行切开。②保留角膜中心视区越小，屈光矫正效果越大；角膜切开深度越深，矫正效果越大。③确立了手术计算公式，在术前对患眼进行计算后决定手术量以获得术后较满意的效果。

美国的 Bores 从 Fyodorov 那里学习后在美国开始了第一例手术（1978），他强调较深切开角膜这一手术原则对提高矫正效果的重要性，最终使切开角膜深度从原来的 75% 增加至 80%～90%，明显提高了手术效果。至 1984 年年底，美国共施行了近 15 万例手术，丰富的临床经验和实验室研究为这一手术的发展作出了贡献：①改进了检查仪器（从光学测厚到超声角膜测厚仪）与手术器械（从刮须刀片到角膜钻石刀）；②简化了手术计算公式并使手术操作规范化；③进行了系统性的基础研究和临床研究。我国朱志忠（1981）在自制手术放

笔记

大镜下进行了 RK 手术。通过 30 例 52 眼角膜放射状切开术及 3 个月随访,证明手术对 3D 以内近视疗效可靠、安全简便、无严重并发症。

几乎与 RK 同时,美国的 Kaufman(1980)提出角膜表面镜片术(epikeratophakia),因临床效果安全有效而受到各国重视,并有大量的临床报道,我国中山眼科中心(1990)也进行了这一手术的临床研究和应用。

1983 年,美国的 Trokel 等人首先用 193nm 的氟化氩(ArF)准分子激光进行角膜切削的实验研究。1985 年,德国的 Seiler 等将其用于盲眼以矫正角膜散光。1987 年,美国的 McDonald 等第一次将其应用于近视眼并获得良好的临床效果,此后全世界逐渐掀起准分子激光角膜表面切削术(photorefractive keratectomy,PRK)矫治近视的高潮。

1986 年,Ruiz 报告用近视性原位角膜磨镶术(keratomileusis in situ)治疗高度近视。手术是用微型角膜刀切削出一片游离角膜瓣后,用同一角膜刀调整后在角膜基质床上进行第二次切削,切除部分角膜组织,再将游离角膜瓣缝回原位,通过控制第二次切除组织的面积和深度,获得不同的屈光矫正。手术避免了此前角膜磨镶术需将游离角膜片进行冷冻切削的问题,恢复期缩短,并增加了可矫正的近视度数。但因其负压环固定眼球时间长,且二次切削很难保持在同一中心,术后易发生中心视区偏离、屈光预测性不理想及散光不能控制等。后来 Avalos 发现游离角膜瓣不需要缝合而复位,可减少手术源性角膜散光并缩短手术时间。但在安全性、准确性和可预测性上,原位角膜磨镶术仍然不是一种理想的手术。虽然 Ruiz 于 1994 年发明了自动板层角膜刀(automatic corneal shaper,ACS),后来称为显微角膜板层刀(microkeratome),提出了自动板层角膜成形术(automated lamellar keratoplasty,ALK),其实质还是一种原位角膜磨镶术。

1990 年,希腊的 Pallikaris 将以往的角膜磨镶术与准分子激光角膜切削术结合起来在兔角膜上进行研究,提出了准分子激光原位角膜磨镶术(laser in situ keratomileusis,LASIK),解决了 PRK 术后的角膜上皮下雾状混浊(haze)问题,最终使角膜屈光手术成为世界主流。

但是角膜屈光手术,尤其是表层手术仍继续发展。1999 年,意大利的 Camellin 等在美国白内障与屈光手术年会(ASCRS)上首次报道准分子激光上皮瓣下角膜磨镶术(laser subepithelial keratomileusis,LASEK),采用 20% 浓度的乙醇和机械的方法制成一个角膜上皮瓣,激光切削后回复原位以期减少 haze。Pallikaris(2002)又创新性地首先使用角膜上皮刀取代乙醇制作上皮瓣,称之为机械化准分子激光上皮瓣下角膜磨镶术(epipolis laser in situ keratomileusis,Epi-LASIK)。2009 年德国开始在临床上使用准分子激光去除角膜上皮与基质切削合为一个步骤完成的方式,这种方法被称为经上皮准分子激光角膜切削术(transepithelial photorefractive keratectomy,TPRK),此手术更为安全、快速、术后上皮愈合时间缩短,并且能够真正实现角膜地形图引导的个性化切削,国内最早在 2011 年由温州医科大学开始用于临床。随后,2015 年国内开始的 SPT(smart pulse technology)技术将准分子激光切削光滑程度进一步提高。

2003 年以来,在美国得到广泛应用的激光"角膜刀",用超高频率的飞秒激光(femtosecond laser)进行角膜瓣的切削以代替微型角膜刀,近几年在我国也得到迅猛的发展。"单飞秒"的概念是源于人们期望以此取代准分子激光,但目前仍有一些问题尚未解决,如不能准确用于低度近视和高度近视的矫正、无精确的个性化治疗模式、不能用于相同或不同手术方式的二次增效术等。

此外,非激光的角膜屈光手术也仍然在发展之中。1978 年,Reynolds 首先提出通过在角膜周边放射状切口植入角膜基质环(intrastromal corneal ring segments,ICRS)重塑角膜形态的概念,并在早期的理论和研究中得到证实,通过扩展和压缩环的直径改变角膜前表面曲率从而矫正近视或远视。1987 年,Fleming 和 Reynolds 介绍角膜基质环用于矫正近视和远视,用

笔记

PMMA 材料 360°的角膜基质环植入兔眼角膜 2/3 厚度，中央角膜明显变平，变平的量与环的厚度有关。后来 Fleming 建立了数学模型；1991 年，美国 FDA 批准在盲人眼上进行第 I 阶段临床研究；1997 年开始的第Ⅲ阶段临床研究为 454 只近视眼植入角膜基质环；1998 年，法国的 Colin 开始用于治疗圆锥角膜；我国温州医学院从 2004 年也开始了类似的临床研究。

美籍华人 Liang（1994）等以 Hartmann-Shack 波前像差感受器测量人眼屈光系统整体像差，并采用自适应光学系统（adaptive optics）使受试者矫正视力达到 2.0，从此引发人们期望矫正人眼像差以获得"超常视力"（supernormal vision）的种种探索。1999 年，瑞士和美国分别开始波前像差引导的个体化角膜切削的临床研究。我国也从 2002 年开始了这方面的临床研究。

在角膜上进行远视眼手术矫治也起始于 Barraquer（1964）报告的角膜磨镶术（keratomileusis）。这种手术是用微型角膜刀将角膜前层切下，冷冻后用车床将其中央或周边部进行球面切削，再缝回原位使角膜中央或周边部变薄，从而矫正近视或远视。角膜镜片术（keratophakia）是将角膜板层切开，另将一人眼角膜切削成凸透镜，夹镶于切开的板层之间以矫正远视。此外也有采用合成材料的角膜镜片术，而且新材料和新设计至今仍层出不穷。

矫正散光的手术早就开始尝试。Snellen（1869）曾提出在角膜前表面进行松弛性切开，使陡峭的子午线曲率变平以矫正高度角膜散光。Botes（1894）则于角膜缘行楔形切除术使扁平的子午线变陡。1890 年代，Lans 等提出角膜松解切开术，又称为散光性角膜切开术（astigmatic keratotomy，AK）及角膜楔形切除术（wedge resection），方法是切除一条或一对新月性的楔形角膜组织。

除在角膜上施行手术以矫正近视、远视和散光以外，人们逐渐认识到眼内手术对矫治屈光不正的作用，而且越来越多地被更多的医师和病人所接受。

早在 1708 年，Boerhaave 就提出可摘除透明晶状体以矫正高度近视眼的屈光不正，法国的 Fukala（1889）再次提出并开展了此类手术。由于当时条件的限制，术后视网膜脱离、继发性青光眼及机化膜形成等严重影响了手术效果。后来，随着白内障手术的发展不断有人采用不同式式摘除透明晶状体以治疗高度近视，但真正以晶状体置换的方式作为一种可供高度近视病人选择的手术，还是在出现人工晶状体和小切口超声乳化技术之后。

人们起初开展白内障手术，是为了去除混浊的晶状体以免阻挡进入眼内的光线，而且手术方式对眼球损伤大，人们并没有将其作为屈光手术，只是作为一种复明手术。随着技术的不断进步，晶状体手术的安全性和精确性大大提高，并发症大大减少，同时眼底检查及激光设备技术也提高了手术的安全性，人们在反复考虑利弊之后，终于把透明晶状体置换术作为矫治高度近视和高度远视的一种可选择的屈光手术。

同时，人们也认识到白内障手术在提高手术操作的基础上应该进一步提高病人术后的视觉质量。例如，从被动考虑如何避免产生术后屈光不正（包括散光），到主动设计以手术的方式使伴有或不伴有屈光不正的白内障病人在术后屈光不正（包括散光）得到很好的矫正或控制，获得理想的视觉效果，实现白内障手术从"复明手术"到"屈光手术"质的飞跃。不断设计推出的许多功能性人工晶状体，如非球面晶状体、散光晶状体、多焦晶状体和调节性晶状体等的应用以及飞秒激光用于切割前囊和晶状体核、制作角膜切口和散光切口等的尝试，都向人们强有力地提示，白内障手术已经进入屈光白内障手术的时代。

有晶状体眼人工晶状体（phakic intraocular lens，PIOL）植入作为屈光手术的历史可以追溯到 20 世纪 50 年代。在人工晶状体矫正无晶状体眼屈光状态的基础上，Strampelli 设计了用于超高度近视有晶状体眼的负屈光度人工晶状体。Barraquer 首次报告了 PMMA 材料的房角固定的前房型有晶状体眼人工晶状体结果。Baikoff（1989）在 Kelmen 成功用于无晶状体眼的前房型人工晶状体的基础上设计了前房型人工晶状体（anterior chamber intraocular lens，AC IOL）。Worst 设计了虹膜爪型（iris-claw）有晶状体眼人工晶状体。前苏联的 Fyodorov（1986）也介绍了一种用于有晶状体眼的单片式硅胶人工晶状体，瑞士 STAAR 在此基础上改良并混入胶原提高了生物相容性，最终成为现在全世界广泛应用的眼内植入性接触镜（implantable contact lens，ICL）。纯粹的后房型有晶状体眼屈光性晶状体（posterior chamber phakic refractive lens，PC PRL）的概念也源于前苏联的 Fyodorov，第一枚有晶状体眼屈光性晶状体其横断面像"蘑菇"（mushroom）。1987 年以来，Medennium 研发了一系列硅胶的后房型有晶状体眼屈光性晶状体，2000 年获得 CE 认证，我国于 2010 年也通过审批进入临床使用。

近视眼由于众所周知的复杂性和难治性，引起人们极大的研究兴趣，有数以百计的手术和方法，而且不断有新方法问世。其中固然不乏无效甚至最终证明有害的尝试，也有不少有益的探索和有效的应用。

有许多巩膜手术期望能够治疗近视眼，最早是 Müller（1903）采用赤道部巩膜环切术，以失败告终。前苏联的 Malbran（1954）首次报道用后巩膜加固术（posterior scleral reinforcement，PSR）治疗近视眼 21 例。Snder 和 Thompson（1972）改进了手术，使之更简单、安全、有效，在前苏联的手术病人就超过了 10 000 例。我国从 20 世纪 90 年代至今也不断坚持在实践中改进，有越来越多的临床经验给人们提示这一手术在阻止或减缓近视发展中的价值。

人们也一直在不断地探索老视手术的可行性。前睫状巩膜切开术（anterior ciliary sclerotomy，ACS）由 Thornton（1996）提出，通过放射状切开角巩膜缘外巩膜而增加巩膜的弹性及利用眼内压对巩膜的作用使巩膜扩张。Schachar（1990）对经典的调节和老视学说提出挑战，并开展巩膜扩张术（scleral expansion band surgery）在睫状体部位的巩膜层间植入巩膜扩张带（scleral expansion band，SEB）以期逆转老视。激光老视逆转术（laser presbyopia reversal，LAPR）是由美籍华人 JT Lin（2001）介绍并应用于临床，采用红外或紫外激光进行睫状体部位的巩膜切开。这些巩膜手术对老视的矫正效果都是初期有效，大多在 6 个月左右渐渐回退。尽管如此，老视问题的解决还是人们瞄准的下一个大目标，目前应用较多的准分子激光用于角膜前面的非球面切削、远近视力均令人满意的角膜层间植入（corneal inlay），如 Kamra（Acufocus）、Raindrop、Flexivue、Microlens 等、飞秒激光在角膜旁中央区进行纵向基质层的同心多环切割（intracor）和增加睫状肌附近巩膜弹性的巩膜微汽化术等，都已经让许多老视病人得到了实在的好处。

回顾历史，屈光手术的发展历程并非坦途，但是人们为了实现自己的梦想，从未在失败中放弃过努力，并且总是一步一步向着更为理想的屈光手术前进。科学的进步也将把越来越多的新技术新概念带给我们，完全有理由相信我们将持续前行，接近并最终达到人类视觉理想的境界。

（王勤美）

笔记

第二章

屈光手术学的基本概念和原则

本章学习要点

- 掌握：角膜解剖生理与切口愈合；角膜生物力学；屈光手术的原则。
- 熟悉：泪膜的结构和功能；屈光手术的定义和分类；理想的屈光手术。
- 了解：晶状体、睫状体和调节机制。

关键词 解剖 生理 生物力学 手术分类 手术原则

第一节 屈光手术的生物学基础

一、角膜解剖生理与切口愈合

（一）角膜解剖

角膜呈透明状态，约占纤维膜的前1/6。成年人角膜水平径平均11.7mm（11.0～12.5mm），女性略小；垂直径略短，平均10.2mm（10.0～11.5mm）。3岁以上儿童的角膜直径已接近成人。中央瞳孔区附近大约4mm直径的圆形区内近似球形，其中各点的曲率半径基本相等，而中央区以外的中间区和边缘部角膜较为扁平，各点的曲率半径不尽相同。角膜前表面的曲率半径在水平方向为7.8mm，垂直方向为7.7mm；角膜后表面的曲率半径为6.2～6.8mm。角膜厚度各部位有所不同，中央部最薄，平均为0.5～0.57mm，周边部约为1mm。角膜的表面积约为1.3cm^2，占眼球总面积的1/14。

角膜分为五层，由前向后依次为：上皮细胞层（epithelium）、前弹力层（lamina elastica anterior）、基质层（stroma）、后弹力层（lamina elastica posterior）和内皮细胞层（endothelium）。

1. 角膜上皮层 由外胚层分化形成。是角膜最外边一层，解剖上与结膜相延续。在角膜中央处的上皮层最薄，厚约50～60μm，约占全角膜厚度的10%，由5～6层细胞所组成。角膜周边的上皮层增厚，约70～80μm，细胞增加到8～10层。上皮层的折射率为1.375～1.543，各家报告差异较大。

复层上皮细胞共分为三种：基底细胞（basal cell）、翼状细胞（wing cell）和表层细胞（superficial cell）。在基底细胞与翼状细胞层间偶尔可见淋巴细胞和吞噬细胞。

（1）基底细胞层：为单层细胞，位置最深。细胞的底部与前弹力层毗邻，顶部与翼状细胞连接，每个细胞的大小和形状基本一致，为多角形、高柱状，高18μm、宽10μm。

基底细胞底部的细胞膜厚约8nm，与后面的基底膜之间存在约11nm宽的间隙。底部细胞膜有许多半桥粒（half-desmosome），从半桥粒发出一些微细纤维，穿过间隙与基底膜相连接，有些甚至继续向深部延伸，穿过基底膜进入前弹力层。这些半桥粒有利于上皮层稳

笔记

固地附着在前弹力层上。

电镜显示基底膜为完整的嗜锇酸层，厚约 480Å。基底膜厚度在角膜不同部位有所不同，中央部薄，周边部厚。基底膜与后面的前弹力层混合在一起，界限不清楚。

相邻基底细胞的侧壁细胞膜以桥粒（desmosome）及黏着斑（macula adherens）相连接，但后者较为少见。在基底细胞之间存在着单树突或多树突的无髓鞘神经。基底细胞与前面的翼状细胞之间的细胞膜存在桥粒连接，偶尔也可见黏着斑。

（2）翼状细胞：为多角形，在角膜中央区有 2～3 层，周边部为 4～5 层。翼状细胞的前面呈凸面，后面呈凹面。它向侧面延伸变细，形似翼状，与其相邻的细胞及基底细胞相连接，故此得名。当基底细胞进行有丝分裂并向前移入翼状细胞层时，翼状细胞仍保持其多角形，但逐渐变细。

翼状细胞层的细胞膜显示出明显的交错对插（interdigitation）。翼状细胞之间及翼状细胞与基底细胞之间以桥粒相连接。翼状细胞层的桥粒连接比基底细胞层多，尤其是位于翼状细胞层表面细胞的桥粒连接更多，翼状细胞层中的粘连斑也比基底细胞层常见。

（3）表层细胞：为双层细胞结构。细胞长而细，长约 45μm，厚约 4μm。细胞核扁平，长约 25μm。

在翼状细胞层与表层细胞之间，桥粒连接和粘连斑更多见。在上皮细胞层中，闭锁小带（zonula occludens）仅见于表层细胞。这种粘连小带存在于邻近角膜表面的细胞侧壁，紧接角膜前的泪膜。如果细胞的表层完好，其前面的细胞膜就会有许多小的微皱褶（microplicae）和微绒毛（microvilli）。微皱褶高 0.5μm，粗 0.5μm；微绒毛高 0.5～1.0μm，粗约 0.5μm。微皱褶和微绒毛是表面上皮细胞正常结构的一部分，对泪膜在角膜上滞留起重要作用。

2. 前弹力层　是由胶原纤维和交联黏蛋白随机组成的连续致密的透明膜，过去认为这是一层特殊的膜，又名 Bowman 膜（Bowman's membrane）。目前仍未明确前弹力层是由上皮细胞合成的纤维组成，还是基质层分化出的特殊一层，还是由上皮与基质共同作用的结果。

前弹力层厚约 8～14μm，前表面光滑，与角膜上皮的基底膜相毗邻，后表面与基质层融合在一起。前弹力层除了 Schwann 细胞延伸到该层以外，不存在其他细胞成分。Schwann 细胞的延伸部分沿着神经穿过的隧道到达角膜上皮层。在角膜周边部，前弹力层变薄，可出现细胞，甚至毛细血管。

前弹力层中的胶原纤维粗细均匀一致，直径为 14～16nm。胶原纤维周围的间隙被黏蛋白所填充，与基质层的成分相似。但是前弹力层的胶原纤维直径只有基质层纤维的 1/2～2/3，主要由 I、III、V 和 VII 型胶原组成，排列松散且不规则，尤其是角膜周边部的前弹力层纤维排列松散，其胶原纤维逐渐与球结膜的胶原纤维相融合。

前弹力层抵抗力弱、易受损、无再生能力。角膜中央部分前弹力层在表层手术时被激光切削而消失，在板层手术后则得以保留。

3. 角膜基质层　由中胚层分化形成。基质层由胶原纤维所构成，厚约 500μm，占整个角膜厚度的 90%。角膜基质层共含有 200～250 个板层，板层相互重叠在一起。每一板层厚约 2μm，宽 9～260μm，长度横跨整个角膜。板层与角膜表面平行，板层之间也平行。角膜板层由胶原纤维组成，胶原纤维集合成扁平的纤维束，纤维束互相接合，形成规则的纤维板，纤维板层层紧密重叠，构成基质层。

板层的主要成分除胶原纤维以外，尚有纤维细胞（fibroblasts）和基质，还可有 Schwann 细胞，偶见淋巴细胞、巨噬细胞及多形核白细胞。

电镜下每一个切面均可见胶原纤维的纵切、斜切及横切面。胶原纤维相互平行，大小一致，间隔相等，其直径为 32～36nm，其长度横跨角膜直径。纤维束被基质包绕并使其彼

笔记

此分离。在角膜周边部，基质层的结构逐渐接近巩膜，板层及其纤维成分走行渐不规则，纤维直径增加到 60～70nm，纤维间隙不规则。

角膜基质（ground substance）包括黏蛋白（mucoprotein）及糖蛋白（glycoprotein）。基质充满了纤维和细胞之间的空隙，形成每一个胶原纤维的外套（coating）。

在整个角膜基质层中均有纤维细胞。电镜下观察，纤维细胞位于板层间，偶尔延伸至板层内，纤维细胞有很多分支突起，并向各个方向伸展，与相邻的纤维细胞分支突起相连接。在连接部位往往有间隙，宽约 20nm。偶尔可见细胞之间的紧密连接（tight junction）。

4. 后弹力层　又名 Descemet 膜（Descemet's membrane），由角膜内皮细胞分泌形成，是角膜内皮细胞的基底膜。胎儿时期后弹力层比内皮细胞层薄，出生后两者厚度大致相同。婴儿时期，后弹力层厚约 3～4μm，之后逐渐增厚。成人的厚度为 8～12μm，约为内皮细胞层的 2～3 倍。

后弹力层由极其微细的胶原微丝所构成，有一定的张力和弹性，容易从相邻的基质层和内皮细胞层中分离出来。临床上可见后弹力层被撕裂为大的裂口时，裂口的边缘可向后卷曲进入前房。正常角膜后弹力层可以再生，若为裂隙状撕裂，通过内皮细胞形成新的后弹力层可以修复。

后弹力层坚固，对化学物质和病理损害的抵抗力强。当整个角膜基质层破溃化脓时，它仍能存留无损，故临床上可见后弹力层向前膨出。

在角膜周边部，后弹力层增厚向前房突起，其表面被内皮细胞所遮盖，这些突起称为 Hassall-Henle 小体或疣。这种疣起始于青年时期，随着年龄的增长而逐渐增多。在角膜缘处，后弹力层散开，形成小梁的薄片（sheets）。

角膜的基质层和后弹力层之间存在新发现的角膜分层，称为 Dua 层，其组织学特征为无细胞，厚约 10μm，由 I 型胶原构成。

5. 角膜内皮层　由中胚层分化形成。为单层细胞，大约由 50 万个六边形细胞所组成。细胞高约 5μm，宽 18～20μm。细胞核位于细胞的中央部，为椭圆形，直径约 7μm。细胞平均密度为 2570 个 /mm²，随年龄增加而减少。在婴幼儿，内皮细胞进行有丝分裂，但在成年后不再进行有丝分裂，当内皮细胞损伤后，其缺损区由邻近的内皮细胞增大、扩展和移行来覆盖。

相邻的内皮细胞侧壁细胞膜以闭锁小带（zonula occludens）、闭锁斑（macula occludens）及黏着斑（macula adherens）相连接，但是不存在桥粒连接。在细胞的后 1/3 近前房处为粘连小带。在细胞前 2/3 为粘连斑和黏着斑，但不多见。除了这些连接以外，尚有复杂的交错对插。

（二）角膜生理

角膜的生理功能有以下几个方面：①与巩膜一起保护眼球；②透明、无色、无血管，使光线可以透过，进入眼内；③角膜虽薄，但有很强的屈光能力。

为了维持上述功能，角膜需要具备其固有的化学成分和物理特性；需要充分的营养和正常的代谢；角膜的感觉敏锐，与眼的保护机制也有密切关系。

1. 角膜的化学成分

（1）水：占角膜组织重量的 72%～82%。

（2）蛋白质：约占 18%～20%（其中胶原蛋白约 15%，其他蛋白质约 5%）。从临床角度看，其中的可溶性蛋白很重要，是角膜抗原的决定因素，与角膜移植片的透明存活有着密切关系。

胶原蛋白占角膜干重的 75%，大部分不溶于稀释的酸、碱溶液。

（3）酶：角膜内含有各种酶，如：磷酸酯酶、淀粉酶、三磷腺苷酶、胆碱酯酶、胶原酶，这

笔记

些酶在上皮和内皮细胞内含量较基质内多,这也说明前者的代谢较后者旺盛。

(4)黏多糖:存在于胶原纤维间隙,起水合作用,由三部分组成,即:50%硫酸角蛋白、25%软骨素和25%硫酸软骨素A。黏多糖代谢紊乱时,可引起角膜混浊。

(5)无机盐:角膜含有各种无机盐类,如:钠、钾、钙、镁和锌,同时也含有氯化物、乳酸盐、磷酸盐和硫酸盐等。

(6)其他:除了上述物质之外,角膜还含有一些其他物质,如:糖原、氨基酸(甘氨酸和羟脯氨酸含量较高)、维生素C和脂质,在某些眼病和角膜营养不良时,脂质含量明显增加。

2. 角膜的营养和代谢 角膜的营养物质通常有三个来源:角膜周围毛细血管、泪液和房水。在三者中房水是其主要来源。营养物质到达角膜之后,通过一系列的代谢过程,所获得的能量供给组织的正常需要,对角膜来说,主要是用来维持它的透明性和正常水合状态。

葡萄糖和氧是参与角膜代谢的两个主要物质。角膜的葡萄糖代谢主要是在无氧的条件下通过酵解,生成乳酸和丙酮酸。另外一小部分葡萄糖在有氧的情况下,通过三羧酸循环完全氧化,生成二氧化碳和水。前者1mol葡萄糖产生2mol ATP,后者1mol葡萄糖完全氧化能够产生36mol ATP。通过无氧糖酵解产生的丙酮酸部分可再经三羧酸循环生成二氧化碳和水。

角膜的葡萄糖能够以糖原形式储存,其含量约为2mg/g角膜组织。当角膜外伤或手术后,组织需要更多的能量进行修复时,糖原即被分解。上皮内的葡萄糖还可以通过磷酸戊糖旁路进行代谢,形成5-磷酸核糖和烟酰胺腺嘌呤二核苷酸磷酸(NADPH)。在角膜内合成脂质时,需要磷酸戊糖旁路形成的NADPH,而磷酸核糖可以形成核酸(DNA和RNA)。

角膜代谢所需的氧来自四个途径:角膜前泪膜、房水、角膜缘毛细血管和睑结膜毛细血管。角膜上皮所消耗的氧在睁眼时主要通过角膜前的泪膜从大气中获得;在闭眼时由睑结膜和角膜缘毛细血管弥散而来,其氧分压约为7.332kPa(55mmHg)。角膜基质深层和内皮所需的氧来自房水。当长期配戴大而紧的角膜接触镜时,由于缺氧,角膜可以出现水肿。如果在密闭的护目镜内充满氮气,角膜也会水肿,这是由于在无氧条件下,角膜上皮产生过量乳酸,导致角膜基质的肿胀和混浊。

在正常情况下,角膜代谢产生乳酸,浓度约为110mg/100ml。在缺氧情况下乳酸含量增多。在生理性pH时,乳酸100%呈离子状态。没有代谢的乳酸大部分扩散到角膜前泪膜,少部分经内皮扩散到房水。

二氧化碳的排出主要通过角膜前表面泪膜向大气中直接扩散。与上皮相比房水中含有较高浓度的二氧化碳,在非离子状态下,它是脂溶性的,故很容易由内向外扩散。

3. 角膜的神经支配与敏感性 角膜含有丰富的感觉神经末梢,是人体最敏感的部位。来自三叉神经第一主支眼支的神经纤维,经睫状神经到达角膜。睫状神经在角膜缘后不远处自脉络膜上腔穿出眼球,发出细支向前延伸并互相吻合,与结膜的神经吻合,在巩膜不同深度形成角膜缘神经丛。

神经丛发出60~80支有髓神经,于角膜厚度的中1/3处从角膜缘进入角膜,大部分由颞侧和鼻侧角膜缘进入。故神经纤维在角膜缘处较粗,之后逐渐变细,继续前行分叉,互相重叠,向浅表前行,在前弹力层下形成致密的神经丛。有髓神经进入角膜后在角膜缘内1~2mm处脱去髓鞘,构成神经丛分布于角膜各层。浅层的神经丛发出垂直小支穿过前弹力层,分成细纤维终止于角膜上皮细胞之间,因此角膜感觉特别敏感。向深层走行的神经纤维不穿过后弹力层(图2-1)。

角膜有三种感觉:冷热觉、痛觉和触觉(压觉)。冷热觉是由从结膜进入角膜的Krause终球所感受。当应用局部麻醉剂时,痛觉和触觉先消失,然后才是冷热觉。因此,在Krause终球被完全抑制之前,可以导致一种不愉快的冷感觉。

笔记

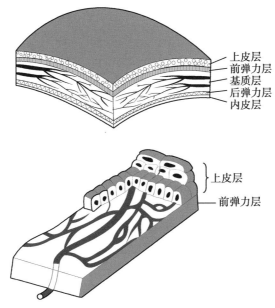

上皮层
前弹力层
基质层
后弹力层
内皮层

} 上皮层
前弹力层

图2-1 角膜神经走向图

触觉和痛觉在角膜中央最敏感，近角膜缘处减弱。女性比男性的角膜感觉稍敏感，但在月经期下降。角膜的感觉随年龄而下降。国人角膜的触觉比白种人更敏感。

角膜的感觉在早晨较低，晚上较高，可能是经过一夜的眼睑闭合致角膜供氧下降，或者是由于眼内压的变化，早晨角膜上皮常有轻度的水肿所致。

当眼科手术在角膜缘作切口时，术后6～9个月，神经末梢可以再生。但在穿透性角膜移植术后，角膜移植片的感觉常常不能完全恢复。

4. 角膜的透明性 正常角膜是透明的。这一特性对角膜极其重要，一旦受到破坏，必将影响物体在视网膜上成像的清晰度。角膜的透明性除了需要具备其特殊结构之外，还需要完整的上皮和内皮、电解质与渗透压的平衡、正常的代谢和眼内压，及眼球表面水分的正常蒸发等。

（1）特殊的结构与格子理论（lattice theory）：角膜结构特殊，没有血管，基质内板层排列相互平行，挤得很紧，板层纤维大小一致。格子理论认为胶原纤维的直径相等，而且排列成格子状，其格子的尺寸小于一个波长。因此这种纤维网格对所有散射光线起衍射栅栏作用，产生干涉，使其互相抵消，而对那些来自同方向的投射光线则不进行干涉，反而互相加强，从而使组织显得透明。若破坏了纤维的这种正常排列，就会不同程度地影响透明度。

（2）上皮和内皮的完整性：当角膜上皮或内皮受到化学、物理或各种辐射性损伤时，角膜基质随之发生水肿。角膜上皮再生很快，当上皮完全修复时，水肿很快消失。任何原因造成角膜内皮细胞丢失过多，都可以发生大泡性角膜病变。

（3）电解质与渗透压的平衡：在体内为了维持电解质和渗透压的平衡，细胞内液与细胞外液的化学组成存在差异。当细胞内外液体的渗透压发生差异时，维持平衡主要靠水分子的移动。决定细胞外液渗透压的电解质主要是钠离子（Na^+）；而决定细胞内液渗透压的电解质主要是钾离子（K^+）。细胞膜内外 K^+ 与 Na^+ 分布的差异，是由于细胞能主动地把 Na^+ 排出细胞外，同时将 K^+ 转入细胞内，这种主动的转移被称为"钠泵"。上皮和内皮这种钠泵的功能对于维持角膜的正常水合状态有重要的作用。

（4）正常的代谢：正常代谢也是维持角膜透明的诸多因素之一。要想使离子泵（钠泵）发挥作用，除了ATP，还需要钠-钾-三磷腺苷酶（Na^+-K^+-ATP 酶）的存在。若抑制上皮和内皮的代谢，离子泵功能下降，角膜过分吸水即将导致水肿混浊。

笔记

　　角膜代谢也受温度的影响，当角膜处于低温时，由于代谢功能下降，角膜吸水，如果角膜尚储存有足够的葡萄糖，当角膜回到接近正常体温时，它能够重新脱水。来自眼库储存于低温（4℃）的角膜，均有轻度水肿，在移植之后，温度恢复到正常体温，植片厚度逐渐变薄，同时逐渐变透明，这一吸水和脱水过程与角膜代谢活动密切相关。

　　（5）眼表面水分的蒸发：通过水分的蒸发，泪液浓缩，其渗透压相对升高。高渗的泪膜能从角膜吸出水分，保持角膜的脱水状态和正常厚度。

　　（6）眼内压：眼内压增高引起房水循环障碍，房水中含氧量及营养物质减少，细胞内酶的活性也受到影响，使细胞的正常代谢发生紊乱，功能障碍程度与眼内压升高程度及持续时间密切相关，致使过量房水进入角膜实质，引起基质水肿、角膜混浊和厚度增加。

　　眼内压升高，引起角膜水肿和增厚。眼内压达 6.67kPa（50mmHg）时，即可引起角膜水肿。如果高眼压时间不长，没有造成内皮细胞永久和过多的损伤，当用药物或手术方法把眼内压降到正常时，角膜即可恢复透明和正常厚度。

　　5. 角膜的水肿压　角膜有一种吸收水分进入基质的力量，这种力量实际上是一种负压，称为水肿压（swelling pressure）。角膜的正常水肿压是 80g/cm^2，即 8kPa（60mmHg）。

　　角膜组织中水的含量通常用水的重量来表示，相当于每克干角膜组织恢复到正常状态所需要的水分，称为含水量。在角膜表面有上皮细胞，内面有内皮细胞作为屏障，阻碍水的进入和移出，其目的是为了维持角膜的正常厚度和透明度，因此在角膜厚度和水合作用之间存在着一个直线关系。

　　角膜基质内水分增加时，厚度也随之增加，这种厚度的增加，与胶原纤维没有关系，也即胶原纤维与水不起反应，厚度的增加是由于分布在胶原纤维之间的黏多糖吸水，膨胀呈凝胶状态，胶原纤维只是被推开、分离，在结构上发生紊乱，但仍然是原来的长度和粗细。

　　6. 角膜的渗透性　不管从生理的角度，还是从药物治疗的角度，都有其重要意义。由于角膜没有血管，其营养物质的供给，如氧和葡萄糖等，均有赖于从周围液体中扩散渗透而来；临床上局部所用药物，也大多借此特性使药物到达角膜内病变区或眼内。当然，除此之外还有许多其他因素，如药物本身的性质和角膜各层特性等也都在不同程度上影响着药物进入角膜和眼内的程度。

　　上皮和内皮细胞富含脂类，因此脂溶性和非极性物质易于通过；而基质层则较易被水溶性和极性物质通过。滴入结膜囊内的药物，无论何种制剂，在它们到达角膜上皮表面之前，首先要克服水溶性泪液膜，而完全脂性物质是难以通过这层泪液膜的。由于药物要通过不同特性的障碍层，因此理想的渗透性药物应该具有双相溶解性，也就是既有水溶性，又有脂溶性。

　　临床上常用的滴眼液如毛果芸香碱、后马托品等均有解离型分子和非解离型分子，两者保持一定的动态平衡。在未解离前呈游离碱状态时具有脂溶性，易透过上皮，然后在基质层内转化为解离型分子，经扩散抵达内皮细胞层，此时再转变为非解离型游离碱，通过内皮细胞进入前房。

　　角膜像其他生物膜一样，小分子量的水溶性物质和离子容易透过角膜上皮渗透扩散入眼内，大的分子对角膜的渗透性受化学结构、物理性质、药液浓度以及 pH 值的影响。如果溶液的渗透压低于 0.9%，角膜上皮的渗透性增加。pH 在 4.0～10.0 的范围内，不影响角膜上皮的渗透性。如果溶液的 pH 值在此范围之外，其角膜的渗透性就要受到影响。

　　减少表面张力的物质能增加角膜的通透性，这种物质称为表面活性剂，可能是扰乱上皮屏障使药物容易从上皮细胞间通过。例如苯扎氯铵（benzalkonium choride）能够增加拟胆碱药卡巴胆碱（carbachol）的吸收，但要注意高浓度时可引起角膜水肿。增加药物的黏稠度或制成油膏，能使药物接触时间延长，亦有利于药物的透入。

笔记

上皮构成角膜的屏障，一旦除去上皮或上皮发生炎症时，将增加许多药物的渗透能力。例如 0.1% 地塞米松磷酸钠溶液滴在正常角膜无法透过角膜，只有在除去上皮时，才能透过角膜进入房水；而在炎症角膜，即使上皮完整无缺，它也能透过角膜进入前房。有害的酸液接触角膜时，蛋白立即凝固，形成一层保护膜，阻碍有害的酸性物质继续入侵。但是，当眼暴露于强碱溶液时，上皮首先水肿，继而脱落，这样就相当于失去了上皮屏障，有害的碱性物质可以继续深入，造成严重的伤害。

7. 角膜血管与新生血管　　角膜之所以透明，其重要因素之一是角膜组织内没有血管，血管终止于角膜缘，形成血管网，营养成分由此扩散入角膜。角膜缘周围的血管网由睫状前血管构成。睫状前动脉自四条直肌肌腱穿出后，在巩膜表层组织中前行，至距角膜约 4mm 处发出分支穿入巩膜到达睫状体，参与虹膜大环的组成。其主干不进入巩膜，继续前行至角膜缘，构成角膜缘周围的血管网。主干在形成血管网之前发出小支至前部球结膜，最终为结膜前动脉，与来自眼睑动脉弓的结膜后动脉相吻合。

正常角膜以无血管为特征，只有在病理状态下才有血管新生。正常无血管的角膜在病理状态下为什么会出现新生血管，大致有以下五种假设：

（1）角膜组织水肿假说：角膜组织结构紧密，新生血管无隙可入。当角膜水肿，紧密度下降，间隙变宽，为角膜的血管新生创造了条件。但也不尽然，如角膜内皮营养不良引起的角膜水肿，一般没有新生血管。

（2）缺氧假说：配戴角膜接触镜引起的角膜新生血管与缺氧有关。但是缺氧并不能完全解释所有的眼部新生血管，有些不存在缺氧因素的病例仍有新生血管形成，因此缺氧只能是诱发某种导致新生血管形成因子合成和释放的因素之一。

（3）血管新生抑制因子破坏假说：血管不能长入正常的角膜，因此是否在正常角膜内有一种物质能够抑制血管的长入。当角膜受到损伤时，这种限制血管细胞增生的抑制因子遭到破坏，新生血管得以长入角膜。

（4）刺激血管新生物质假说：角膜血管新生是组织损伤的一种反应，这种现象是由于受伤细胞释放出一种或多种可弥散的因子，刺激或诱发角膜血管新生。这种物质不仅能刺激原有血管产生新的血管，而且还能使这些新生血管有阳性趋化反应（positive chemotaxis），即形成一个以血管起源处为基底，角膜损伤部位为顶点的三角形新生血管分布区。前列腺素 E_1（prostaglandin E_1，PGE_1）致新生血管形成作用最强，用吲哚美辛抑制前列腺素合成可抑制角膜新生血管形成。

（5）白细胞浸润假说：正常角膜内基本上没有白细胞，在角膜血管新生之前先有白细胞的浸润。但是白细胞在角膜血管形成中并不是必不可少的，很可能只是起着加强作用。

目前推断：在正常情况下，角膜组织紧密，血管不具备侵入的条件；一旦组织水肿，基质变得疏松，血管就有了侵入的条件，而随后白细胞的浸润、抑制因子的破坏、刺激因子的产生，都可能参与角膜血管的新生。

（三）角膜创伤修复

角膜位于眼球前部，受伤的可能性大。另外，角膜移植和许多内眼手术常在透明角膜及角膜缘做切口，角膜屈光手术在角膜上作切口和激光切削。因此有必要认识角膜创伤的修复愈合规律。

角膜创伤愈合是一系列级联反应作用的结果，上皮的损伤是级联反应的始动因素。当上皮损伤后，上皮细胞及基底膜释放的细胞因子、白细胞介素 -1（IL-1）、α 肿瘤坏死因子、表皮生长因子、血小板衍生生长因子等激发基质细胞各种反应，IL-1 介导的 Fas 配体的产生与周围基质细胞表面的 Fas 受体结合导致细胞凋亡。基质细胞的凋亡几乎与上皮损伤同时发生。随后周边基质细胞开始增殖分化，并移行到细胞凋亡区域，B 细胞出现并吞噬凋亡的角

笔记

膜细胞及其崩解的碎屑。在β转化生长因子及其他细胞因子的作用下增殖的角膜细胞产生成纤维细胞，分化成肌成纤维细胞。上皮损伤后两周由于基底膜不完整、不平整，在邻近上皮的前基质可见肌成纤维细胞，这些细胞通过产生胶原、葡萄糖胺聚糖、胶原酶、明胶酶和金属蛋白酶等来重塑胶原和细胞外基质。

1. 上皮及前弹力层的创伤修复　角膜上皮受伤之后，附近细胞变形，向创面移动，爬过暴露的基底膜，形成新的单层上皮覆盖缺损区。伤后创缘附近上皮细胞的分裂功能暂时受到抑制，上皮缺损处及其附近由于上皮移动而变薄，数周后可因细胞分裂而增厚、填平变薄区，最后恢复到5～6层上皮细胞的正常状态。

上皮缺损的面积较小时，可以在24小时内修复；面积较大时，所需时间较长；当整个角膜表面的上皮细胞被刮除时，它的愈合过程是通过角膜缘的细胞以有丝分裂和变形运动来修复和覆盖角膜上皮的缺损处。上皮修复的初期，细胞排列不整齐，细胞间的结合也不紧密，上皮细胞基底膜、半桥粒也不完善，细胞与基底膜连接还未牢固，很容易剥脱或被水肿拱起，甚至在夜间睡眠时，发生新生上皮与睑结膜黏着，此时突然睁眼，有时可发生剥脱，可有疼痛感。一般在数周之后，上皮细胞才能与基底膜牢固附着。由于上皮可以再生，单纯上皮损伤不留下瘢痕。

在正常情况下，上皮细胞的镶嵌结构紧密，荧光素溶液无法穿透。角膜上皮细胞受损时，细胞间的紧密连接被破坏，荧光素很容易到达基底膜和浅层基质，使损伤处角膜着色。

前弹力层无再生能力，若受外伤、激光切削或缺损时，由成纤维细胞所替代。因此，前弹力层创伤之后，可能引起不同程度的角膜混浊，例如在PRK术后，肌成纤维细胞过度增殖将降低角膜的透明性，形成角膜上皮下雾状混浊（haze）。

2. 基质层的创伤修复　在基质层受到切割或其他外伤时，创口处立刻吸水，水肿、隆起，在创缘周围出现中性粒细胞和巨噬细胞，这些细胞来自泪液和角膜缘毛细血管网。与此同时，创缘角膜细胞失去突起，出现核小体，酶活性亢进，原来稳定的纤维细胞变为成纤维细胞，出现不规则的前胶原和胶原纤维。由于角膜上皮细胞分裂较快，迅速填满创口，这时可以造成一个假象，似乎创口已经愈合，但是由于上皮细胞不能产生胶原组织，并使创口具有很强的张力，此时创口很容易裂开。在此之后，炎症反应下降，创口进入重建阶段，纤维组织逐渐填满缺损，新的胶原纤维排列很不规则，留下不同程度的瘢痕。新形成的瘢痕其抗张力需不断加强，如穿透性角膜移植的创口，需要在数月甚至数年之后，其抗张力才逐渐接近于正常，而在放射状角膜切开术后数年，仍有原切口遭外伤时裂开的病例。

3. 后弹力层及内皮的创伤修复　后弹力层破裂时，由于结构的关系，它的创缘常常卷曲。附近角膜内皮开始变大、移行，覆盖内皮缺损区。新的内皮细胞开始分泌，1～6个月后，重新形成一层新的后弹力层，卷曲的后弹力层可以终生残留。角膜内皮细胞较上皮修复过程稍慢，约在伤后3天才能将创口覆盖。

大的角膜贯通伤，若未作及时处理，在创口内常有大量纤维素充填，或者有虹膜嵌入，这些组织随后纤维化并形成瘢痕。这样的创口内常有血管新生。

4. 延缓角膜创伤修复的因素　大量的激素可以抑制成纤维细胞的形成，减缓角膜创口的愈合。激素若用量较小，时间较短，一般影响不大。

表面麻醉剂对角膜上皮也有不同程度的影响，其中对角膜上皮损伤最严重的是可卡因，它可使角膜上皮内球蛋白发生可逆性沉淀，易致上皮剥脱。其他大多数合成的表面麻醉剂，如丁卡因，也有轻重不同的类似作用。在滴用表面麻醉剂时，闭合眼睑，可减少此现象的发生。

紫外线对上皮细胞的有丝分裂有不同程度的影响，较大剂量的紫外线照射后，可引起角膜上皮细胞核的分解、坏死以及上皮层与基质层的分离。

笔记

当角膜创伤发生感染时，微生物释放出来的外毒素、内毒素和蛋白水解酶等物质的综合作用，及其细胞毒作用引起细胞因子的生物学效应和自由基损伤，会延缓角膜创伤的修复，且愈合后易遗留瘢痕，严重者甚至引起角膜溃疡或穿孔，严重影响视力。

二、全眼与角膜生理光学

当光从一种介质进入另一种不同折射率的介质时，光线将在界面发生偏折现象，该现象在眼球光学中称为屈光。

从光学角度可将眼看成是复合光学系统。眼屈光是指光线进入眼，通过屈光间质折射，在视网膜上成像的过程。光线在界面的偏折程度，可用屈光力的概念来表达，屈光力取决于两介质的折射率和界面的曲率半径。屈光力大小可以用焦距（f）来表示。在眼球光学中，应用屈光度（diopter，简写D）作为屈光力的单位，是以米为单位的焦距的倒数，即屈光力（D）＝$1/f$。例如，一透镜的焦距为 0.4m，则该透镜的屈光力为：1/0.4＝2.50D。

眼球光学系统包括从角膜到视网膜的每一个界面，主要成分由外向里依次为：角膜、瞳孔、房水、晶状体、玻璃体和视网膜。

1. 角膜　眼屈光力主要来自角膜，这是因为角膜折射率是 1.376，其前表面接触的空气折射率是 1.000，其后表面接触的房水折射率是 1.336，最终使角膜为眼提供了约 70% 的屈光力。人眼的角膜虽然是透明的，但是实际上角膜还是散射了约 10% 的入射光线，该部分散射主要发生在角膜的基质层。若角膜散射增加，角膜透明性会下降，影响视觉。另外，角膜像差对视觉的影响还与瞳孔大小有关，在 4mm 的瞳孔状态下，角膜球差相当于 0.21～1.62D。

2. 瞳孔　瞳孔直径因外界照明水平的增加而缩小，产生相对小的模糊斑，增加焦深，减少像差，同时减少角膜规则散光和不规则散光。但是，当瞳孔直径过小时，照明明显减少，衍射作用的影响增大，反而引起视网膜像质下降。当瞳孔直径增大，像差也随之增加，视力下降。理想的瞳孔直径是以上诸因素的平衡。

3. 晶状体　晶状体虽厚，曲率也大，但与其周围房水的折射率相近，因此屈光力反而不如角膜。在调节过程中，眼动态改变其屈光力是靠晶状体的前后两个表面，主要是改变前表面的曲率来实现的。正常人眼的晶状体在 20 岁时散射 20% 的入射光线，在 60 岁时散射量增加了 2 倍多，导致人眼的对比敏感度下降。另外，正常人眼的晶状体在 20 岁时对入射蓝光的吸收约为 30%，在 60 岁时增加至约 60%，减少了色差，但同时也降低了色觉。

4. 视网膜　在较暗的环境亮度下主要是视杆细胞的活动，称暗视觉；在明亮的环境中则主要是视锥细胞的活动，称明视觉；在中等亮度范围，两种感光细胞均参与视觉，称间视觉。当从亮处突然进入暗处时，视觉系统对光的敏感度随时间逐渐升高，这个过程称为暗适应。与暗适应相反的过程称为明适应，明适应的时间比暗适应短。

此外，还有角膜前表面附着的泪膜，也对眼球光学系统起到重要的作用，泪膜不完整将首先影响成像质量。

黄斑中心凹呈 1/3 度的弧形，其上每一功能视锥细胞呈一定的方向，均指向眼的第二节点，可以减少光在视锥细胞上的散射，抵抗眩光。另外，黄斑部的黄色色素减少了光谱中蓝光段的色差，并可吸收散射光。

视觉系统的空间分辨能力常用视敏度来表示，即眼能够分辨的最小细节所对应的视角（以分为单位）的倒数。从生理解剖角度来看，视敏度的极限由视锥细胞在视网膜上排列的密度所决定；而从物理光学角度来看，视敏度的极限由眼光学系统的衍射极限所决定。

视觉信息的成功获得首先取决于眼球光学系统能否将外部入射光线清晰聚焦在视网膜上，即眼的屈光状态是否正常。眼的屈光力与眼轴长度匹配与否是决定屈光状态的关键。当眼调节放松时，外界的平行光线（一般认为来自 5m 以外）经眼的屈光系统偏折后恰好在

笔记

黄斑中心凹聚焦,这种屈光状态称为正视(emmetropia)。若不能在黄斑中心凹聚焦,称为非正视(ametropia)或屈光不正(refractive error),将不能产生清晰像。

三、角膜生物力学

角膜生物力学对角膜屈光手术的影响非常重要,先前一直未被充分认识,激光切削后角膜组织间生物力学行为的变化并未在激光工程师的预期考虑之中,因此,尽管激光工程师已设计出精确到 0.1μm 的激光用于切削角膜,实际矫正效果与预期相比仍有不小的差距。直到1997 年,Roberts 才明确提出角膜屈光手术受角膜生物力学影响的观点,并逐渐被人们所接受。

(一)形态相减模式

最初准分子激光角膜表面切削术(photorefractive keratectomy, PRK)采用的是 Munnerlyn 等人的简单模式,即形态相减模式(shape subtraction)。这种模式是基于曲率改变的要求对角膜组织进行几何相减,即简单地把角膜看成是一块"塑料",术前角膜形态减去激光切削去除的角膜组织即得到剩余角膜组织的形态。对于近视切削,手术前后的角膜均可看成是一个球镜,术前曲率大于术后。术后角膜的厚度为术前角膜厚度与最大切削深度之差,切削深度还取决于切削范围的大小。涉及切削的组织只是简单地移除或"相减"得到最后的结果。远视眼的切削与近视眼相似,只是切削位置不同,引起术后曲率增加。此模式基于三个假设:

1. 受手术影响的只是切削区范围内的这部分角膜。

2. "你所切除的即你所得到的"。

3. 即使切削区外发生了改变,也不影响中央角膜的形态或视力。

大量临床经验和实验研究都已证明上述假设是错误的:

1. 切削区域外的角膜隆起度、厚度和曲率比术前增加。

2. 所得到的并非所切除的,其结果与"形态相减"模式不一致。

3. 切削区域外角膜隆起度越增加,中央曲率将越平坦,并可影响中心视力。

此模式将角膜作为类似一块塑料的均一结构来处理。临床结果显示这种模式虽然有一定的效果,但是不够完善,无法完全得到预期的屈光矫正效果,需要配合手术医师的临床经验。

(二)暗箱理论(black box)

当前的角膜切削设计是工程师和医师们以"暗箱"方式进行的。如图 2-2 所示:在暗箱的一端输入参数,即角膜切削设计,如:屈光不正矫治度数、光学区直径等,采集暗箱另一端输出的参数,如:术后的角膜形态、屈光力、视力、眩光等。如此反复采集大量的临床数据,利用回归分析方法在输入和输出之间建立某种数理关系,并利用这一数理关系对个体进行角膜切削。这种基于大量临床经验和统计分析而设计的角膜切削模式对许多病人已取得了不错的结果,但并非完美。原因在于并不了解这个暗箱中确切地发生了什么,在很大程度上只看到了输入和输出的数理关系,而忽略了所有相关因子之间真正的相互作用机制。

手术最终的效果与以下两方面有关:

1. 由物理规则本身导致的结果——基于物理力学等的数学计算。

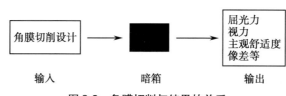

图 2-2　角膜切削与结果的关系

2. 由生物组织特性决定的结果——基于概率和大范围的临床病例回归分析的统计学关系。

从概率中得出的设计方案更适用于平均人群而不是个性化个体，因此不同程度的预测误差是不可避免的。该手术设计不能为个性化屈光手术提供准确的预测。

现在已经知道，为了获得理想的角膜切削效果，需要克服的主要障碍之一是手术模式不能充分预测激光切削后角膜的反应。迄今为止，一般的角膜切削方案还是根据大量的临床数据分析评估得出的屈光效果来设计，并没有真正了解角膜被切削改变结构后的生物-物理反应。随着角膜地形图和波前像差引导的角膜切削模式的发展，角膜激光切削越来越精确。然而，不确定的、非一般的因素所造成的角膜反应仍然对屈光矫正和视觉效果产生影响。近年来角膜切削所面临的基本挑战是发展个性化的精密式角膜切削模式，而不是依赖经验和概率的粗放式切削模式。下面介绍角膜生物力学相关的基本概念以及角膜生物力学在角膜切削的反应中所起的作用。

（三）角膜的力学结构基础

角膜在解剖上分为五层，上皮细胞的修复很少或没有引起角膜前表面曲率的改变，一般认为在角膜的张力中上皮和内皮细胞的作用极小。对人体和兔子的基质层和 Descemet 膜进行比较表明，不管眼内压如何变化，Descemet 层基本上没有张力，而基质层充满张力。而 Bowman 膜独立的胶质纤维比基质层小 2/3（直径为 20～25nm），随意分布于厚度为 8～12μm 的薄层，与角膜张力的构成有关，但所起作用很小。约占厚度 90% 的基质层是角膜承受载荷和产生内力（internal force）的主要部分。

物体受外力（external force）影响在其内部各质点之间产生的相互作用力，抵抗外力并力图使物体回复到变形前状态的力称为内力。弹性力是角膜在眼内压（角膜生理情况下承受的主要外力）作用下表现出来最为重要的内力。基质层是产生内力的主要来源，胶原纤维和基质在外力作用下，不同阶段表现出不同的力学特征。低压力情况下，主要是基质和少量胶原纤维在承担抵抗外力的作用，压力位移曲线表现出比较明显的线性变化，角膜材料硬度（material stiffness）或角膜正切模量（tangent modulus，应力应变曲线的正切斜率）较低；当外力逐渐增加，越来越多的胶原纤维开始加入抵抗外力的队伍，压力位移曲线表现出较明显的非线性变化特征，角膜材料硬度逐渐增加；当所有的胶原纤维参与内力产生，压力位移曲线又表现出线性特征（压力位移曲线斜率明显变陡），呈现出明显增大的角膜材料硬度。此种特征为角膜的非线弹性特征（图 2-3）。

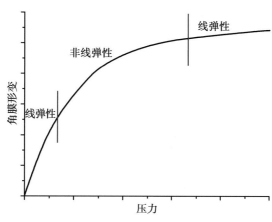

图 2-3　角膜形变和其压力的非线性关系曲线

此外还有黏附力和剪切力，电镜下观察连接各层的胶原束有重要的层间张力负荷的结构基础。这种层间的自然黏附力是很重要的，正是这些层间的连接提供了在激光角膜切削

笔记

中角膜周边基质扩张和中央变平的力学联系。角膜周边部的黏附力比中央大,这与角膜周边胶原相互交织更多的结构基础是一致的。颞侧和鼻侧角膜周边水平子午线上的层间黏附力是一样的,而垂直子午线上有很大的不同,上边较下边大。黏附力的非对称性分布可能是导致角膜散光的重要原因之一。黏附力则是指平行于板层、往切削平面垂直方向牵引使基质层分离的力量(像剥香蕉皮),是板层间在横向上抵抗分离的一种抵抗力,是背离角膜中央的一种作用力。剪切力则是两个轴向(纵向方向)相互平行的板层表面之间的对抗相切及相互滑动的力量,是贯穿整个板层表面之间的力量的一个构成部分,在量上也是比较大的。在角膜对激光切削反应的生物力学模式中,这两种力都可能有助于将压力从周边转移至中央(图2-4)。

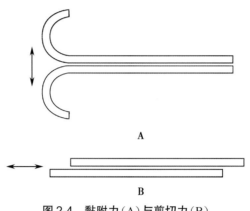

图2-4　黏附力(A)与剪切力(B)

　　角膜基质层由近200层排列规则的胶原纤维嵌在胞外基质中形成,层与层之间交错排列的胶原纤维通过交联进行连接(interlamellar crosslinks)。交联连接在角膜各区域及各层的分布并不均匀,主要存在于角膜前基质层和角膜周边区。此外,胶原纤维的分布也多不规则,后2/3基质层的胶原纤维多分布在水平和垂直方向,而在前1/3基质层,胶原纤维的分布则更加均匀,纤维之间的排列也更加致密。角膜基质层除了前后有别,不同的区域也不一样,中央区的胶原纤维多沿经线径向分布,而周边区胶原纤维则多按纬线环形排列。从总体来看,基质层的前1/3和周边区角膜基质承担了更多的角膜张力。胶原纤维直径、纤维间隙、纤维数量和交联连接在角膜内部各层及各区域间分布不均匀,使得角膜表现出较为明显的各向异性(anisotropic)和区域差异性(regional variation)。

　　此外,角膜的生物力学特征还包括了黏弹性(viscoelastic)和年龄相关性(age-related)等生物力学特征,黏弹性又表现为蠕变(longterm creep)、滞后(hysteresis)、应力松弛(stress relaxation)和应变率依赖(strain rate dependency)等现象。

(四)角膜生物力学理论

　　通过研究角膜在接受激光切削后生物力学的基本反应发现,在手术过程中,假设中央切削可直接引起角膜板层圆形切断,在角膜张力的作用下,相应的周边角膜板层出现继发性松弛,由此引起角膜周边细胞外基质的减压和切削区域外基质厚度的增加。由于角膜板层内交联的存在,角膜周边的这种反应对中央曲率有着重大的影响,控制着基质的前1/3和周边,与板层切断力和板层内聚力有关。板层内压力产生于基质的周边扩张,可通过板层下交联网络的力学传递,影响到中央的前表面(图2-5A)。周边区向外的张力使中央区角膜更为平坦,与切削形状无关。因此,即使是近视切削形状,角膜周边部的生物力学改变可引起中央角膜术后急剧变平,致使屈光力向远视漂移。此现象在准分子激光治疗性角膜切削术(phototherapeutic keratectomy,PTK)中得到临床验证,同样它也存在于针对中央区角

笔记

膜组织进行切削的屈光手术中,例如近视性光屈光性角膜切削术和准分子激光角膜原位磨镶术。

随着总体被切断的角膜胶原纤维增多,由于层间纤维交联在角膜中后基质层分布较少,层间剪切力不明显;同时较深的角膜基质切削使得剩余角膜基质层对眼内压的抵抗力逐渐减弱;剩余角膜基质层受眼内压作用往前突和受周边胶原纤维剪切力牵拉变扁平的趋势此涨彼消,逐渐趋于平衡(图2-5B),角膜形状呈现较为稳定的状态。

一旦角膜被切削过深,平衡被打破,被切断的胶原纤维不再承担起抵抗眼内压的作用,角膜整体生物力学性能下降,导致中央区角膜组织在眼内压作用下向前隆起,后基质层的角膜胶原纤维被拉伸以补偿减弱的角膜张力,角膜张力重新分布并达到维持新的平衡,中央区角膜组织曲率增加,致使屈光力向近视漂移。若中央区角膜组织切削过多超过了安全厚度,则可以引发角膜膨隆(corneal ectasia)(图2-5C)。

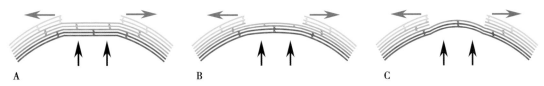

图2-5　侧向角膜剪切力和眼内压作用的动态平衡
A. 侧向角膜剪切力作用超过眼内压;B. 侧向角膜剪切力和眼内压的作用处于平衡状态;C. 侧向角膜剪切力作用小于眼内压

目前认为术后角膜形状不仅取决于所需的切削,也取决于生物力学的反应和愈合情况。建立在屈光手术的外形切削模式基础上的角膜地形图或波前像差引导的个体化切削是不完善的。预计好的切削很难得到角膜地形图或波前像差所期望的结果。经验性的算法虽然效果有改善,与目前发展的切削算法相似,但是,如果不能明确预先设计与所得结果之间差异产生的真正机制,不可能总是能够达到预期结果。另外,初次治疗和再次治疗所产生的反应也不同,原因在于再次治疗的角膜结构及其生物力学不同。总之,角膜结构改变所致生物力学的反应在激光屈光手术中日益受到重视,可以预见该方面的研究将会进一步提高角膜屈光手术的疗效。

四、晶状体、睫状体和调节机制

1677年,Descartes首先观察到人眼的调节现象,此后不断有人探索调节机制。1855年,Helmholtz提出了调节的生理机制理论。该理论认为,当视远时,睫状肌松弛,晶状体悬韧带紧张,使得晶状体变扁平;当视近时,睫状肌收缩,晶状体悬韧带松弛,使得晶状体因自身弹性而变凸,屈光力增大,直径缩小。Helmholtz认为,老视的原因在于晶状体逐渐硬化从而导致调节力下降,以致出现阅读等近距离工作困难。因此治疗老视要从改善晶状体的弹性着手。此后,众多研究支持并补充了Helmholtz理论,使该理论成为广为接受的调节及老视机制的经典理论。

一百多年以来,用于补偿老视调节不足的主要方法是使用单光眼镜、双光眼镜或渐变多焦点眼镜等非手术方法。伴随着Helmholtz理论的验证历程,一些研究发现该理论并不能很好地解释调节的某些现象。另外,人们的需求也一直有力地推动着老视手术的研究。美国Schachar等对老视和调节进行了一系列的研究,对Helmholtz理论提出了质疑,提出了关于调节及老视机制的假说。

Schachar调节假说认为:晶状体悬韧带分三部分,即前部、赤道部和后部悬韧带,调节时晶状体处于张力紧张状态。当调节时,睫状肌收缩,前、后部悬韧带松弛,但赤道部悬韧

笔记

带紧张，从而使晶状体赤道部张力增加，晶状体周边部变扁平，而晶状体中央部变凸，导致晶状体中央屈光力增大；因晶状体直径随年龄增长而增大，每年约增大 20μm，使晶状体赤道部与睫状肌之间的空间距离缩小，前放射状睫状肌纤维张力减小，赤道部悬韧带放松，使作用于晶状体赤道部的牵张力下降，因而调节变得日渐困难，出现老视（图 2-6、图 2-7）。

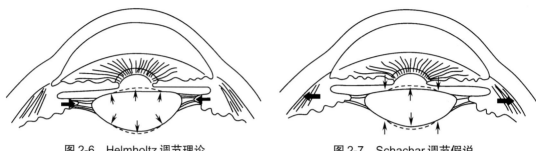

图 2-6　Helmholtz 调节理论　　　　　　图 2-7　Schachar 调节假说

Schachar 等的研究表明，据此理论能解释 Helmholtz 理论难以解释的调节的某些现象。

1. 重力对晶状体的影响　Schachar 假说认为，非调节时，所有悬韧带都处于紧张状态；调节时，晶状体赤道部悬韧带紧张而前、后部悬韧带松弛，因此重力不影响晶状体的位置和屈光力，晶状体是稳定的。而按照 Helmholtz 理论，由于调节时所有悬韧带松弛，所以重力会影响调节力，但是这与实验结果不符。

2. 调节时球差的变化　球差是一种远轴光线的成像缺陷，是由远轴光线与近轴光线通过球面透镜折射后在光轴上的焦点不相重合所引起的。调节时球差减少，而球差的减少有助于改善像质和对比敏感度。Schachar 假说认为，调节时，晶状体赤道部受牵引使得晶状体中央曲率半径减小（中央屈光力增大）而周边部曲率半径增大（周边屈光力减小）。晶状体模型实验与数学分析证实了这点，该结果与人眼调节时球差减少相符。而按照 Helmholtz 理论，调节时，晶状体周边部和中央部均变陡，则球差应增加，而这与实验和临床研究不相符。

3. 老视的屈光状态变化　晶状体组织源于表皮外胚叶，终生生长，每年直径约增加 20μm。按照 Helmholtz 理论推理，由于晶状体悬韧带张力随老视病人年龄增长而下降，故晶状体将发生被动性调节，老视的屈光状态应向近视偏移，这与老视屈光状态由正视向远视偏移的临床观察结果不一致。Schachar 假说认为，随着年龄增长，晶状体逐年生长，直径扩大，赤道部悬韧带张力下降，导致晶状体中央部屈光力下降，因此老视眼的屈光状态由正视向远视偏移，与临床结果相符。

4. 睫状肌纤维的作用　Schachar 假说认为，调节时起主要作用的睫状肌纤维是前部放射状肌纤维。因而，当老视发生时，前部放射状肌纤维应最早出现萎缩；离断前部睫状肌将造成调节力减少并出现远视；调节时环形睫状肌纤维等长收缩，故应发生肥大；已有研究证实上述观点。

Schachar 假说提出后，一度引起了学术界的争论。近年来一些研究依然支持 Helmholtz 理论，也有一些研究支持 Schachar 假说。调节的确切机制尚有待进一步研究。

五、泪膜的结构和功能

泪膜（tear film）是覆盖眼球前表面的一层液体薄膜。泪膜虽然菲薄，但是泪膜 - 空气界面是光线进入眼内的第一个折射表面，稳定的泪膜结构和功能是形成良好视觉的重要前提，同时与病人的主观感受密切相关。因此，了解泪膜的结构和功能，有助于理解屈光手术的创伤修复和术源性干眼，减少可能出现的影响屈光手术的问题。

笔记

（一）泪膜的一般性状

正常情况下，泪膜附着在球结膜、睑结膜和角膜上皮上，面积约 16cm²。结膜囊容积约有 30μl，但是结膜囊内泪膜体积只有（7±2）μl。泪液的生成速率为 1.2μl/min。泪液为等渗性液体，渗透压 295～309mOsm/L。泪液 pH 值范围 5.20～8.35，平均 7.35。泪液的折射率为 1.336。

（二）泪膜的成分

正常的泪膜包含多种成分，如：蛋白质、酶、脂质、电解质和代谢物。泪膜中的蛋白质主要由泪腺腺泡细胞分泌，组成成分并不固定，受泪液流动速度、结膜刺激、睁眼或闭眼、年龄、眼表疾病等多种因素的影响。泪膜中含有 IgA、IgG、IgE 等免疫球蛋白。其中分泌型IgA（SIgA）含量最多，由泪腺的浆细胞分泌，能防止细菌黏附在黏膜表面，并在补体和溶菌酶的作用下溶解中和毒素。在睁眼时泪膜中的蛋白质与其他抗菌成分共同组成眼表的第一道防御屏障。闭眼时常有尚未被泪液冲走的病原微生物滞留眼表，更易产生眼表炎症反应。

泪膜中的黏蛋白分为跨膜黏蛋白和分泌黏蛋白两种。跨膜黏蛋白通过疏水的羧基末端连接到角、结膜上皮表面，形成多糖蛋白质复合物，使疏水的上皮表面变得亲水，泪膜扩散更稳定，并形成防御致病微生物的屏障。此外，跨膜黏蛋白还参与表皮生长的调控。分泌黏蛋白形成缠绕的线型网状聚合物结构，有非牛顿触变或黏弹性的功能，避免眼睑和眼球间相对快速运动而产生的剪切力损伤。

跨膜黏蛋白与分泌黏蛋白的对合界面并不紧密黏附，因此泪膜易于扩展、流动，在瞬目时可以通过减少传送的剪切力防止对眼表的损伤。在病理情况下，黏蛋白脱水，失去了本身的极性特征，导致黏蛋白自身凝聚和与上皮聚合，使亲水的黏蛋白凝胶塌陷成疏水的聚合物，形成丝状物。

泪膜中还有少量蛋白质由眼表毛细血管渗漏而来，如：血清白蛋白、IgG、血浆铜蓝蛋白、转铁蛋白和单体 IgA。在受机械刺激或由于血 - 眼屏障破坏产生眼表炎症时，这些蛋白质的含量增加。

泪膜中还含有肽类生长因子和维生素 A。它们通过自身分泌和旁分泌机制来调节上皮增殖、移行和分化，并参与角膜创伤愈合和免疫调控。

泪膜中的脂质可分为内外两侧，外侧为非极性，内侧具有极性。组成内侧的脂质不仅具有表面活性作用，既能与水混合，又能与非极性脂类混合，还能形成离子键和氢键，使磷脂分子间自发形成高度规则的结构，维持内侧结构的稳定性。睑板腺功能障碍时，这类磷脂水平下降。

泪膜中的电解质不仅作为缓冲液维持泪液 pH 值在正常的水平，还在维持上皮完整性中起重要作用。泪膜中的阳离子主要是 Na⁺ 和 K⁺，阴离子主要是 Cl⁻ 和重碳酸盐。泪膜中的 Na⁺ 是被动分泌，与血浆中浓度相同，而 K⁺ 是主动分泌，高于血浆中浓度；Cl⁻ 含量略高于血浆，而重碳酸盐含量与血浆相同。在干眼病人中，泪膜电解质成分可发生变化，浓度可增高，通过触发炎症反应而损伤眼表。

泪液中还含有少量葡萄糖（5mg/dl）、尿素（0.04mg/dl），其含量随血液中葡萄糖和尿素水平变化而发生相应改变。

（三）泪膜的结构

目前对于泪膜的精确结构尚有争议，经典理论认为泪膜的平均厚度为 7～9μm，由外向内分为三层：

1. 脂质层　为泪膜的最外层，厚约 0.1～0.2μm。主要由蜡质、胆固醇、磷脂、甘油三酯等组成。在正常体温下呈液态，可减少泪液挥发，防止泪液溢出眼外，阻止分泌性脂质进入泪膜，还有一定的抗菌活性和产生信息激素功能。

笔记

2. 水质层 为泪膜中层,厚约 6~7μm,是三层中最厚的一层。主要由水、无机盐、有机物、免疫球蛋白、溶菌酶等组成。

3. 黏液层 为泪膜的内层,厚约 0.02~0.05μm,是三层中最薄的一层。主要由黏多糖等构成,覆盖于角结膜上皮表面,黏蛋白基底部分嵌入角、结膜上皮细胞的微绒毛之间,降低表面张力,使得在疏水的角膜上皮细胞与泪膜的水质层之间形成亲水界面,水质层能均匀涂布于眼表,维持眼表湿润。黏蛋白还能抵抗病原微生物的黏附,参与角、结膜上皮的防御功能。干眼病人由于正常黏液运动减少,导致更多的致病物质黏附于眼表。

近来也有研究认为泪膜的水质层与黏液层之间没有明确的界限,类似于一种黏蛋白凝胶,而泪膜的大部分则由此种黏蛋白凝胶构成。

(四)泪液的分泌

在非刺激状态下的泪液为基础泪液,在心理、物理刺激下产生的泪液为反射性泪液。

脂质层由睑板腺、Zeiss 腺、Moll 腺所分泌。水质层由主、副泪腺所分泌。黏液层主要由结膜上皮杯状细胞分泌,部分由主泪腺分泌。

(五)泪膜的功能

1. 填补上皮间的不规则界面,使角膜更光滑。

2. 湿润及保护角膜和结膜上皮。

3. 通过机械冲刷及内含的抗菌成分抑制微生物生长。

4. 为角膜提供氧和所需的其他营养物质。

5. 屈光间质之一,减少影响角膜的像差和光线的散射,其状态的稳定性对保持良好的视觉质量有重要作用。

(六)泪膜稳定性的检查

瞬目时泪膜均匀地涂布在眼表。在两次瞬目的间隔中,泪膜逐渐变薄,若无第二次瞬目,泪膜会破裂。临床上评价泪膜稳定性常采用泪膜破裂时间,是指瞬目后保持睁眼状态,从瞬目后的一刹那开始直到泪膜出现破裂的时间,常用方法有两类:

1. 侵犯型方法 常用荧光素将泪膜染色,泪膜破裂时,出现黑点,易于观察。正常人泪膜破裂时间大于 10 秒。

2. 非侵犯型方法 常用的是使用角膜镜。将角膜镜的光标投影在角膜上,泪膜的破裂会引起光标像的扭曲或变形,从瞬目开始直至光标像出现变形时的时间为泪膜破裂时间。正常人泪膜破裂时间大于 19 秒;还有采用干涉条纹原理的泪膜镜也能测量泪膜破裂时间,正常人泪膜破裂时间大于 45 秒。

(七)屈光手术对泪膜的影响

屈光手术在一定程度上可影响泪膜的稳定性,有时甚至在术后需要相当长一段时间才能恢复。屈光手术影响泪膜的原因主要有以下几个方面:

1. 年龄 分泌泪膜的组织结构在老年时衰退,例如结膜杯状细胞数目减少、睑板腺功能降低、泪腺分泌减少,若再加上术后组织修复、角结膜伤口恢复时间长等因素,会导致泪膜稳定性下降。

2. 性别 女性闭经以后,体内雄激素含量降低,影响脂质层,导致泪膜中的水分蒸发增加,泪膜不完整,稳定性下降。

3. 药物 一些降血压药物能影响泪液的分泌。有些滴眼液中所含的防腐剂对眼表上皮组织有毒性作用,长期使用影响泪膜稳定性。长时间滴用激素类滴眼液,会促进脂肪和蛋白质分解,抑制其合成代谢,影响脂质层和黏液层的产生,破坏泪膜的稳定性。

4. 手术 冲洗结膜囊时可能损伤结膜的杯状细胞。另外,术中角膜激光切削、角巩膜缘切口或者透明角膜切口等均可造成切口周围感觉神经纤维功能障碍,使角膜局部感觉下

笔记

降,受到干燥刺激时引起的反射性瞬目减少,泪液蒸发过强,引起干眼。

因此,屈光手术时为了保护泪膜,促进术后泪膜功能的尽快恢复,减少病人术后的不适症状,术前应仔细检查泪膜功能,术中仔细操作,尽量减少对眼表结构的损伤,术后合理用药,补充人工泪液。对于有干眼症状的病人,术前即可开始使用人工泪液缓解症状。

第二节　屈光手术的定义和分类

一、屈光手术的定义

屈光手术是以手术的方法改变眼的屈光状态,从而使外界物体在视网膜上清晰成像,改善视功能。随着科学技术的发展、手术技术的提高、人工晶状体的改进以及人们对视觉质量和生活质量要求的提高,越来越多的人会选择手术来解决屈光不正所带来的困扰。屈光手术的概念除了应用在矫正常见的屈光不正外,还被应用于白内障手术和角膜移植手术以及老视眼的治疗等方面。

二、屈光手术的分类

近年来,屈光手术发展迅速,手术种类层出不穷,目前还没有一种分类法能够清晰明了地包含所有手术种类。一般常以手术部位来分类,包括:角膜屈光手术、眼内屈光手术和巩膜屈光手术。

（一）以手术部位分类

1. 角膜屈光手术　是指在角膜上施行手术以改变眼的屈光状态。根据手术时是否采用激光分为非激光性和激光性手术。

非激光性角膜屈光手术包括放射状角膜切开术（radial keratotomy, RK）、角膜表面镜片术（epikeratophakia）、角膜基质环（intrastromal corneal ring segments, ICRS）植入术、散光性角膜切开术（astigmatic keratotomy, AK）、角膜层间植入术（corneal inlay implantation）等。

激光性角膜屈光手术根据所用激光又可分为准分子激光和飞秒激光等,根据手术部位又分为表层手术的准分子激光角膜表面切削术（photorefractive keratectomy, PRK）、乙醇法准分子激光上皮瓣下角膜磨镶术（laser sub-epithelial keratotectomy, LASEK）、机械法准分子激光上皮瓣下角膜磨镶术（epipolis laser in situ keratomileusis, Epi-LASIK）、经上皮准分子激光角膜切削术, transepithelial photorefractive keratectomy, TPRK）和基质层手术切削的准分子激光原位角膜磨镶术（laser in situ keratomileusis, LASIK）、前弹力层下激光角膜磨镶术（sub-Bowman's keratomileusis, SBK）、飞秒激光辅助的准分子激光原位角膜磨镶术（femtosecond assisted-LASIK）、飞秒激光小切口角膜基质透镜取出术（femtosecond small incision lenticule extraction, SMILE）等。

角膜屈光手术一直向个性化发展,如角膜地形图引导、像差引导和 Q 值调整等切削模式等。同时,非激光角膜屈光手术也在朝个性化方向发展,如角膜地形图引导的角膜胶原交联术（corneal collagen cross-linking, CXL）。

2. 眼内屈光手术　在晶状体和前后房施行手术以改变眼的屈光状态。根据手术时是否保留晶状体分为无晶状体眼人工晶状体植入术和有晶状体眼人工晶状体（phakic intraocular lens, PIOL）手术两类。上述两类手术因是否保留原有自身的晶状体而有很大的区别,无晶状体眼人工晶状体植入术将失去原有的调节功能,当然人工晶状体也在朝着提高类似调节能力而努力,而 PIOL 植入术保留晶状体可以维持调节功能,因此更适合年轻病人。

（1）有晶状体眼人工晶状体手术:手术时不摘除晶状体。它包括前房型 PIOL（anterior

chamber phakic intraocular lens，AC PIOL）和后房型 PIOL（posterior chamber phakic intraocular lens，PC PIOL）。前者又包括房角支撑型 PIOL（anterior chamber-supported PIOL）和虹膜支撑型 PIOL（iris-supported PIOL）。后者又包括睫状沟支撑型和漂浮型两种 PIOL。

与无晶状体眼人工晶状体植入术相比，PIOL 手术的突出优点是保留了原有调节功能。与 PRK 和 LASIK 等角膜屈光手术相比，PIOL 手术的优势在于不涉及角膜中央区组织，在更靠近眼屈光系统的节点处对屈光不正进行矫正，得到的视网膜像质量比较高，放大率变化小，手术相对可逆等方面。

（2）无晶状体眼人工晶状体植入术：手术时摘除了晶状体，如屈光性晶状体置换术（refractive lens exchange，RLE）。RLE 是指通过高效微创手术摘除晶状体，植入人工晶状体，使眼重建完备的屈光系统，改变屈光状态使之与近视长眼轴或远视短眼轴匹配，重建接近正常的视功能，提高视觉质量。它是高度近视合并白内障病人的首选术式。

白内障手术从真正意义上来说不仅仅是复明手术，它还是一种眼内屈光手术。白内障手术除摘除混浊的晶状体，达到消除光线障碍的目的，还需要考虑精确矫正屈光不正，这对于植入多焦点或可调节人工晶状体的病人尤其重要。目前白内障手术正向微创转变，向屈光白内障手术转变，重视角膜散光矫正，并根据病人的屈光状态和视觉需求，选择特殊设计的人工晶状体，如环曲面人工晶状体、非球面人工晶状体、蓝光滤过型人工晶状体等，以期达到更理想的术后视觉效果。

3. 巩膜屈光手术　除角膜屈光手术和眼内屈光手术之外，一些在巩膜上施行的手术因与眼屈光状态密切相关也被归类于屈光手术，如后巩膜加固术（posterior scleral reinforcement，PSR）、老视逆转术（surgical reversal of presbyopia，SRP）等，后者包括巩膜扩张术（scleral expansion band surgery）、前睫状巩膜切开术（anterior ciliary sclerotomy，ACS）、激光老视逆转术（laser presbyopia reversal，LAPR）、巩膜微汽化术（laser anterior ciliary excision，Laser ACE）等。

（二）以手术作用分类

也有以手术产生的治疗作用来分类，则分为：

1. 矫正近视的屈光手术　包括放射状角膜切开术（RK）、Mini-RK、角膜基质环植入术、近视 PRK、近视 LASIK、近视 LASEK、近视飞秒准分子手术、近视 TPRK、SMILE、PIOL 植入术、RLE 等。

2. 矫正远视的屈光手术　包括 LTK、CK、远视 PRK、远视 LASIK、远视 LASEK、远视飞秒准分子手术、远视 TPRK、RLE 等。

3. 矫正散光的屈光手术　包括 AK、角膜缘松解术（limbal relaxing incision，LRI）、飞秒角膜散光术、角膜楔形切除术、散光人工晶状体植入术等。

4. 矫正老视的屈光手术　包括巩膜扩张术、前睫状巩膜切开术、激光老视逆转术、Laser ACE 等。

第三节　屈光手术的原则

一、屈光手术的一般原则

屈光手术开展到现在，已经在实践中逐渐形成了一些手术原则。

1. 安全性　屈光手术是一类选择性手术，安全的原则应该是第一位的。与白内障、青光眼或视网膜手术等不同的是，屈光手术是在相对健康的组织上手术，属于一类"锦上添花"的手术，首先要在安全的前提下选择手术，安全的含义是很少有并发症（概率低）、不发

笔记

生严重并发症（程度低，微创），如有并发症也是可防可控可治的，很容易妥善处理，最终不降低病人的视力和视功能。一般以病人术后最佳矫正视力（best corrected visual acuity, BCVA）或最佳框架眼镜矫正视力（best spectacle corrected visual acuity, BSCVA）与术前最佳矫正视力比较有无下降来评估手术安全性。还可根据情况选择其他评估指标，如对比敏感度、眩光和像差等。

2. 有效性　屈光手术是以矫正屈光不正为目的，应保证矫正的有效性。一般以术后裸眼视力（uncorrected visual acuity, UCVA）达到 0.5 或更好的例数的百分比来评估。如美国 FDA 批准 LASIK"有效"的标准所列，一般以术后 3 个月为准。

3. 准确性　屈光矫正的准确性如何，直接影响到有效矫正的效果，因此也是屈光手术的重要原则。一般通过比较等效球镜（spherical equivalent refraction, SE）的术前期望矫正值（attempted correction）与术后获得值（achieved correction）来衡量预测性（predictability）准确与否，常用的两个评判值是 ±1.00D 和 ±0.50D，分别统计在这两个范围之内的例数的百分比来表示预测性的高低。更高要求的预测性可采用 ±0.25D。

4. 稳定性　屈光手术的矫正效果保持更持久的稳定性，也是一个重要的原则之一。有各种因素影响到屈光手术的稳定性，术后屈光状态稳定与否也是评判效果优劣的指标之一。以术后 3～6 个月时的屈光状态或视力为指标，因为一般准分子激光角膜屈光手术通常在术后 3～6 个月趋于稳定。不同的式式、不同的设备其稳定性有差别，当然术者不当的操作或切削设计，病人个体差异也会导致术后视力的不稳定，甚至持续的下降。因此，追求稳定也是屈光手术的目标之一。

5. 最小损害　屈光手术大部分是在相对正常的眼球组织上进行的，如何把对眼球正常组织的损伤降至最小，尽量避免以严重损伤一种组织为代价去获取屈光状态的矫正，也是屈光手术的另一个追求目标，包括无痛的原则、避免病人受精神刺激等。

6. 个性化　随着技术和理念的不断发展，如今屈光手术已不再是单一技术、单一设备的"一刀切"时代，为每位病人量身设计出最佳手术方案，以期实现每位病人的个性化治疗是目前屈光手术的另一重要原则。个性化主要体现在两个方面，第一是根据病人检查结果中的屈光不正度数，明室和暗室瞳孔的大小，角膜厚度，角膜曲率、波前像差及角膜地形图等结果选择个性化的手术方式；第二是根据病人的眼部其他生理条件和年龄、职业、学习和生活及用眼习惯的不同需求而制订个性化手术方案，从而让每位病人达到看得清、看得持久以及看得舒适的要求。

二、屈光手术的视光学原则

屈光手术是 20 世纪眼科领域的重大进展之一，由于涉及屈光不正的矫正，使得这一类手术从一开始就必然与视光学紧密地结合在一起，许多原先只在验配框架眼镜或角膜接触镜中使用的原则逐渐被用于屈光手术，当然需要根据屈光手术的特点加以调整，反过来也因此而更加充实和补充了传统、经典的视光学。

1. 最佳矫正的原则　从视光学角度设计屈光矫正的预期值，应该遵从最佳矫正的原则。因为对于近视、远视或散光等的屈光不正来讲，能够通过最佳矫正获得清晰的视力，既帮助病人达到了手术的目的，也符合视光学的原理，最大程度发挥了眼球的视觉功能。这里也符合生物界的一条定律：用进废退。一些研究表明清晰的像能够阻止近视的进展；对大部分年轻的近视病人，采用这一原则在临床上获得高满意度；在另一些病人，由于调节或年龄所致的调节问题并不应怀疑这一原则，而是要同时考虑到以下第二条原则，进行综合分析设计，得到最佳的屈光矫正方案。这符合视光学第一原则：清晰地用眼。

2. 合理欠矫的原则　由于个体差异和近距离工作差异，或主要是在年龄上的差异，需

笔记

要考虑对年龄大的近视病人采用合理欠矫的原则。主要是由于长期戴近视眼镜者的储备调节力比正常人低，如不考虑欠矫的设计，部分 35 岁以上的病人可能会在术后出现远视力良好而近距离用眼困难的情况。这一原则也包括适用于采用单眼视（monovision）方法的病人，让其一眼轻度欠矫，以便近用。对一些病人采用合理欠矫的原则，能够使他们满意，也符合视光学的另一原则：舒适地用眼。

3. 双眼视功能平衡的原则　为获得双眼单视和具有良好的双眼视功能，还需遵循双眼视功能平衡的原则。双眼视功能正常并相同，右眼和左眼的视网膜像大小、照明和颜色一致，双眼运动匹配并将注视的视网膜像落在双眼的黄斑部是形成正常的感觉融像和运动融像的必备条件。在规范的验光配镜或其他屈光矫正中实现双眼屈光度数的平衡是双眼视功能平衡的第一步，此外还需考虑隐斜、调节与集合、优势眼、立体视及视轴等因素对双眼视功能的影响，使得双眼之间协调合作从而获得双眼良好的视觉。这里包含许多人们不太注意的内容，不加注意将造成的双眼视觉问题。比如临床上常会遇因集合问题或隐斜破坏了融像功能从而导致双眼视障碍并出现一系列眼疲劳症状的病人，有些病人还出现每一单眼远近视力很好，而双眼视力下降的表现，甚至严重到不能起床、不能工作的程度。因此，若不考虑双眼视功能平衡，则可能不能为病人贯彻视光学的第三条原则：持久地用眼。当然，不能持久用眼的，自然也就不舒适，甚至不清晰。

因此，单纯从视光学角度来看，如果病人不能达到清晰、舒适、持久的视光学原则和要求，再漂亮再快的手术也不能说是完全成功的。

第四节　理想的屈光手术

正是因为屈光手术是在相对正常的眼球上施行手术，且大多数屈光不正病人可以通过框架眼镜或角膜接触镜等非手术的方法得到良好的视觉矫正，人们自然要提高对此类手术的要求，而且要求趋向越来越高。由于屈光手术具有以下特点，使眼科医师面临着越来越大的考验。

屈光手术的特点：

1. 病人期望值高。

2. 安全性、有效性和准确性高。

3. 手术器械精良，更新速度快。

4. 需要系统专业培训。

5. 严格掌握适应证。

6. 尽量避免并发症。

7. 病人需要充分了解手术效果及风险，理解手术的局限性。

综合以上特点，人们希望获得理想的屈光手术应该符合以下条件：

1. 安全、视觉质量无下降，满足个体的全天候需求，适用于各种亮度、对比度环境。

2. 有效。

3. 准确、预测性好。

4. 效果稳定。

5. 保持眼球结构完整。

6. 手术无痛苦。

7. 手术损伤小，术后反应轻。

8. 恢复快。

9. 可逆。

笔记

10. 可调整。

11. 全程的视觉矫正,适合远、中、近各种距离。

面对这类对手术近乎苛刻的高要求,除生产厂商应该提供性能更佳的设备、医师应该精益求精地提高技术水平之外,医患双方也应该充分理解作为生物器官的人眼的不确定性、个体差异的变异性和医学科学的局限性,在努力提高视觉质量的同时合理降低病人期望值。医师根据每一位病人个性化的条件和要求,选择最合适的屈光手术方式,进行最合理的设计并精心实施,才有可能达到适合该病人的,同时也是病人满意的理想结果。

（王勤美）

二维码 2-1
扫一扫,测一测

参 考 文 献

1. 刘祖国. 眼表疾病学. 北京:人民卫生出版社,2003.

2. Due HS,Faraj LA,Said DG. Human corneal anatomy redefined:a novel pre-Descemet layer（Dua's layer）. Ophthalmology,2013,120（9）:1778-1785.

3. 南莉,李丽华,汤欣. 泪膜稳定性与视觉质量. 中华眼科杂志,2009,45（2）:189-191.

4. Ron Tutt,Artbur Bradley,Carolyn Begley. Optical and visual impact of tear break-up in human eyes. Invest ophthalmol vis sci,2000,41（13）:4117-4123.

5. Kamiya K,Igarashi A,Hayashi K,et al. A Multicenter Prospective Cohort Study on Refractive Surgery in 15011 Eyes. Am J Ophthalmol,2016,175:159-168.

6. Igras E,O'Caoimh R,O'Brien P,et al. Long-term Results of Combined LASIK and Monocular Small-Aperture Corneal Inlay Implantation. J Refract Surg,2016,32（6）:379-384.

7. Alio JL,Grzybowski A,El Aswad A,et al. Refractive lens exchange. Surv Ophthalmol,2014,59（6）:579-598.

8. Zhu SQ,Zheng LY,Pan AP,et al. The efficacy and safety of posterior scleral reinforcement using genipin cross-linked sclera for macular detachment and retinoschisis in highly myopic eyes. Br J Ophthalmol,2016,100:1470-1475.

9. Luger MH,Ewering T,Arba-Mosquera S. Myopia correction with transepithelial photorefractive keratectomy versus femtosecond-assisted laser in situ keratomileusis:One-year case-matched analysis. J Cataract Refract Surg,2016,42（11）:1579-1587.

10. Akura J,Matsuura K,Hatta S,et al. A new concept for the correction of astigmatism:full-arc,depth-dependent astigmatic keratotomy. Ophthalmology,2000,107（1）:95-104.

笔记

第三章

屈光手术的检查和评估

本章学习要点

- 掌握：屈光手术的一般检查和主要检查；屈光手术的适应证和禁忌证。
- 熟悉：屈光手术的特殊检查；手术对象评估量表。
- 了解：屈光手术的设计。

关键词 屈光手术 检查 适应证 禁忌证 量表

屈光手术是近年来眼科手术发展最快的领域之一。我国目前运行的准分子激光机已达千台以上，每年手术量达上百万例。手术医师的操作日益熟练，手术并发症发生率持续下降，但仍有极少数病人对术后视觉质量不满意。其中与视光学相关的并发症有欠矫、过矫、规则和不规则散光、单眼复视、重影、最佳矫正视力下降、低照度下视力下降、夜间眩光与光晕等，这些并发症几乎可以出现在任何种类的屈光手术后。为确保在提高视觉质量的同时减少并发症，必须重视术前检查和评估，认真筛选和分析，个性化地设计手术方案，以期获得最满意的手术效果。

术前检查和评估的意义在于：①筛选病人，确定其能否手术；②确定术式，选择对病人最为合适的手术方式；③确定手术参数量，设计合理的手术方案；④预估手术效果，使医患双方对手术效果做到心中有数；⑤使病人期望值合理化，降低病人过高的或不现实的期望值；⑥使病人知情并作出自己的选择；⑦出现医患纠纷时，检查的数据是法律的依据，为判定是手术失误还是不可避免的并发症等提供客观依据。

根据术前检查和评估的作用和意义，我们将其分为三类：①一般检查：病人基本资料；②主要检查：与手术设计相关并对手术效果产生影响的检查项目；③特殊检查：针对某些病人的特殊需要所做的检查项目。

第一节 一般检查

一般检查是指病人的病史、全身及眼部情况等一些基本资料，虽然不对手术效果产生直接影响，但也是设计个性化手术方案时要综合考虑的一些因素。

一、一般资料

1. 种族 种族的差异并没有明确的结论，但不同种族屈光不正的发生率、进展程度有所不同；但有观点认为个体角膜差异对激光产生的反应也可能不同。

2. 性别 总体上认为男女差异不显著，但由于男女生理周期的差别，激素水平的差别，甚至性格心理上的差别，在某些方面男女需要区别对待。

笔记

3. 年龄　不同年龄屈光不正的进展程度不同,术后的恢复程度不同,因此是选择术式时要考虑的因素之一。年龄还与调节力密切相关,直接影响到术后的近视力,因此是手术设计时要考虑的重要因素。

4. 职业及用眼习惯　不同职业对远近视力的需求不同。近距离工作者(如手工艺人、会计等)需要更好的近视力;警察、飞行员等需要更好的远视力;职业司机对夜间视力要求更高,应关注其暗室瞳孔大小,因为术后眩光可能会造成夜间驾驶困难;篮球、拳击等特定职业眼部受伤儿率风险较大,选择术式时应慎重。如病人仍是学生或是正在备考,过多地近距离用眼可能造成调节不稳定,表现为手术前后屈光力的波动或变化。

5. 手术目的　病人手术目的是否明确,是否有不切实际的愿望、要求和目的。术前应充分了解病人对手术结果的期望值,太高的期望应该使之合理化,对手术结果抱有不切实际的幻想者不宜手术。一般病人期望摘除眼镜,常因为美容、运动方便或工作需要。年长病人不愿配戴老花镜,常期望通过手术,达到既可看远又能看近的目的。

二、病史采集

主要通过问诊获取,要提醒病人提供真实、详尽的资料,以防某些病人为达某种目的而有意地隐瞒或作假。

1. 屈光不正史　询问病人屈光不正的发生时间、进展程度、最近一次验光的日期和屈光力,近两年屈光力状态、矫正视力是否稳定。老视病人还要询问其矫正或代偿方法:眼镜是否留有轻度近视或单眼看近、是否使用双焦镜片或多焦镜片。

2. 框架眼镜及角膜接触镜配戴史　眼镜配戴是否规范、配戴时间的长短、原眼镜过矫还是欠矫、原眼镜光学中心距离是否与瞳距一致等。角膜接触镜的验配年限、种类、停戴时间、是否规范配戴等。

3. 眼病及局部用药史　有无眼球运动障碍、干眼、病毒性角膜炎、巩膜炎、青光眼、虹膜炎、视网膜脱离等病史。有无眼局部使用免疫抑制剂或细胞毒性药物,这些药物可影响术后创口的愈合。

4. 眼部及全身外伤史及手术史　有无眼科手术史包括屈光手术史等,这与此次手术方式的选择、方案的设计直接相关;距首次手术后的时间,这与选择二次手术的时机有关。是否有眼部外伤史及可能对眼部造成影响的全身外伤手术史,比如头部外伤手术史。

5. 过敏史　全身及眼部用药过敏史,特别是表面麻醉剂过敏史。

6. 家族遗传史　主要询问有无青光眼、高度近视、角膜营养不良等家族史,以帮助判断病人有无这些疾病的倾向。

三、全身情况

一般不直接影响手术效果,但有些可能会对手术效果产生间接影响,或者暂时不能进行手术。

1. 全身性疾病　系统性红斑狼疮、风湿性关节炎等结缔组织疾病可影响角膜创口的愈合,甚至引起角膜自溶,不宜手术。糖尿病若血糖没有得到很好的控制,可能影响屈光状态的稳定性和角膜创口的愈合,特别是角膜上皮的修复,还容易增加术后感染风险。另外,免疫缺陷疾病病人(acquired immunodeficiency syndrome,AIDS)不宜手术。有精神疾病病人或严重心理障碍病人,如偏执症等也不建议手术。

2. 妊娠及哺乳期妇女　体内激素的分泌可能影响其屈光力状态和创口愈合过程。某些药物(如镇静剂、止痛药及某些滴眼液等)可能会通过母体传输给胎儿或婴儿,应暂时不考虑手术。

笔记

3. 药物 避孕药可能改变角膜曲率，影响屈光力，口服避孕药的妇女增加了术后屈光回退的可能性。激素可通过对角膜细胞的作用影响细胞外基质的合成，改变结构排列，影响角膜伤口的愈合，最终延缓角膜张力的恢复。全身应用化疗制剂或口服激素应暂缓手术。抗组胺药以及某些抗抑郁药可加重干眼。

四、外眼

可能因为炎症而增加感染的风险。因眼睑形状异常而失去保护作用，或者影响手术正常操作。

1. 眼眶 高眉弓、深眼窝和高鼻梁者，术中应注意操作技巧。

2. 眼睑 有无上睑下垂或闭合不全、有无内翻或外翻、有无结节或囊肿、有无炎症及有无睑板腺功能障碍等。睑裂大小直接影响手术操作的难易度，小睑裂者手术难度大，初学者应先避之。睑缘有无睫毛异常，如倒睫、乱睫等，倒睫是否触及角膜，长睫毛者术中应注意防止卡入角膜刀。

3. 泪囊 上下泪点是否狭窄或闭塞，压迫泪囊处观察有无分泌物自上下泪点溢出且是否是脓性分泌物。为确定泪道是否通畅，术前需行泪道冲洗，年长者应注意排除慢性泪囊炎。

4. 结膜 检查球结膜有无充血、水肿、新生物，睑结膜有无乳头、滤泡及结石增生，有无分泌物，其性质如何。

5. 巩膜 有无巩膜异色、充血、水肿、结节或葡萄肿。

6. 虹膜 色泽与纹理双眼是否一致，有无虹膜萎缩、结节，有无新生血管，有无虹膜残留。瞳孔有无变形，瞳孔缘有无后粘连，周边虹膜有无前粘连。

五、屈光间质

1. 泪膜 泪膜是泪液均匀地涂布于眼表形成的，屈光手术会对泪膜造成短暂影响，因此，术前和术后的泪膜检查不容忽视。泪膜的检查主要分为泪膜质和量的评估。

2. 角膜 角膜是角膜屈光手术的手术区域，详细检查的重要性是不言而喻的，下面将重点分述角膜形态、角膜厚度、角膜直径及角膜内皮等，这里只是先大体上检查角膜有无混浊、瘢痕及新生血管，有无上皮剥脱、溃疡，角膜厚薄是否均匀一致，是否有异常突出，如圆锥状等，或过于平坦，有无角膜营养不良表现等。

3. 前房 前房浅，提示有闭角型青光眼的可能；前房深且伴有虹膜震颤可能为晶状体脱位或无晶状体眼。观察房水清浊、有无渗出物等。

4. 晶状体 不散瞳下用裂隙灯检查晶状体有无混浊及混浊的位置和形态，有无某些方位上的悬韧带断裂，必要时散瞳检查。

5. 玻璃体 有无混浊及色素沉着。

六、眼底

近视常伴眼底改变，尤其在高度近视，视网膜裂孔及脱离的风险显著增加，因此，所有进行屈光手术的病人都必须通过详细的眼底散瞳检查，病人应该被告知可能发生的玻璃体视网膜疾病的可能性、治疗及预后。同时，也要特别注意视盘，排除青光眼的可能。

1. 术前眼底检查的意义 由于在 LASIK 或 Epi-LASIK 等术中，由于负压吸引，眼压会短暂性急剧升高随后降低，理论上可能牵扯玻璃体基底部而影响视网膜，因此了解眼底情况，发现一些已存在的眼底病变，包括已经或将会影响视力的病变，如视网膜裂孔、视网膜脱离、视网膜色素变性等，对于术后可能出现的问题向病人解释，并指导病人及时进行治疗。

笔记

2. 近视眼眼底改变

（1）视盘倾斜,视盘周围萎缩弧或萎缩环。

（2）豹纹状眼底,视网膜色素上皮及脉络膜的广泛萎缩。

（3）后巩膜葡萄肿。

（4）黄斑区脉络膜新生血管膜、Fuchs 斑。

（5）周边视网膜变性、裂孔。

（6）玻璃体变性、混浊。

其中黄斑区病变直接影响中心视力,视网膜变性和裂孔往往是一种潜在的危险,眼底检查时要重点检查,并画图记录。

3. 眼底检查方法

（1）直接检眼镜检查:对近视眼特别是高度近视眼检查时有很大的局限性,但直接检眼镜的放大倍数大,有利于观察视盘和黄斑部的细节改变。用直接检眼镜查近视眼眼底时,要注意所用的屈光度数要匹配,并注意视盘边缘是否有萎缩弧,黄斑区是否有萎缩、出血、新生血管膜及黄斑中心的光反射等情况。

（2）间接检眼镜检查:照明强,屈光间质混浊的影响小,而且观察范围广,可以从整体上了解眼底的概况,特别有利于检查近视眼周边视网膜的变性区和裂孔。双目间接检眼镜的立体观察还有利于了解高度近视眼是否存在后巩膜葡萄肿。

（3）三面镜检查:使用三面镜在裂隙灯显微镜下可以检查后极部和周边视网膜。三面镜与直接检眼镜相比,它的主要优点是检查范围广、有立体感;与间接检眼镜相比,主要优点在于放大的倍数大。

（4）90D 透镜裂隙灯检查:可以检查后极部眼底,操作熟练者可以检查大部分眼底,使用方便,不需要像三面镜那样放置在角膜,但可见范围比三面镜小。

（5）其他:如:眼底照相有利于记录、保存病人原始的眼底资料,便于在随诊过程中分析、比较;彩色多普勒血流成像技术可以检测视网膜中央血管系统和睫状血管系统的血流速度等,了解眼底的血供;相干光断层成像（optical coherence tomography,OCT）可进行活体眼组织显微镜结构的断层成像,以便记录早期青光眼的眼底改变、视神经疾病、视网膜脱离、糖尿病视网膜病变、黄斑病等各种眼底病变。

七、眼轴长度

1. 眼轴长度测量在屈光手术中的意义

（1）定性:在与正常眼比较或双眼参考比较中,判断屈光不正的性质与程度。

（2）定量:在一些回归公式中用于屈光状态及屈光力的计算。

（3）鉴别:将手术前后眼轴进行比较,以区分术后出现的近视是近视继续发展还是术后屈光回退。

2. 测量方法 临床上常用的测量眼轴长度的方法为使用光学相干生物测量仪或超声生物测量仪。前者是利用光线被泪膜和视网膜色素上皮层分别反射后获得光学信号,此两个光学信号用于眼轴长度的测量。后者即 A 型超声波（A-scan）测量法,所用超声波频率为 $10\sim12$MHz。它是根据超声波从角膜到玻璃体内界膜过程中的声速乘以测量所用的时间计算出超声波在其间运行的距离,即眼轴长度。超声探查的方法有两种:直接接触法与间接探查法,其中以间接探查法更为准确,其对眼轴长度的测量误差可控制在 0.1mm 以内。但要求测量者操作熟练,有良好的重复性,同时要注意设备的稳定性和重复性。手术前后比较的数据应该来自同一设备。

测量眼轴长度时,对于轻中度混浊的光学介质,基于部分相干干涉测量（partial coherence

笔记

interferometry，PCI）原理（如：IOL Master，AL-scan 等）和基于光学低相干反射测量（optical low-coherence reflectometry，OLCR）原理的仪器（如 Lenstar 等）为首选；而对于重度混浊的屈光间质，如重度白内障，浸润型 A 超仍作为眼轴测量的首要选择，但是最近的研究表明基于扫频 OCT 技术的光学生物测量仪在严重白内障的眼轴测量上具有非常高的成功率和准确性，因此其也是推荐的选择。

3. 操作注意事项

（1）角膜表面应保持一定的湿润状态。

（2）超声探头与角膜轻轻接触，不能压迫角膜，以免测量值偏小。

（3）超声探头的角度要适当，不要倾斜，否则不易测出数值，或数值误差较大。

（4）注意无菌操作，每个病人测量前后均应用乙醇消毒超声探头。

（5）超声探头消毒后应待乙醇挥发，使用时表面不能残留乙醇，以免伤及角膜上皮。

（6）测试后嘱病人不要揉眼，以免发生角膜上皮损伤。

八、眼压

高度近视与青光眼有高度相关性，在接受屈光手术术前检查的人群中青光眼的检出率较高。作为一项排除青光眼和高眼压的指标，眼压的测量在屈光手术术前检查中具有重要意义。

1. 指测法 简单易行，不需要任何仪器，但不精确，是用来粗测病人眼压的一种方法，需要积累大量的临床经验才能掌握准确，适用于不宜或不能配合用眼压计测量者。

2. 眼压计测量法 一般常用非接触眼压计和 Goldmann 压平式眼压计

（1）非接触眼压计（non-contact tonometer，NCT）：此法不接触角膜，操作简便，可避免交叉感染或角膜上皮损伤，但其测量值易受角膜厚度、曲率形态和弹性的影响。角膜厚，测量值偏高；角膜薄，测量值偏低。对于角膜不平者，测量结果不准确。

（2）压平式眼压计（applanation tonometer）：以 Goldmann 压平式眼压计为代表。其测量值受球壁硬度、角膜曲率大小的影响较小。

3. 角膜屈光手术后眼压的评估 角膜屈光手术后，角膜的正常结构、表面形态和角膜强度发生改变，无论 Goldmann 压平式眼压计，还是非接触式压平眼压计，所测出的眼压值都明显低于术前，尤以非接触式更为明显，一般前者降低 2～4mmHg，后者为 6～7mmHg。眼压测量值的降低与角膜变平、变薄的程度相关，而实际眼压并没有降低。屈光手术后测量值明显低于实际值，术后应予以校正，否则不能及时发现术后因滴用激素而导致眼压增高的个案，可造成术后激素性青光眼的漏诊。

真实的眼压可以通过以下公式予以校正获得：

LASIK 术后真实眼压（mmHg）= 术后 NCT 值（mmHg）+1.57× 切削等效球镜度（D）−5.43

PRK 术后眼压下降值 =1.6−（0.4× 平均切削球镜度）

第二节   主 要 检 查

主要检查项目直接与手术设计有关并影响手术效果，是重点检查的项目，不仅不能遗漏，还要尽可能准确。

一、视力

视力是指人眼分辨外界物体精细结构的能力，也称视觉分辨力，是人眼形觉敏感度的度量。视力（visual acuity）检查是最基本的视功能检查项目，它包括远视力及近视力（即阅读视力）两部分。

笔记

1. 视力检查的意义 不仅是作为手术效果的主要评判指标之一,也是及时反映屈光力改变的信号,屈光手术的安全性及有效性的评价就是以裸眼视力及矫正视力作为评判指标,常常成为医患双方关注的焦点。

2. 检查方法 建议使用标准对数视力表,这是目前我国唯一通用的视力表国家标准。

(1)标准对数视力表:在我国缪天荣所发明的对数视力表(1958)的基础上按照国家标准编制程序制订而成,于 1990 年 5 月由原卫生部发布在全国实施,2012 年 5 月发布实施第 2 版至今。标准对数视力表含远视力表和近视力表,根据五项主要标准来设计:视标采用三画等长的文盲 **E**;采用 1′ 视角作为正常视力标准;远视力表检查距离为 5m,近视力表为 25cm;视标大小排列按几何级数(等比级数)增减,增率为 $\sqrt[10]{10}$,即每两行之间按 1.2589 倍的增率增减,每 10 行增减 10 倍;视力记录按 0.1 增率的算术级数(等差级数)增减,即以视角的对数值来表达视力,且以常数 5 减去视角的对数值作为本视力表的视力记录值,即采用五分记录法(5-degree notion),其公式为:

$$L = 5 - \lg a$$

式中 L 为视力的五分记录值,lg 为以 10 为底的对数,a 为视角,单位为分(′),即 1/60 度。其中常数 5 为完整的视力记录系统而设,因此称为五分记录法。根据该记录法,5.0 代表正常视力,即 1′ 视角的视力;4.0 代表 10′ 视角的视力,相当于小数记录的 0.1;3.0 代表 100′ 视角的视力,相当于小数记录的 0.01 或指数 /50cm;2 代表 1000′(约 16.7°)视角的视力,相当于手动;而 1 则代表 10 000′(约 166.7°)视角的视力,相当于有光感;0 则代表无光感。五分记录法以简单明了和规则的记录方法使视力记录成为一个完整的体系。五分记录视力和小数记录视力的转换:$L = 5 + \lg b$,L 为视力的五分记录值,b 为小数记录值,是视角的倒数,1′ 视角的小数记录视力为 1.0,10′ 视角的小数记录视力为 0.1,以此类推。

检查注意事项:

1)视力表应有充足的照明且照度(前照法)或亮度(后照法)恒定、均匀一致,人工照明的照度为 300～500lx。

2)视力表与被检眼之间的距离为 5m(如使用一个平面镜进行反射,距离应为 2.5m)。

3)视力表放置的高度为 5.0(1.0)行视标与被检眼等高。

4)两眼分别进行,常规先右后左,遮盖时不可压迫眼球。

5)检查应从上往下逐行进行,查出被检眼能够完全辨认的最小一行视标的视力记录即代表被检眼的视力,如一行中有数个视标不能辨认或只能辨认几个视标,可用加减记录,如 $5.0^{+2}(1.0^{+2})$、$4.8^{-3}(0.6^{-3})$ 等。如在 5m 处不能辨认最大的视标 4.0(0.1)时,应采用走近视力表的办法。嘱被检者逐步走近视力表,直至刚好能辨认 4.0(0.1)行视标,可查表得到被检眼的实际视力,见表 3-1。

表 3-1 走近视力表检查视力对照表(以第一行为目标时)

距视力表(米)	4.0	3.0	2.5	2.0	1.5	1.2	1.0	0.8	0.6	0.5
五分记录值	3.9	3.8	3.7	3.6	3.5	3.4	3.3	3.2	3.1	3.0

6)防止病人习惯性眯眼,造成检查的误差。

7)防止被检者背记视力表。

8)同一环境条件下测量。

(2)Snellen 视力表:Snellen 视力测试是一种测量"最小阅读力"形式的视力检测方法,经典的 Snellen 分数表达法为最小分辨角的倒数。Snellen 视力是根据 1′ 视角的最小分辨角设计的。Snellen 分数表达根据以下公式来进行计算:

$$Snellen 分数表达 = 检查距离 / 设计距离$$

（设计距离：视标高度对应的视角为 5 弧分时的距离）

一般把顶部仅单个字母、往下字母变小、字母数目逐渐增多的视力表称为"Snellen 视力表"或者"Snellen 经典视力表"。

（3）Bailey-Lovie 视力表：也是基于"对数视力表"设计原理的视力表，Bailey 和 Lovie（1976 年）为视力表的设计制定了一系列原则，其核心符合对数视力表的设计。该视力表设计的基本元素如下：

1）对数单位的增率（各行增减比率恒定）。

2）每一行的视标数相等。

3）视标间距与行间距同字母大小成比例。

4）各行视标具有相同（或相似）的可视性。

该视力表的视力表达与传统的理念相反，即数字越小，视力越好。如最小可辨视角为 1′ 视角时，则视力记录为 0；小于 1′ 视角时，则记录为负值；而最小可辨视角为 10′ 视角时，则视力记录为 1。因此，该视力表达是 Bailey-Lovie 视力表的主要缺点之一。目前临床上常用的 EDTRS 视力表，其设计正是基于 Bailey-Lovie 视力表的设计原理。

（4）近视力的检查：近视力检查可以使用标准对数视力表的近视力表，也常见 Jaeger 近视力表等。应注意：

1）应有充足照明。

2）注意检查距离，根据所用视力表上标示使用检查距离，标准对数视力表为 25cm，其他近视力表有 30cm、40cm 或 14 英寸（≈35.56cm）的。

3）两眼分别进行，常规先右后左，遮盖时不可压迫眼球。

4）从大视标到小视标依此检查，如 Jaeger 近视力表，从 Jr7 向 Jr1 检查，Jr1 最好，Jr7 最差。

5）为了解被检者的调节力和屈光状态，常需变更检查距离，同时结合远视力检查对临床诊断很有帮助。如在 40cm 处看清 Jr1，记录为 Jr1/40cm，表示调节力不足，可能为老视或是远视；如在 20cm 处看清 Jr1，记录为 Jr1/20cm，表示可能为近视。

二、屈光力

屈光状态检查是屈光手术前最重要的检查项目，是决定屈光手术最终视觉效果的关键环节之一。通过一系列规范的检查程序，精确确定最佳矫正视力下的屈光力，是决定手术量的重要依据，也是屈光手术成功的前提。

1. 验光方法 屈光状态的检查，简称验光，是一个动态的、多程序的临床诊断过程。规范、完整的验光过程包括一系列检查方法，综合使用各种方法，是屈光手术医师或术前检查医师必须熟练掌握的临床技能。单就验光的方法来分类，有主觉验光和客观验光，后者又包括检影验光和电脑验光等。按照发达国家通行的验光理念，高水平的验光技术是，快速的电脑验光（或不用）、简单的检影验光（约 5 分钟）、重点进行规范的主觉验光，而后者就是在综合验光仪上进行的，因此我们建议屈光手术中心使用综合验光仪。

（1）主觉验光（subjective refraction）：主觉验光指检查者遵照系统的标准验光程序，通过被检者对不同光学镜片的视力反应，对初步验光结果进一步细化和精确确定的验光过程。使用综合验光仪及规范程序是最重要的验光步骤，是获得最佳结果的必然过程，它通过精细调整球性成分、散光轴、散光度数和双眼平衡，达到视力最佳、注视持久而舒适的境界。

（2）检影验光（视网膜镜检查法，retinoscopy；检影法，skiascopy）：是用视网膜镜照亮被检眼，观察被照亮的眼底视网膜反射光，该反射光通过眼的各种屈光间质时受折射率的影响，其聚散度发生改变，从而判定被检眼的屈光状况。临床上最常用的检影法为静态检影

笔记

法，即：使被检眼的调节处于完全松弛状态下进行。其原理是利用反转点的影光现象寻找被检眼的人工远点，从而达到客观地检查屈光不正的目的。

（3）电脑验光仪（automated refractor）：操作简单、快捷，可迅速测定屈光不正度数，其散光轴向有较大的参考价值。检查时应注意让受检者保持头位、眼位平稳。操作时每眼连续测量三次。要熟练掌握操作技术，力求操作迅速，尽量缩短测试时间，不使受检者感到疲劳、合作程度下降以致影响测量的准确性。

电脑验光仪测量结果的准确性除上述因素以外，还有人眼对近距离物体引起的器械性调节（instrument accommodation）；对近轴光线可出现的近轴调节（proximal accommodation）；仪器内暗光引起的黑暗性调节（dark focus accommodation）以及头位歪斜所致散光轴向的偏差；环境变化导致仪器测量性能的不稳定、仪器本身的精确度问题等。

2. 注意事项

（1）实际工作中，常会遇到特殊情况，如刚刚结束考试的青年学生，个别人往往存在着调节痉挛，应予以散瞳验光。散瞳验光一般应用快速散瞳剂，每 10 分钟点眼 1 次，连续 3 次，30 分钟后检影验光，第 2 天复查，以最好矫正视力的最小度数为手术治疗的依据。

（2）有些病人散瞳验光的屈光度数与其实际戴镜度数不符，即眼镜度数大于实际散瞳验光的度数，可能与平时戴镜过矫有关。应停戴原眼镜一段时间，或用 1% 阿托品眼膏点眼，使其睫状肌放松，恢复原始屈光状态，再决定最终需矫正的实际度数。但有部分病人即使通过这种方法，仍无法缓解睫状肌的痉挛，此时可向病人讲明情况，按照其要求的实际眼镜度数，给予全部矫正。

（3）散光问题：是屈光检查时应该注意的一个重要问题，也是比较复杂的问题。眼散光（总散光）的来源是角膜和眼内两大部分，角膜散光是眼散光的最大部分，包括角膜的前面和后面的散光；眼内散光则包括晶状体、视网膜等部位及视轴偏心、瞳孔偏心可能导致的散光，总散光即是角膜散光和眼内散光的总和。其中晶状体散光常将角膜散光补偿了，使总散光看起来并不大。但是，当单纯矫正角膜散光或更换了晶状体后，显露出晶状体散光或角膜散光，这是经常需要避免的。

三、角膜厚度

准分子激光屈光性角膜手术是通过对角膜进行切削而改变其屈光力的，一定量的角膜厚度对于手术的选择及切削量大小的设计等均有决定性的作用。角膜厚度的准确测量，将使手术获得更精确的预测结果。

1. 角膜厚度的测量方法　　角膜厚度的测量，通常使用超声测厚仪。现在有一些能够测量角膜厚度的角膜地形图系统如 Pentacam 等，也通过光学的方法测量角膜厚度，其测量准确性比以前的光学测量有明显提高，测量范围大大增加，并以图形表示全角膜的厚度，有相当的临床价值，但与超声测厚相比仍有测量数值的差异。近来还出现了激光干涉测厚仪，以激光为测量光源，精确性进一步提高，还能够测量角膜上皮厚度。

2. 超声测厚　　其原理是测量超声波通过角膜所需的时间，与该频率超声波在角膜中的速度相乘，得到角膜的厚度，即角膜厚度 = 超声波通过角膜所需时间 × 角膜声速。15～20MHz 的超声测厚仪通过探头可以测量角膜上任一点的厚度，测出的数值可在显示屏自动显示或打印，可在同一点多次反复测量而取其有效平均值。角膜声速可根据经验设定，经验声速为 1640m/s，在仪器出厂时已设置好，一般不需调整。

角膜检测位点主要根据角膜测厚的目的来确定。准分子激光屈光性角膜手术前角膜测厚的目的是：①预测术后剩余角膜厚度，以确定手术的安全性；②根据角膜厚度考虑不同手术方式的选择；③了解有无影响手术的其他角膜病。一般来说，对于近视的矫正，角膜中央

笔记

区切削最多,因此角膜中心和旁中心厚度的测量更为重要;而对于远视的矫正,周边角膜更多,因此应另测角膜周边的厚度。

3. 测量注意事项

(1)角膜表面应保持一定的湿润状态。角膜表面过湿,则超声探头与角膜间的接触不密切,其间形成一液膜而使测量结果偏大;而角膜表面过干,则很难测出数值。

(2)超声探头与角膜间的接触应适度。超声探头既不能压迫角膜,也不能离开角膜,即刚刚接触为佳。若过度压迫角膜,将使角膜变形、变薄而致测量值偏小;若离开角膜,超声探头与角膜间将形成一液膜而致测量值偏大。

(3)超声探头的角度要适当,不应倾斜,否则不易测出数值,或数值有误差。

(4)超声探头与检查者视线间的角度要适当,否则由于受目测的瞳孔像与角膜间距离的影响和视差的干扰,使得测量不准确。

(5)注意无菌操作,每一病人测量完毕后,应用乙醇消毒超声探头。

(6)超声探头消毒后应待乙醇挥发,使用时表面不能残留乙醇,以免伤及角膜。

(7)超声探头应定期检测并进行校正。

(8)嘱病人测试后不要揉眼,以免发生角膜上皮损伤。

4. 其他角膜测厚方法 对于角膜厚度测量,除目前最常用的超声角膜厚度仪法之外,还有光学测量法(optical pachymetry)、超声生物显微镜(ultra-sound biomicroscopy,UBM)、相干光断层成像仪(optical coherence tomography,OCT)、接触式或非接触式角膜内皮镜(contact or non-contact specular microscopy)、断层扫描角膜地形图仪等方法。

(1)光学测量法:采用 Haag-Streit 裂隙灯显微镜所附的角膜厚度测量仪进行测量。可由测量仪上方的刻度尺直接读出角膜厚度的毫米数。该方法测量简便,仪器与角膜不接触,不需要表面麻醉,但难以准确定位,误差较大,精确度不够。

(2)UBM 测量法:UBM 是一种使用超高频率(50~100MHz)超声波对眼部组织结构进行成像的方法,其特点是成像清晰,分辨率高。UBM 的分辨率为 20~60μm。临床显示UBM 测得值较光学测量法小,可能是 UBM 值不包含泪膜厚度、后弹力层和内皮细胞层厚度的原因。

(3)OCT 测量法:OCT 是一种经计算机处理对眼球结构进行成像的光学诊断技术,特点在于非侵入性、非接触性、可监控和重复性好。它是超声的光学模拟,图像对比主要依靠眼内组织的光学反射等,而不是声波反射的差异,因此不受超声因素影响。OCT 通过各部分组织对光波不同的反射、吸收和散射能力,达到清晰分辨组织结构的目的。因此,在组织的定量测量方面,OCT 的准确性明显优于超声测量法,其分辨率一般可达 3μm;并且可以用来对角膜内组织厚度进行分层测量厚度。

(4)接触式和非接触式角膜内皮镜测量法:角膜内皮镜是一种简单实用的角膜内皮细胞形态和密度的测量仪器,但它也能利用光波在角膜内皮及上皮这两个界面的反射进行两界面间距离的测量,获得角膜厚度的数据。但临床上,在角膜有瘢痕及严重水肿时,测量值不可靠。

(5)断层扫描角膜地形图仪测量法:基于 Scheimpflug 成像原理,对角膜进行三维重建,评估角膜前表面和后表面的形态,从而形成角膜厚度图。如 Pentacam、Sirius、Galilei 等,其与超声测量中央角膜厚度结果较一致,同时整个角膜厚度分布图可以有助于全面评估角膜形态,尤其是厚度分布的偏中心形态常先与其他指标提示角膜膨隆,对临床诊断具有重要作用。

角膜厚度的测量推荐采用基于 Scheimpflug 原理的角膜地形图仪以及傅里叶域 OCT 作为常规测量设备,这些技术能够提供高重复性和再现性的测量结果,但 OCT 的结果略小于前者。在临床使用中,基于 Scheimpflug 原理的不同角膜地形图仪在中央角膜厚度的测量结果可互换使用,而周边厚度差异较大,建议采用相同的设备进行测量和随访。

笔记

四、角膜地形图与角膜形态

角膜地形图检查也是屈光手术中的一项重要检查，通过角膜地形图可以全面了解角膜形态，包括角膜前后表面的地形（高度）、角膜屈光力等。角膜地形图检查不仅可以筛查如圆锥角膜等手术的禁忌证，对屈光手术亦尤为重要，尤其对角膜屈光手术是十分必要且重要的。

1. 角膜形态评估的临床意义　主要在于评估角膜形态是否规则，重点筛查圆锥角膜；确定角膜散光是否与眼散光轴向一致；进一步可与像差或地形图数据结合决定手术方案及手术量。

2. 角膜形态评估方法　大体分为角膜镜系统及角膜曲率计系统两大类。从角膜曲率计（keratometer）、角膜镜（keratoscope，如 Klein）、Placido 盘裂隙灯显微镜到各种计算机辅助的角膜地形图（corneal topography）等都是角膜形态评估的有效工具，其中角膜地形图更为全面且精确。

大部分早期的角膜地形图是基于 Placido 盘的角膜映像法进行设计的，其原理是通过对投射于角膜表面的同心圆环影像进行摄影，获取的影像再经过计算机分析而获得所需要的数据。但由于基于 Placido 盘的仪器局限于测量角膜前表面，并不能测量角膜的真实屈光力。而在计算角膜总屈光力时，这些仪器通常假设角膜后表面半径为前表面半径的 82%。这个自然比率在角膜屈光手术（如 LASIK）后就不再适用了，将导致误差。

非基于 Placido 盘反射影像的角膜地形图仪均采用裂隙扫描方法，直接测量角膜"地形"高度的数据，因此同时也能得到真实的角膜屈光力地形图，尤其能对角膜后表面及角膜厚度进行全面的分析，使屈光手术医师能够更加全面地了解角膜形态。但是该方法精确测量高度的能力不足，其高度数据的获得仍然需要标准的 Placido 盘角膜地形图提供辅助信息。Scheimpflug 技术则不仅提取角膜中央和周边任意一点的角膜厚度以及全景角膜前后表面高度，而且每一点的前后表面曲率、前房深度及前后房空间、房角宽窄、晶状体位置与密度都提供有效数据。旋转成像的主要优势在于中心角膜测量值精确，校正病人眼球移动误差而且摄像时间短，对整个检查区域进行实时测量，便于在眼球静止状态下获得图像，且扫描的重复性较好，避免人工检测的误差。

还有角膜地形图仪将 Placido 环投影技术与 Scheimpflug 相机相结合，Placido 和 Scheimpflug 同轴同步拍摄，保证了数据的同源性和统一性；Placido 环让曲率数据的准确性得到保证；Scheimpflug 相机旋转拍摄角膜断层，保证角膜高度、厚度数据，前房深度数据的准确性，精准地重建三维眼前节图像。此外，Placido 环同时可以完好地监控泪膜，保证曲率和像差数据的准确性。

除此之外，近年来相干光断层成像（OCT）技术的飞速发展使得其应用范围不断拓宽，其中前节模组可用于清晰地成像角膜。其利用光学干涉原理可以快速地扫描角膜全层，精准地获取角膜厚度、高度、曲率等信息，从而重建角膜图像。分辨率高的 OCT 设备甚至可以清晰分辨角膜上皮层、前弹力层的分层结构。已被大量研究证实其测量角膜数据的稳定性和可靠性。

我们可以看到，传统的 Placido 盘技术是通过 Placido 环不同宽窄、大小的信息来模拟一个伪弧，间接地描述角膜曲率。而 Scheimpflug 技术和 OCT 技术均是直接测量角膜各点的高度信息，通过高度计算获得曲率信息，这样通过直接测量获取的信息远远优于通过反射像模拟得到的信息。

临床上，角膜曲率的测量推荐基于 Placido 原理的角膜地形图仪、基于 Scheimpflug 原理的角膜地形图仪作为常规测量设备，这些技术可以提供精确且一致性良好的角膜曲率结果。Scheimpflug 相机还可以补充提供角膜后表面形态数据，在屈光手术、白内障手术术前检查及圆锥角膜的早期诊断中推荐使用联合 Scheimpflug 技术的仪器。

笔记

3. 正常角膜地形图的表现   正常角膜地形图的常见类型及其表现从角膜地形图上可以直观地看出：角膜中央一般均较陡峭，向周边逐渐变平坦，多数角膜大致变平约 4.00D。一般可根据前表面曲率将正常角膜的角膜地形图分为以下五种：

（1）圆形（round）：占 22.6%，角膜屈光力分布均匀，从中央到周边逐渐递减，近似球形，见图 3-1A。

（2）椭圆形（oval）：占 20.8%，角膜中央屈光力分布较均匀，但周边部存在对称性不均匀屈光力分布，近似椭圆形，表明有周边部散光，见图 3-1B。

（3）对称领结形（symmetric bow-tie）：占 17.5%，角膜屈光力分布呈对称领结形，提示存在对称性角膜散光，领结所在子午线上的角膜屈光力最强，见图 3-1C。

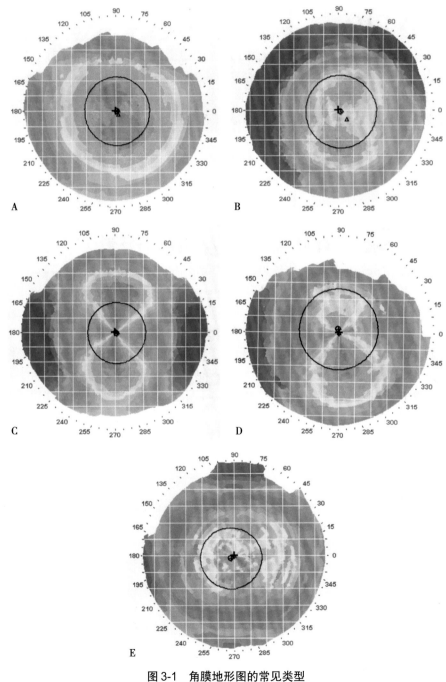

图 3-1   角膜地形图的常见类型
A. 圆形；B. 椭圆形；C. 对称领结形；D. 不对称领结形；E. 不规则形

笔记

（4）非对称领结形（asymmetric bow-tie）：占32.1%，角膜屈光力分布呈非对称领结形，提示存在非对称性角膜散光，见图3-1D。

（5）不规则形（irregular）：占7.1%，角膜屈光力分布不规则，提示角膜表面形状欠佳，为不规则几何图形。此类图形有一部分是由于泪膜异常或摄像时聚焦不准确、摄像时病人偏中心注视等现象造成，应加以纠正，见图3-1E。

4. 角膜地形图在角膜屈光手术中的作用　角膜地形图在屈光角膜手术前的主要作用有以下两个方面：筛选早期圆锥角膜等异常角膜地形图，同时用于个性化手术方案的设计；而在角膜屈光性手术后，角膜形态发生了改变，角膜地形图对于手术效果的评价和角膜愈合的动态观察均具有重要的临床意义。

（1）术前筛查异常的角膜地形图

1）圆锥角膜（keratoconus）：是一种先天性角膜发育异常，表现为角膜中央或旁中央部非炎症性进行性变薄并向前呈圆锥状突出，为常染色体隐性遗传性疾病。多在青春期发病，缓慢发展。多为双侧性，可先后发生，或双眼程度不一。早期仅表现为近视及散光，随着病情发展，角膜锥状膨隆逐渐加重而导致近视及散光程度逐渐加深，且角膜不规则散光成分逐渐增加，矫正视力随之下降。以往对圆锥角膜的诊断，主要依靠裂隙灯等常规检查，临床上典型的裂隙灯表现为Vogt线、Fleischer环和角膜瘢痕等。如果出现以上这些典型的临床症状及体征，诊断较为容易，但是对于较早期的圆锥角膜（亚临床期：无症状、矫正视力较好、临床检查阴性），诊断非常困难。

角膜地形图的出现为早期圆锥角膜的诊断提供了较客观的数据，因此对角膜屈光手术这一特定人群利用角膜地形图进行圆锥角膜的严格筛查是十分必要的。

目前一般认为，对圆锥角膜病人禁忌施行放射状角膜切开术（RK）、散光角膜切开术（AK）及准分子激光角膜切削术（PRK、LASIK、SMILE）等；如行手术，可能导致病情加速发展，且手术效果明显欠佳。

2）圆锥角膜的角膜地形图表现

①局部区域变陡峭，形成一局限性的圆锥。

②圆锥的顶点多偏离视轴中心，且其陡峭的区域以下方或颞下较为多见（图3-2）。

③主要分为圆锥向角膜缘方向变陡峭的周边型和角膜中央变陡峭的中央型。

④从圆锥的形状表现，划分为圆形、椭圆形和领结形等。

3）早期圆锥角膜的角膜地形图主要特征

①角膜中央屈光力大。

②下方角膜较上方角膜明显变陡，也有少部分上方角膜较下方角膜明显变陡的。

③同一个体双眼角膜中央屈光度差值大。

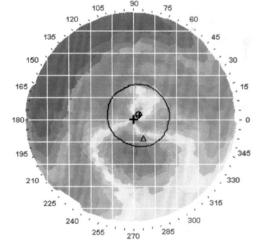

图3-2　圆锥角膜的地形图表现

4）亚临床期圆锥角膜的角膜地形图筛选标准：从绝对标尺的地形图来看，早期圆锥角膜的角膜地形图虽多表现为圆形、椭圆形和领结形等，但与正常角膜不同，其变陡峭的圆锥区域均较局限且多为非对称性，而正常角膜则多表现为对称性。

诊断早期圆锥角膜更精确的方法是进行定量分析。常规的角膜地形图定量分析指标，如SRI和SAI等参数对早期圆锥角膜的诊断具有一定参考价值，但都有局限性，因为它们所提供的信息仅是角膜镜10环内的情况，不能很好地了解周边型圆锥角膜的情况。

Rabinowitz等以正常角膜为对照，以其平均值的2个标准差为参考，建议采用如下亚临床期圆锥角膜的诊断筛选标准,目前较通用。

①角膜中央的屈光力>46.5D。

②I-S值>1.26D。

③同一病人双眼角膜屈光力差值>0.92D。

但其中角膜中央屈光力并非是一个十分敏感的指标,正常眼的角膜中央屈光力有时也可达到或超过50D的。因此,亚临床期圆锥角膜的诊断并不能仅以某个单一指标为依据,而应综合参考多个指标。

Maeda等将角膜地形图分为八个扇形区域,除了分析Sim K的最大值、最小值和SAI外,又提出以下五个指标作为亚临床期圆锥角膜诊断的参考。

①不同扇形区域指数(different sector index,DSI):主要指最大屈光力与最小屈光力的扇形区域平均值的差值。

②相对扇形区域指数(opposite sector index,OSI):主要指两个相反45°扇形区域屈光力差值的最大值。

③中央周围指数(central-surrounding index,CSI):主要指中央3mm区域的平均屈光力与其周围区域平均屈光力的比较。

以上三个指标均有助于圆锥角膜与正常角膜和规则散光的鉴别,其中DSI和OSI对角膜周边异常陡峭的鉴别较为敏感,而CSI对角膜中央异常陡峭的鉴别较为敏感。

④不规则散光指数(irregular astigmatism index,IAI):表示沿每一子午线屈光力的平均变异。

⑤分析面积(AA):与IAI主要反映角膜屈光力分布的不规则性,适用于中等及严重程度的圆锥角膜的分析诊断。

同时对这些指数进行综合分析,计算出圆锥角膜预测性指数(keratoconus predictive index,KPI)。KPI对于圆锥角膜与正常角膜、角膜成形术后和角膜屈光手术后的鉴别均有高度的敏感性、特异性和准确性,可使圆锥角膜的诊断率高达96%。

5)Scheimpflug技术在筛查早期圆锥角膜上的应用:通常屈光手术术前检查(排除圆锥角膜)推荐使用屈光四联图:前表面高度、后表面高度、角膜厚度以及前表面屈光力图。前表面高度图显示的是角膜前表面等高线与最佳拟合球面(best-fit sphere,BFS)之间的差异。通常角膜中央部前表面的高度值变异只要超过+15μm就会被提示有圆锥角膜,变异小于+12μm时则认为是正常的。如果测量值在+12~+15μm之间,则考虑为可疑圆锥角膜病例,就需要做进一步检查。后表面高度图与前表面高度图意义相似,主要在于鉴别后圆锥角膜。在数值有差异17μm以下为正常,+17~+22μm为可疑,>22μm提示后圆锥角膜。

6)假性圆锥角膜:是指那些由于机械性外力的压迫或人为因素使角膜地形图的表现类似于圆锥角膜的一种临床假象。形成假性圆锥角膜的可能因素有:

①角膜接触镜(尤其硬性接触镜)直接压迫作用或代谢方面的因素。

②不良的注视等。

其中由角膜接触镜引起角膜曲率改变有以下特征:

①角膜中央不规则散光。

②散光轴改变。

③放射状非对称性。

④角膜中央相对变平。

⑤接触镜所处的位置相对变平,尤其在接触镜偏移的情况下。

⑥接触镜边缘外相对变陡。

(2)术前手术方案的设计:术前行角膜地形图检查,对于手术方案的设计与确定,手术

笔记

结果的预测及手术的成功均具有重要的参考价值，也是手术前最为关键的手术参考资料之一。这一检查可以帮助手术医师了解以下内容：

1）角膜散光及其轴位的确定：角膜地形图对整个角膜表面的屈光状态及角膜的散光量和其轴位等提供准确具体的信息，并反映角膜散光的规则与否，可作为散光矫治参考及结果预测。

2）了解角膜屈光力，有助于手术区域及手术量的确定；角膜屈光力的大小还决定了术中角膜板层刀负压吸引环的大小选择。

3）对特殊情况的角膜表面形态，需进行个性化切削，可在术前设计好切削的中心位置（避免偏心切削）、切削量等，有条件时进行角膜地形图引导的个体化激光切削。

（3）角膜地形图在角膜屈光性手术后的意义：角膜屈光性手术后角膜地形图对于手术效果的评价和角膜愈合的动态观察均具有重要的临床意义。其主要作用在于评价手术效果、术后动态观察创面愈合、屈光回退的随访观察等，有时还是二次手术的重要参考数据。

1）评价手术效果

①激光切削的均匀性，大致可分为以下类型：

a.均匀的中央切削型：切削区呈同心圆状，中心较平坦，边缘呈阶梯状递变；裸眼视力最好，病人满意程度也最好。

b.领结型：角膜切削区仍有领结型改变，表明术后仍存在角膜散光。

c.半环状切削型：切削区呈半环形，即在切削区的周边有大于1mm区域并且<180°范围，屈光力较其他区域小1.00D以上。

d.钥匙孔型：切削区呈钥匙洞型，即在切削区的周边大于1mm区域，范围>180°，屈光力较其他区小1.00D以上。

e.不规则型：切削区图形不规则，各象限屈光力有差异，且无规律可循。

f.中央岛型：是准分子激光术后所特有的，即角膜地形图中央区出现>1mm范围角膜屈光力大于邻近组织1.00D以上岛屿状区域，称为中央岛。

形成中央岛的可能原因为：

a.在激光切削过程中角膜组织被气化、蒸发，形成中央气流，使激光束中心能量衰减，即所谓激光束中心的"冷点"。

b.激光波震荡，冲击角膜液体向中心流动。

c.角膜中央较周边薄，其水化作用高于周边部，所以中央切削率低于周边组织。

d.激光光斑的质量问题，光斑本身不均匀。

e.术者的经验不足，术中角膜水分控制不佳。

②切削中心的位置：理论上最佳的切削位置应为切削中心与视觉中心相吻合。但临床上吻合是相对的，常会出现切削中心与视觉中心偏离的现象，称为偏心切削。

③切削区域的大小：中央切削区直径的大小（S），指在角膜地形图上从中央最平坦的屈光力值至变陡的1.50D范围内区域的直径大小（单位，mm）。在瞳孔正常时，如S>5mm，一般无眩光主诉；S<3mm则可能出现明显的眩光现象。

④切削量：可将术前与术后角膜地形图相减的图形获得，一般从差异地形图（differential map）可以直接观察。

2）术后动态观察：主要用于对PRK和LASIK等术后屈光回退现象的动态观察。在PRK术后可定期对角膜地形图进行跟踪随访（即用最近一次检查结果与上一次结果作比较），如有回退现象，主要与PRK术后的创面愈合反应有关。

（4）角膜地形图操作注意事项：

1）被检查者头位、眼位要正确。

笔记

2）双眼睁大，充分暴露角膜，但避免压迫角膜。

3）角膜接触镜配戴者软镜应摘镜至少2周，硬镜至少4周后检查。

4）保持角膜表面湿润，避免角膜干燥而影响检测结果。

5）检测时间不应太久，以免影响结果。

五、角膜水平直径

角膜水平直径即白到白距离（white-to-white distance）。测量从3点钟位角巩膜缘到9点钟角巩膜缘的角膜水平直径，即角膜缘巩膜部之间的距离。此值可以间接反映房角到房角或睫状沟到睫状沟距离，有助于选择房角支撑型有晶状体眼人工晶状体和后房型有晶状体眼人工晶状体的直径大小。也是LASIK术中选择吸引环所需的参数。通常角膜水平直径越大，选择的有晶状体眼人工晶状体或吸引环直径也越大。

常用测量方法：

1. 裂隙灯　利用以毫米为最小刻度的标尺，例如直尺、规尺等，但不精确。

2. 自动角膜测量仪器　较精确，例如OCT、IOL-Master、Orbscan-Ⅱ、Pentacam等。OCT测量平均值为12.1mm，比IOL Master测量平均值（11.9mm）长0.2mm。IOL Master测量值又比Orbscan-Ⅱ测量值长0.3mm。

3. UBM　是目前所有睫状沟到睫状沟距离测量方法中最精确的一种。与IOL-Master等其他方法比较，UBM可以进行更准确的眼内测量，而不是眼外测量后再进行估算。但UBM为接触式测量，存在损伤角膜上皮、感染等风险，需要专门用于睫状沟到睫状沟距离测量的UBM。

研究表明不同仪器对角膜水平直径的测量结果的差异较大，一致性较差，建议对此项参数的测量采用同一台设备。

角膜直径也与手术设计有关，如角膜直径较大，可设计较大的角膜瓣，有利于设计大的激光切削区，对大瞳孔者术后避免眩光更有利；进行远视或大散光激光切削时，也需要较大的角膜瓣。但也要避免大角膜瓣伤及角膜缘血管致术中出血，尤其在长期配戴角膜接触镜致角膜缘新生血管较多的病人。如角膜直径较小，应适当缩小角膜瓣，以免过多伤及角膜缘血管。过大或过小的角膜应排除是否为先天异常。

另一方面，角膜偏大者常伴角膜平坦，角膜偏小者常伴角膜较陡，也直接影响到术中不同吸引环的选择，如选择不当，可造成游离瓣或伤及角膜缘的宽蒂大角膜瓣。

六、瞳孔直径与形态

瞳孔直径和形态受到越来越多的关注，是因为它与角膜激光切削的光学区有关，而光学区大小又与眩光、角膜安全厚度等有关；眼内晶状体的光学区也与瞳孔直径有关；瞳孔的偏移和形态异常与一类以瞳孔缘为红外线定位的激光治疗机的全自动跟踪有关等。

正常瞳孔位于虹膜中央偏鼻下方，直径2~4mm，双侧等大，边缘整齐。光线刺激和视近物时都有瞳孔缩小反应。检查瞳孔时应注意瞳孔的大小、形状和位置，有无瞳孔残膜，瞳孔的直接光反射及间接光反射。

瞳孔大小应该在明亮和暗室两个状态下进行测量。暗视觉瞳孔大小（scotopic pupil size）直接与夜间眩光有关，其眩光也可能与大瞳孔下高阶像差，如球差的影响有关。异常大瞳孔术后夜间眩光的发生率成倍增高，尤其瞳孔大伴有角膜薄、近视度数高者，手术应该慎重。夜间眩光是一些高度近视病人术后一种较常见且难以避免的症状，常由暗环境下瞳孔直径超过有效光学区直径所致的球差引起的。高度近视术后残余屈光不正，特别是残余近视，可加重夜间眩光症状。一般光学区少于5mm时易出现眩光，明视觉瞳孔直径（photopic pupil size)大于 5mm 者术后易出现眩光。一般而言,光学区直径应该≥暗视瞳孔直径。

瞳孔直径的测量常用的方法有:带有瞳孔大小比例的视近卡片(测量时病人注视远方)、光线放大瞳孔计(如 Colvard 瞳孔计)、波前像差仪所附带的瞳孔直径值、有测距功能的电脑验光仪或红外瞳孔计。在暗室内测量时,进入眼内光线的实际强度应接近正常夜间活动,如夜间开车环境,而不必全黑。研究表明不同仪器对瞳孔直径的测量结果的差异较大,一致性较差,建议采用同一台设备测量该参数。

瞳孔形态异常,如较大偏移或瞳孔缘黑痣可引起激光跟踪偏位,在全自动的主动跟踪状态下导致偏心切削。

七、泪膜

屈光手术对泪膜的影响,泪膜对角膜修复的影响都已得到证实,因此泪膜的检查对屈光手术也很重要。

泪膜检查方法常用有以下几种:

1. 泪液分泌试验　即 Schirmer 试验,将 Whatman 41 号滤纸裁成 5mm 宽、35mm 长的细条,在 5mm 处折成一个勾状,将其置于下睑的内侧,其余 30mm 垂于下睑外,任其瞬目,5分钟后观察滤纸湿润的长度,即 Schirmer Ⅰ试验。以湿润不少于 10mm 为正常。判断时应注意造成误差的因素,如滤纸刺激结膜,强光刺激可使反射性分泌亢进等。

Schirmer 试验证实泪液分泌降低时,宜用 Jones 的基础分泌试验(即 Schirmer Ⅱ试验)。在暗室中先在结膜囊中滴表面麻醉剂,30 秒钟后安放滤纸。5 分钟后测定滤纸湿润的长度,正常者滤纸湿润长度大于 5mm。如基础分泌组织受累,则基础分泌明显减少。

2. 泪膜破裂时间(tear breakup time)　分侵犯性和非侵犯性两种。

(1)非侵犯性泪膜破裂时间(non-invasive tear breakup time,NIBUT):病人取坐位,用泪膜镜及裂隙灯检查,并记录泪膜破裂时间,由最后一次眨眼完成后开始至角膜上出现干燥斑为止,测得的时间为 NIBUT,测量三次,取平均值。

(2)侵犯性泪膜破裂时间(invasive tear breakup time,BUT):病人取坐位,向上看,轻拉被检眼下眼睑,将湿荧光素条轻触结膜,然后令病人眨眼数次,用裂隙灯钴蓝光检查,并用秒表测定泪膜破裂时间,由最后一次眨眼完成后开始至裂隙灯下见到角膜上出现"黑点"或"黑线"为止,测得的时间为 BUT,测量三次,取平均值。正常人侵犯性泪膜破裂,时间为 15～45 秒,小于 10 秒为泪膜不稳定。

3. 泪河　裂隙灯下观察下睑与眼球下方结膜之间的泪液宽度,表示泪液的量是否足够,也可由前节 OCT 测得。正常为 0.5～1mm,小于 0.3mm 提示干眼。

4. 仪器测量法　基于 Placido 环原理的 Keratograph 可以针对干眼提供多项检查,如NIBUT、泪河高度、睑板腺拍照＋脂质层观察、眼红分析、角膜荧光素染色及观察等,实现客观非侵入式检查,为干眼提供标准化的综合性诊断工具。

八、优势眼

优势眼(dominant eye)又称主导眼(magistral eye),是在长期的生活和工作中形成的一种用眼习惯,在双眼中有一眼用眼更多,其形成的机制较为复杂,与双眼视网膜像在大脑图像处理系统中如何传输、分析、筛选和重组的复杂过程有关。

有许多方法可以迅速确定优势眼,如以双眼通过眼前一手臂长之处的一个小孔注视远处的一个目标,然后左右眼分别注视同一目标,即可以判定是哪一眼在注视着这个目标,该眼即为优势眼。

认识和确定优势眼在屈光手术中有其特殊的意义。临床上已发现,双眼视力不错而仍

笔记

有主诉的病人可能是优势眼的问题：优势眼的视力得不到很好的矫正；优势眼欠矫而另一眼过矫；凡此种种，可能打破了病人原有的用眼习惯和平衡，从而引起一系列的临床表现。因此，要特别注意优势眼的充分矫正，或精确矫正（不欠矫也不过矫），因为对那些因优势眼而有主诉的病人，有时 0.25D 的矫正就可以解决问题。特别提醒，优势眼并不一定是视力最好的眼；人为改变优势眼的努力可能会遇到很大的困难。

九、前房深度

前房深度是指从角膜顶点的内皮面到晶状体前顶点之间的距离。有时前房深度的测量是在通过角膜顶端的轴线上从角膜上皮到晶状体前表面的距离，因此需要减去中央角膜厚度，才是真正的前房深度值。

前房深度与有晶状体眼人工晶状体光学部到角膜内皮细胞之间的最短距离有关，通常前房深度越深，上述距离越大，越安全。此外，在不少人工晶状体计算公式中，前房深度也与白内障病人选择的人工晶状体屈光力有关，通常前房深度越深，所需人工晶状体屈光力越大。

常用测量方法：

1. 基于超声波的测量方法 例如 A 型超声波测量，又分为接触式和浸润式。也可采用超声生物显微镜。

2. 基于光学的测量方法 例如前节 OCT、基于 Scheimpflug 的角膜地形图仪，以及基于 PCI 和 OLCR 原理的仪器，能提供准确并可互换的检查结果。

十、拱高

后房型有晶状体眼人工晶状体经过特殊设计，其光学部向前拱起，在有晶状体眼人工晶状体中央区后表面与自身晶状体前表面之间有一定距离，该距离称为拱高（vault）。通常有晶状体眼人工晶状体的直径越大，拱高越大。拱高太大易发生青光眼，太小易发生人工晶状体旋转、白内障等并发症。

常用测量方法：

1. 在裂隙灯下观察，可参考同一裂隙光带下的角膜厚度。

2. 基于超声波的测量方法，例如超声生物显微镜。

3. 基于光学的测量方法，例如采用 Scheimpflug 原理的眼前节分析仪，采用相干光断层成像技术的检查仪器等。

第三节 特殊检查

这是一类相对重要的检查项目，对大部分病人并不要求人人必查，但对某些特殊的病人，则是非查不可的。可以在了解病史和本章第一节、第二节所列检查的基础上决定某一病人是否需要这一类的检查。

当技术改进或出现新技术而需要某些数据时，人们自然要将一些项目改为常规检查的主要项目，或增加新项目；当某些手术中心具备良好的设备、配备了熟练的人员时，把一些项目设为常规的主要项目，当然也未尝不可，毕竟随着屈光手术规模、范围的扩大，小概率事件的出现只是时间的问题，多一些检查筛选对医患双方都是有利的。

一、对比敏感度与对比度视力

目前临床上对视力进行评价的手段主要是视力表，但我们常用的视力表测量的是视敏度，它所反映的是在最大或 100% 对比（白底黑字）情况下测定识别最小细节（高空间频率）

笔记

的能力,只能反映黄斑对高对比度(即图形的反差很明显)小目标的分辨能力。而在日常生活中,人们还经常需要分辨粗大的及低对比度的目标。测定对于各种不同空间频率图形人眼所能分辨的对比度,可得出对比敏感度函数(contrast sensitivity function,CSF),CSF 衡量的是视觉系统辨认不同大小(空间频率)的物体时所需的物体表面最低黑白反差的物理量,以其物理光学的特性能够较全面地评价视功能,它已成为评价屈光手术的重要指标之一。对比敏感度检查可采用对比敏感度表或对比敏感度表灯。

1. CSF 定义和概念 从心理生理角度来说,观察一幅照片所综合的信息,远比分辨视力表中的"E"字要复杂得多。一幅照片的对比度(反差),表示该图像中不同部位有不同的色调或灰度。图像的各种色调或色度转换成各种信息输入视觉系统,再传到大脑皮质进行分析综合,再现图像,这时人们的视觉才感知到图像的特征。实际上人眼是依靠像的调制度的大小来看到并分辨物体的,所谓调制度(modulation),就是对比度,Campbell(1965)提出了对比敏感度的概念,指出对比度是两个可见区域平均照度的差别,也就是最高亮度和最低亮度的差除以两者之和,用公式表示为:

$$CS = (L_{max} - L_{min}) / (L_{max} + L_{min})$$

其中,CS(contrast sensitivity)为对比度,L_{max} 为最大光强度,L_{min} 为最小光强度。CS 为1 时,对比度最大;CS 为 0 时,对比度最小。

空间频率(spatial frequency,SF)是指光强呈正弦分布的物像中单位长度内光强度起伏的次数,常以 1°视角内所含条栅的数目表示,单位为周 / 度(c/d);人们所能识别的最小的对比度,称为对比敏感阈值。CSF 就是在明亮对比变化下,人的视觉系统对不同空间频率的正弦光栅视标的识别能力。

对比敏感度由黑色条栅与白色间隔的亮度来决定。如以空间频率为横轴,对比敏感度函数为纵轴,便可绘制出一条对比敏感度函数曲线,也称为调制传递函数(modulation transfer function,MTF)曲线。在正常人,此曲线呈带通形(band-pass pattern),形似一倒"U",也有称之为山形或钟形,即呈现中频区高,两头(低频、高频)低的形态特征。低频区主要是反映视觉对比度情况,高频区主要反映视敏度情况,而中频区较为集中地反映了视觉对比度和中心视力综合情况。随着年龄的增加,CSF 值下降;特别是在高频区,年长者比年轻者敏感性差,曲线的峰值由高频向低频方向"移动"。

2. CSF 检查方法 一般远用对比敏感度表检查距离为 2～3m,不能在明亮的室内环境或阳光下使用,可通过调节环境光线和眩光光源,测试亮环境、暗环境、眩光等不同环境下的对比度视力。表中横排表示空间频率,从上到下频率逐渐增加,每排均有 9 个不同 CSF 值条栅图,1～9 图的 CSF 值逐渐增加。条栅图可有垂直、水平、左斜及右斜等不同方向,用以检测病人是否能正确辨认条栅的有无及方向。

检查步骤:

(1)视远或视近屈光不正的矫正。

(2)以示教条栅图向病人说明检查方法。

(3)让病人按从左至右的次序辨认条栅图,直至病人所能看清的最后一个图,将该图号标记在记录纸上,将每排上记录的图号连成线,即为该病人的 CSF 曲线。

3. 结果分析 对比敏感度是一个敏感的检测指标,可用于随访追踪,以了解视觉病变的变化和评估治疗效果。如果病人的标准视力和视觉功能分辨率没有差异或只有一行的偏差,很可能是屈光不正所引起的;如果两种检测差异超过两行或更多,则病人很可能有眼内病理改变。若病人的一眼或两眼的曲线落在对应年龄组的正常值以外,或两个以上空间频率内一眼的对比度好于另一眼,或任一空间频率内两眼对比相差 2 行或以上,则表明此病人存在视觉问题。

笔记

4. 对比度视力　人眼的视觉功能不应仅包括视力表视力,还应包括视觉系统对所视物体与其背景的亮度差(对比度)的分辨能力。

测量方法有两种:①保持空间频率不变,测定主观判断刚能看到某个空间频率图形的对比度阈值,通常使用正弦波条纹图的方法,条纹的明暗变化呈正弦曲线,明暗之间逐渐移行。由于是通过条纹的明暗对比变化来测量,不太容易使被检查者熟悉和理解。②保持对比度不变,测定能辨识的空间频率的阈值,采用的是方形条纹,条纹的明暗之间截然分明,无移行区。正弦波多应用在光学上,而在现实生活中极少存在,方波线条比它多得多,而且方波线条的边缘能增强视知觉,使得视觉系统感到暗区更暗,亮区更亮。这一方法与通常视力检查相同,只是视力表的对比度不同,故更易为被检查者所熟悉和理解。检查对比度视力的仪器有 MFVA 多功能视力测量仪、Lea 对比度视力表等。

与常规的视力表检测有所不同,在进行对比度视力测量时,必须先行屈光不正的矫正,否则会由于视网膜像离焦效应,像的对比度与物体对比度反转,像的暗区转为亮区,亮区转为暗区,引起假性分辨力。

二、眩光与散射光

1. 眩光

(1)定义和分类:眩光是指由于光亮度的分布或范围不适当,或对比度太强,引起不舒适感或分辨细节或物体的能力减弱的视觉条件。

1)不适眩光(discomfort glare):是由于散射光线导致视觉不适,而不影响分辨力或视力时,称为不适眩光。可以引起头痛、眼疲劳、烧灼感、流泪、斜视等。不适眩光是由于视野中不同区域光的亮度相差太大所致。当眼在亮度不同的视野区进行"扫描"或搜寻目标时,瞳孔大小不断地迅速变化,即可引起不适眩光症状。例如很亮的强光可引起眩光,为了避免眩光,在有强光的同时可加一辅助光源,或在暗室中不只设一个强光源。如果仅有不适眩光,病人戴滤光镜片无效。一般而言,不适眩光与视力及眼病无关。

2)失能眩光(disability glare):又称幕罩样眩光。是由于散射光线在眼内使视网膜成像产生重叠,成像的对比度下降,从而降低了视觉效能及清晰度。有三种情况可以引起视网膜成像的对比度下降或使视网膜成像的清晰度下降,即散焦现象(即目标成像不在视网膜上)、失能眩光及失能眩光加散焦现象。失能眩光已成为视功能检查的一项重要内容,它主要评估眼内散射光对视功能的影响。

在日常生活中常可遇到失能眩光,如光滑的书页表面引起的反光;晚上汽车大灯引起的眩光,使我们看不清前面的目标等。

(2)失能眩光测试仪器及检查方法:眼科临床上主要评估失能眩光。

1)眩光测试仪(glare tester):是在有可变的或恒定的眩光光源的情况下,以不同对比度背景下的视标进行测试。

以多种视觉敏感度仪(美国)为例,该仪器由五种空间频率(1c/d、3c/d、6c/d、12c/d 和 18c/d)及不同对比度的图形和两侧眩光灯组成,可模拟白天、白天加眩光、夜晚、夜晚加眩光四种照明情况,并能测定看远及看近的对比敏感度及视力,检查时如有屈光不正,应戴矫正眼镜,屈光不正尤其是散光对检查结果有较大的影响。

2)眼内散射光的测量:通过测量眼内散射光数量来评估失能眩光的程度。

2. 散射光

(1)散射光(straylight)定义:人眼并非一个理想的光学系统,一部分入射光线通过眼球不均匀屈光间质时发生偏离,这部分光线为散射光。它在视网膜上形成幕罩样照明,会降低视网膜像的对比度。

笔记

（2）散射光来源：散射光数量因人而异，同一人的散射光数量双眼也可能不同，它取决于很多因素：年龄、色素化程度、病理状态（如白内障）、医疗干预（如角膜屈光手术后）。

正常眼的散射光来源于四大部分：角膜、虹膜和巩膜、晶状体、视网膜。角膜散射光随年龄增长而基本保持稳定，但是可能在角膜屈光手术后有所增加。虹膜和巩膜不完全透明，到达视网膜的散射光取决于其色素化程度。晶状体引起的散射光随年龄增长而增加。视网膜并不完全吸收所有到达的光线，部分光线反射到视网膜其他部位，形成散射光，这部分散射光数量同样与色素化程度有关。

当眼睛发生病理改变（如白内障、角膜病变、玻璃体混浊等）或者经医疗干预后（如 PRK 后出现上皮下雾状混浊、角膜接触镜的配戴等），散射光数量会明显增加。

（3）散射光检查：自 20 世纪开始，散射光的主观检查方法经历了等效照明检查法、眩光检查法（间接检测散射光），现在发展为 Van den Berg 的"补偿比较"法。受试者可以看到测试区由中央检测区和散射光源外环两部分组成。外环闪烁时，光线通过眼球发生散射，受试者会感觉中央区也在闪烁，而事实上它是黑色的，再进一步计算中心区需要多少光亮来补偿散射光。散射光参数表示为"s"，取决于散射光（影响视网膜像）与非散射光（形成视网膜像）的比值，但在实际应用中通常使用对数形式表示，即"log（s）"。log（s）值越大表示散射光越多。健康年轻的有色人种眼散射光为 0.6，发生白内障后可增为 2.0 或更高。瞳孔对散射光数量的影响较少，因为瞳孔散大时，散射光与形成视网膜像的光线等量增加。

客观检查方法采用的原理是双通道技术，可以评估散射光和视觉质量等。此方法测量所得的散射光量用客观散射指数（objective scatter index，OSI）表示。OSI 是双通道影像在外周（$12'\sim20'$）与中心（$1'$）的光强度之比，介于 $0\sim10$ 之间，值越大表示散射光越多。

三、波前像差

1. 像差定义和概念　光的传播是以波的形式震荡向前的，一个点光源发出的光波是以球面波的形式向周围扩散，假设该点发出的光波在某一时刻停滞不前，所有光点形成的一个波面，就像战场阵地上士兵组成的阵，因此称之为波阵面，直译为波前（wavefront）。当该球面波向周围扩散传播时没有遇到任何不均匀的阻力时，其波面即为理想波面，是以理想像点为中心的一个球面；而实际上该球面波向周围扩散传播时将遇到介质中不均匀的阻力，其波面应为实际波面，是以非理想像点为中心的一个波面，理想波面与实际波面之间的光程差（optical path difference，OPD）即称为波阵面像差，直译为波前像差（wavefront aberration）。

2. 波前像差的表达　波前像差一般以眼像差图和 Zernike 多项式来表示。

（1）眼像差图：是分析光线通过眼的屈光间质后其光学路径长度（optical path length，OPL）的差异。OPL 阐述一定数量的光波振动着从一点到另一点。把 OPL 定义为特定屈光间质的物理光路长度，OPL 变为光线传播时振动数量。由点光源产生的光线存在于各个方向，若所有的光线有同样的 OPL，每条光线对应同样数量的振动，则在每条光线末端有同样的位相，这种带有共同位相点的轨迹代表了光的波阵面（波前）。眼光学系统的像差成分被二维的图形综合表示成像差图。

要得到完善的视网膜像，需要通过瞳孔的每一光路的物点到其像点的光学距离相同。像差图表现的就是这种理想状态的偏差。视网膜点光源从眼中反射后的光波面形状决定于光线通过瞳孔每一点的 OPD。因此，通过瞳孔平面的 OPD 图和数学描述 W（X，Y）从眼出来的畸变波前形状是一致的。两者均可被用于形成眼的像差图。

（2）Zernike 多项式：是最常用的波前像差定量表达方法，是描述眼光学系统像差的理想的数学模型。Zernike 函数是正交于单位圆上的一组序列函数，通过 Zernike 多项式可以将像差量化并分解，可以表达总体像差和组成总像差的各个像差。实际和理想波前的差异用 Zernike 系数表示,波前像差的值等于所有 Zernike 系数的平方和。Zernike 多项式由三部分组成:①标准化系数;②半径依赖性成分,为多项式;③方位角依赖性成分,为正弦曲线。

组成总像差的各个像差为:0 阶表示各方向匀称的波阵面,即无像差;1 阶表示沿着 X 轴和 Y 轴的倾斜(tilt);2 阶表示等同于屈光不正的离焦(defocus),含球性成分(spherical defocus)和柱性成分(散光,astigmatism);3 阶以上为高阶像差。3 阶对应于彗差(coma)、X 或 Y 轴上的三角散光(triangular astigmatism);4 阶为球差(spherical aberration)和其他复杂图形表现的像差;5～10 阶为有着更复杂波阵面的像差,如 5 阶球差(fifth order spherical aberration)、线性彗差(linear coma)、斜向球差(oblique spherical aberration)、椭圆彗差(elliptical coma)等,只在瞳孔非常大时才显露出影响。

Zernike 多项式可以表示为以 n 为行数,m 为列数的金字塔,称为 Zernike 树,如图 3-3 所示。

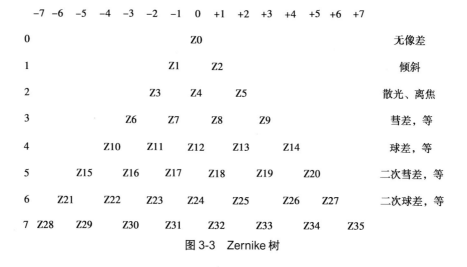

	−7	−6	−5	−4	−3	−2	−1	0	+1	+2	+3	+4	+5	+6	+7	
0								Z0								无像差
1							Z1		Z2							倾斜
2						Z3		Z4		Z5						散光、离焦
3					Z6		Z7		Z8		Z9					彗差,等
4				Z10		Z11		Z12		Z13		Z14				球差,等
5			Z15		Z16		Z17		Z18		Z19		Z20			二次彗差,等
6		Z21		Z22		Z23		Z24		Z25		Z26		Z27		二次球差,等
7	Z28		Z29		Z30		Z31		Z32		Z33		Z34		Z35	

图 3-3　Zernike 树

常用的 Zernike 多项式为 7 阶 36 项,其中,1～2 阶为低阶像差,与传统的几何像差相对应,可以用框架眼镜、角膜接触镜或传统的屈光手术矫正;3 阶以上为高阶像差,对应于一些非经典的像差,必须进行像差引导或地形图引导等的个性化切削才能矫正。对于人眼,6 阶以上的高阶像差对视觉影响很小,尤其在日间(因瞳孔比夜间小),可以忽略不计。临床上,进行像差引导的个性化切削考虑最多的是 3、4 和 5 阶像差,且常常就是彗差和球差。像差又有轴上与轴外像差之分,离焦、球差属于轴上像差,散光、彗差属于轴外像差。

3. 波前像差仪　目前的波前像差仪有很多种,可分为客观法和主观法两大类。客观法根据其设计原理,可分为:①出射型像差仪:以 Hartmann-Schack 像差原理(图 3-4)为基础,如 Zyoptics 系统、WASCA 系统等;②视网膜像型像差仪(入射型):如 Allegretto 像差分析仪基于 Tscherning 像差原理(图 3-5)、i-Trace 视功能分析仪基于光路追踪(ray-tracing)原理;

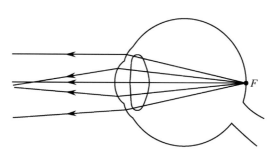

图 3-4　Hartmann-Schack 像差原理

③入射可调式屈光计：以 Sminov-Scheiner 像差原理（图 3-6）为基础，如 OPD 扫描系统等。主观法即心理物理学检查方法，如 WFA-1000 人眼像差仪等。

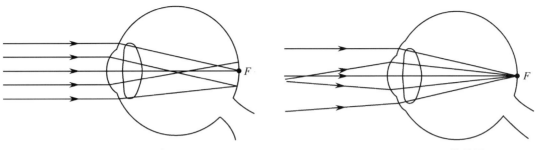

图 3-5　Tscherning 像差原理　　　　图 3-6　Sminov-Scheiner 像差原理

客观法的优点是快速、可重复性及可靠性好，但需使用较亮的照明光线和散瞳；主观法在人眼调节的状态下检查眼的像差，不需要散瞳，但需对病人进行训练、检查较慢、重复性较客观型差。

无论是主观法或客观法像差仪，其基本原理相同，即选择性地监测通过瞳孔的一定的光线，将其与无像差的理想光线进行比较，通过数学函数将像差以量化形式表达出来。下面介绍几种常见的波前像差仪。

（1）Allegretto 像差分析仪：

1）原理：基于 Tscherning 像差理论建立起来的客观式像差分析仪。由倍频 Nd∶YAG 激光（532nm）发出的有 168 个或更多单点矩阵的平行激光光束经瞳孔进入眼底。中央无光束，避免光线在人眼的不同光学界面形成反射，而导致视网膜成像质量降低。与计算机相连的高敏感度的 CCD 照相机采集视网膜图像。通过视网膜图像分析被检眼的像差，即将视网膜图像上的每个点的位置与它们在理想状态下的相应位置进行比较，根据偏移的结果，以 Zernike 多项式形式表现出来。

2）特点：有自动验光功能，能根据病人的屈光状态自动调整。操作简便，只需输入病人的一般资料及准确对焦。获得的数据较多，可得到 1～27 项系数和 1～6 阶波前像差，图像表达清晰形象，可对不同大小瞳孔区的像差进行分析。

（2）WASCA 像差分析仪：

1）原理：基于 Hartmann-Schack 像差理论建立起来的客观式像差分析仪。Hartmann-Schack 波阵面感受器通过测量眼底的反光源反射出眼球的视网膜像来测量波前像差。即一细窄中央光束进入眼球，聚焦在衍射限制的视网膜上，光线从视网膜上反射出眼球后穿过一微透镜组，聚焦在一个 CCD 照相机上。在无像差的眼中，反射的平面波聚成一个完善的点阵格子图，每一个点的图像落在相应微透镜组的光轴上。而在有像差的眼，则会产生扭曲的波阵面，从而产生散乱的点图像。通过测量每一个点与其相应透镜组光轴的偏离，可以计算出相应的波像差。

2）特点：操作省时简便，可对 Zernike 函数的 1～14 项系数和 4 阶的总波前像差及 3～4 阶的彗差和球差进行分析，其数据可直接由 EXCEL 输出。

（3）OPD-Scan 波前像差仪：

1）原理：以 Sminov-Scheiner 理论为基础的客观式像差分析仪，采用检影的方式测量眼球的像差分布，通过对散大瞳孔平面的 1440 或更多点进行测量，计算其与参照眼之间的光程差，来反映眼球的波前像差。

2）特点：四机一体化，同步进行像差分析、角膜地形图分析、屈光测量和曲率半径测定，减少检查时间，便于综合分析。

笔记

（4）i-Trace 视功能分析仪：

1）原理：基于 ray-tracing 原理建立起来的客观式像差分析系统，由激光发射器沿瞳孔边缘以同心圆的方式向眼内依次发射共 256 个激光点到达视网膜，由接收器接收从眼底反射回来的光线所经过的路径，由此分别得到各激光点到达眼底的位置。由于局部眼内像差可引起光点在视网膜上的定点位移，由此分析出眼睛的整体像差。并可以由多种形式表现出来（Zernike 多项式、波前像差图等）。

2）特点：由于 256 个激光点依次进入眼内，各激光点相互独立，光线路径偏离严重也可进行分析，故可测量较大像差；且由于光线追踪技术，到达眼底各点位置精准，故测量结果准确。可进行开放式验光，获得远近距离调节下的像差数据。

四、调节与集合

调节的问题常常在年龄较大或一些特殊的病人中容易遇到，屈光手术医师和病人在术前往往更注重远视力的矫正，当术后在获得清晰远视力的兴奋之余，发现了近阅读困难时才注意到这个问题的严重性。对这一类病人，如果术前有足够的重视，进行必要的检查，做好解释工作，或者适当调整手术量，就有可能防止问题的发生，使病人在获得满意远视力的同时也获得满意的近视力。

1. 正常人的调节　正常人的调节状态随年龄而改变，调节力下降的幅度因人而异，调节幅度与年龄的关系可按照以下经验公式进行推算。

Hofstetter 经验公式：

最小调节幅度（D）＝15－0.25×年龄（临床最常用）

平均调节幅度（D）＝18.5－0.30×年龄

最大调节幅度（D）＝25－0.40×年龄

正常人一般在 40 岁以后，调节力就下降到了影响近距离阅读的程度，开始出现近距离阅读"吃力"、阅读易疲劳、光线不足时更明显等症状。所以至少应该对 40 岁以上要求进行屈光手术的病人检查调节状态，进行必要调整。

2. 调节障碍　调节力下降并不只在年龄大时才出现，临床上经常可在儿童和青少年中遇到调节障碍的病人。通常在戴框架眼镜时，其所需调节付出要比正视眼减少，病人长期配戴眼镜下已适应了这种调节状态，因此当屈光手术去除眼镜后，病人不能像角膜接触镜配戴者术后或正视眼那样付出需要增加的调节，就容易产生调节疲劳症状。而在老视前期（接近 40 岁）的病人，可能症状就比较明显，甚至难以恢复。

还有其他各种类型的调节问题，也常在青少年中出现，或多或少地影响术后近距离阅读和工作的舒适性，在个别病人甚至发展到非常严重的地步。远视病人更容易出现调节问题，调节问题在远视病人中的存在也是远视病人手术效果不精确、不稳定的主要原因之一。

3. 调节的测定

（1）调节幅度（单 / 双）（amplitude of accommodation，AMP）：所谓"调节幅度"是指眼所能产生的最大调节力，单眼和双眼的调节幅度有所不同，因此要分别测定。

（2）融合性交叉柱镜（fusional crossed cylinder，FCC）：试验性阅读近附加度数通过在综合验光仪上使用融合性交叉柱镜的方法测定，结合 NRA/PRA 可以精确定病人的阅读近附加度数。

（3）调节灵活度（accommodative facility）：是调节的一种动态指标，表示术眼调节的灵活程度，反映了单位时间内调节放松与调节紧张连续交替变化的能力。

（4）负相对调节（negative relative accommodation，NRA）/ 正相对调节（positive relative accommodation，PRA）：是指在同一集合平面，调节能够放松与增加的最大幅度，反映了在

笔记

固定工作距离上的调节储备量。两者都是在屈光完全矫正的基础上双眼同时视状态下进行的,一般都在阅读距离(40cm)下测量,前者在眼前逐步加正镜片,后者在眼前逐步加负镜片,通过对两者的测定,结合FCC可以精确确定病人的阅读近附加度数。

4. 考虑调节因素对手术量的调整　长期戴镜的近视眼术后近阅读所需调节比术前额外增加,因此对老视和老视前期近视病人,术前应充分考虑其近阅读的需求,特别在一些近距离工作的职业者,给予适当的近视度数预留,如35岁时约留 -0.25～-0.50D,40岁时约留 -0.75～-1.00D等。对于这一设计,术前应与病人充分沟通,取得病人的理解和配合。

与近视相反,远视术后近阅读所需调节比术前减少,术前设计手术量时也应加以考虑。

对于术前习惯配戴框架眼镜的病人,术后去除眼镜不仅改变了其原有的调节状态,也改变了集合需求,所以也有可能出现与集合相关的双眼视问题,同样需要在术前就引起重视,并进行相应的检查,避免术后出现与之相关的视疲劳等症状。

五、双眼单视功能

为使双眼能够舒服地工作,必须有良好的双眼单视功能。双眼单视的定义为:同时使用双眼,落在双眼各自视网膜的像同时产生单一最终像的识别。

为了获得双眼单视,在同时视的基础上,病人必须具有两种类型的融像功能:①感觉融像(sensory fusion):将一眼的感觉信息与另一眼的感觉信息结合起来形成一单个像的能力。其检查方法有:立体视和Worth四点法(Worth 4 dot)等。②运动融像(motor fusion):使双眼保持匹配一致的能力。其检查方法有:Hirschberg试验、Krimsky试验、遮盖试验和集合近点测定。

为出现感觉融像(将双眼各自像的形状、颜色、运动和空间相对位置结合成单个像的过程),病人必须通过运动融像使双眼眼位匹配一致,运动融像就是通过眼外肌来保持双眼匹配的反应。感觉融像和运动融像是同时出现的,但可以分别检测。两者的关系是:运动融像只有在感觉融像出现时才发生,运动融像是对感觉融像的反应;感觉融像只有当运动融像出现时才发生。

正常的感觉融像和运动融像必须具备以下条件:①双眼功能正常并相同;②双眼的视网膜像大小、照明和颜色一致;③双眼运动匹配,将注视的视网膜像落在双眼的黄斑部。

当病人因集合问题或隐斜破坏了融像功能时,就会导致双眼视障碍,从而出现一系列眼疲劳症状,有些病人还出现每一单眼远、近视力很好,而双眼视力下降的表现,甚至严重到不能起床、不能工作的程度。

双眼单视功能的检查涉及眼科医师平时少用的一系列方法,可参考本系列教材相关内容。

六、角膜内皮细胞

准分子激光属紫外光,动物实验研究发现切割角膜厚度的50%时,内皮细胞出现损害,但无丢失。一般认为,高速冲击力可造成角膜内皮细胞的丢失,故认为准分子激光也会引起角膜内皮的损伤。但研究表明PRK没有明显影响内皮细胞的密度,这可能与PRK的操作是在角膜表面进行有关。而LASIK手术曾有人报道,在超高度近视治疗组,可致内皮细胞减少。因此,若有条件,屈光手术前可行角膜内皮细胞计数。

眼内屈光手术有干扰角膜内皮细胞的可能,尤其在前房型人工晶状体植入后,部分晶状体边缘离内皮较近,或支撑部分接触周边内皮,造成长期慢性损伤,可能导致内皮细胞数下降,更有必要做内皮细胞术前检查及术后监测。

现在临床常用的角膜内皮显微镜检查,有非接触型和接触型两种。通过所拍摄的照片可以观察到角膜内皮细胞的大小、形状、细胞密度和细胞的变化过程。正常的角膜内皮细胞呈六角形，镶嵌连接成蜂窝状。角膜内皮细胞密度随年龄增大而逐渐降低。正常人在 30 岁以前，平均细胞密度约为 3000～4000 个 /mm²，31～40 岁约为 3000 个 /mm²，41～50 岁约为 2800 个 /mm²，51～60 岁约为 2600 个 /mm²，61～80 岁约为 2160～2400 个 /mm²。

七、眼位、Kappa 角与眼动

通过对眼位的检查，可以发现斜视与 Kappa 角等，用于筛选病人或对病人在术中调整激光切削中心；如病人有眼动异常，如轻微眼震等，术前可有所准备，在术中使用辅助器械或低压吸引固定眼球完成手术而不至于造成偏中心或不规则散光。

1. 眼位　常用角膜映光法，让病人注视 33cm 处的聚光灯光源，检查者对面而坐，观察角膜上反光点的位置。如双眼反光点均位于瞳孔中央，则为正位；如双眼反光点位于内侧，为正 Kappa 角；位于外侧即为负 Kappa 角；如一眼位于中心，另一眼位于瞳孔缘者，则为 10°～15° 斜视；位于瞳孔缘与角膜缘间距 1/2 时为 25°～30° 斜视；位于角膜缘时为 45° 斜视。当 Kappa 角较大时，可通过 offset 技术将激光切削中心定位于视轴中心，以获得更好的视觉质量。

2. 眼球运动　嘱被检者双眼追随目标，做内转、外转、鼻上、鼻下、颞上、颞下转动，以了解眼球向各方向转动有无障碍。

八、点扩散函数和调制传递函数

点扩散函数（point spread function，PSF）和调制传递函数（modulation transfer function，MTF）是由光学领域发展起来的评价光学系统成像质量的方法，在被引入视觉系统后，成为客观评价视网膜成像质量的重要指标。随着屈光手术的普及，有关视觉质量的临床问题备受关注，在屈光手术前后进行 PSF 和 MTF 检查，可以为客观评估手术效果提供依据。

1. PSF　反映的是一个光点投射到视网膜上后发生的光强度和位置的偏差，它的值决定于投射过程中发生的衍射、像差和散射，在某种程度上，可以近似模拟出人眼所主观感受出的物像特点。

2. MTF　反映的是不同频率的正弦强度函数光波经过眼球光学系统后，其对比度的衰减程度，对人眼成像质量具有更重要意义，MTF 越大，成像质量越清晰。

九、角膜上皮层厚度

角膜上皮层虽然只占整个角膜厚度的 10%，但在维持角膜的解剖和功能的完整性中有着重要的作用。上皮层具有高度自我更新的能力，在频繁更新的同时，必须保持恒定的厚度形态来维持整个屈光状态的稳定性，角膜上皮层的过度增殖，可引起角膜屈光手术后屈光度数的回退和近视的漂移。观察角膜上皮层厚度的变化，亦有助于圆锥角膜的早期诊断。

角膜上皮层的测量方法分为非接触式和接触式两类：

1. 非接触式　特点为非侵入性、非接触性、可监控和重复性好，有效地预防感染，亦可用于术后立即检查。包括相干光断层成像技术（OCT）、光学低干涉反射计（optical low-coherence reflectometry，OLCR）测量法、光学测量（optical pachymeter）等，其中最常用的是 OCT。傅立叶域 OCT 技术相对于传统的时域 OCT 技术，系统的灵敏度更高，其扫描信息由背向散射光谱的傅立叶逆变换获得，简化了扫描的过程，成像快速，可观察眼前节和眼后节的细微结构。

2. 接触式　包括超高频超声（very-high frequency ultrasound，VHFU）和超声生物显微镜（ultrasound biomicroscopy，UBM）技术，利用 B 型超声的成像原理，以高频超声（50～100MHz）作为探测能源，对眼组织进行扫描，将获得的数据通过数字转化技术形成不同断面的眼前节二维图像。角膜上皮层在像上表现为一细强光带。

笔记

十、其他检查

1. 后节 OCT　即对视网膜的相干光断层成像，主要包括对黄斑区、视网膜神经纤维层及视盘的扫描，常作为在眼底检查中发现异常后的辅助诊疗手段。如对于一些术前矫正视力不佳并已在眼底检查时发现伴有黄斑区异常的病人，可通过对黄斑区的扫描进一步明确诊断如黄斑裂孔、黄斑囊样水肿等黄斑疾病。对视网膜神经纤维层的扫描多应用于 C/D 比大于正常的病人，扫描定位在视盘周围。由于 OCT 可定量测定视网膜神经纤维层的厚度，能更早发现视网膜神经纤维层的损害，故可与视野检查等相结合以排查青光眼。

2. 眼底照相　虽然散瞳行眼底检查可以直观地发现眼底异常，但是必要时行眼底照相可以记录、保存病人原始的眼底资料，便于在随访过程中进行分析和比较。如使用 200° 超广角的眼底照相，可更方便地获得术前眼底状态。

3. 超声检查　目前用于眼科诊断的超声检查有 A 型超声、B 型超声及彩色多普勒超声。由于不同超声的特点不同，为了得到更多的信息，应交替使用 A 型和 B 型探头进行扫查。必要时通过超声检查，可以明确与手术禁忌证相关的眼部疾病，筛选合适的病人。

4. 视野检查　是诊断和监测青光眼以及其他相关视觉、视神经疾病的基本方法。近视病人可能伴有开角性青光眼，故术前应严格筛查。对于常规检查时发现有眼压偏高、伴有或不伴有 C/D 比大于正常的病人，可通过视野检查及结合其他相关检查进行排除。由于各种疾病的视野改变特征不同，一定要结合临床分析，才能作出正确诊断。

5. 超声生物显微镜（UBM）　通过超声生物显微镜，我们可以观察后房房角形态，晶状体悬韧带情况及有无虹膜或睫状体囊肿，可以进一步排除与 PIOL 植入术相关的一些禁忌证。

第四节　屈光手术的适应证

准分子激光治疗屈光不正是目前公认的一种安全而有效的治疗手段，但屈光不正不像其他眼疾，如果不采取手术治疗就不能恢复或提高视力，它是一种选择性手术，所以一定要严格掌握手术的适应证和禁忌证。

每一种屈光手术都有各自的适应证，但作为屈光手术，因为有其共性，目标又一致，手术的适应证事实上是大同小异的。这里概括以下屈光手术一般的适应证：

1. 病人本人有手术的愿望。

2. 年龄 18 周岁以上。

3. 近两年屈光力稳定，发展速度每年不大于 0.50D。

4. 双眼屈光力不等的屈光参差。

5. 眼部无活动性眼病。

6. 眼部参数符合手术要求。

7. 全身无手术所限制的疾病。

8. 病人了解手术的目的和局限性。

关于不同屈光手术矫正屈光力的范围，随着手术技术的发展有所改变，医师应该综合考虑如何为病人选择其最合适的屈光手术，可参考表 3-2。

关于与眼部手术条件准备的一些相关问题，如配戴角膜接触镜问题：软性球镜应停戴至少 1 周、软性散光镜及硬镜（RGP）停戴至少 3 周，角膜塑形镜（OK 镜）停戴至少 3 个月（视角膜形态、厚度及角膜上皮恢复情况而定）等。

再次手术的问题：LASIK 最好间隔 3～6 个月以上、PRK 最好间隔 1 年以上、穿通性角膜移植术后 1.5 年以上。

笔记

表3-2　常用屈光手术的屈光力矫正范围

手术类型	术式	>-20	-20	-19	-18	-17	-16	-15	-14	-13	-12	-11	-10	-9	-8	-7	-6	-5	-4	-3	-2	-1	1	2	3	4	5	6	7	8	9	10	>10
表层角膜屈光手术	PRK														■	■	■	■	■	■	■	■	■	■	■	■	■	■					
表层角膜屈光手术	LASEK														■	■	■	■	■	■	■	■	■	■	■	■	■	■					
表层角膜屈光手术	TPRK														■	■	■	■	■	■	■	■	■	■	■	■	■	■					
表层角膜屈光手术	Epi-LASIK														■	■	■	■	■	■	■	■											
板层角膜屈光手术	LASIK										■	■	■	■	■	■	■	■	■	■	■	■	■	■	■	■	■	■					
板层角膜屈光手术	SMILE									■	■	■	■	■	■	■	■	■	■	■	■	■											
其他角膜屈光手术	ICRS																■	■															
晶状体屈光手术	RLE	■	■	■	■	■	■	■	■	■	■	■	■	■														■	■	■	■	■	
晶状体屈光手术	PIOL							▨	▨	▨	▨	▨	▨	▨	▨	▨	▨											■	■	■	■	■	■
其他手术	联合手术																												■	■	■	■	

注：理论上，PIOL可以矫正+10.00D～-20.00D的屈光力，但临床上，PIOL多用于表中所示范围（黑色区）；-6.00D～-14.00D为可选范围（灰色区）

笔记

第五节　屈光手术的禁忌证

屈光手术的禁忌证是每一位手术医师要时刻把握的,有些是绝对的,有些也是相对的。而且,随着技术的进步,原先的一些适应证可能变成了禁忌证,而有些禁忌证却变成了适应证。这里概括以下屈光手术一般的禁忌证:

1. 病人本人没有手术的要求。

2. 对视力要求极高,又对手术顾虑极大者。

3. 病人年龄不符合手术规定的。

4. 眼部参数不符合手术要求。

5. 眼部有活动性炎性病变。

6. 眼部有影响视功能的前后段病变。

7. 全身有影响眼部伤口愈合的疾病。

8. 病人职业对手术有限制的。

以上禁忌证并非全部是绝对禁忌证,有些情况经特殊处理及在严密观察下可慎行手术,但手术的风险将可能增大,一定要在病人知情同意及签字后方可施行。

总而言之,屈光手术是一种在相对正常的眼睛上进行的手术,一定要严格掌握适应证和禁忌证,同时要向病人交代清楚各种可能发生的情况,使病人能够充分理解和配合,以取得相对满意的结果。

第六节　手术对象评估与手术设计

一、屈光手术量表

从根本上来说,病人的感觉应该是屈光手术效果中最重要的评价指标。许多学者设计了多种评估方法,包括屈光矫正手术对生活质量的影响(quality of life impact of refractive correction,QIRC)问卷、视觉屈光状态概况(refractive status vision profile,RSVP)以及美国国家眼科研究所屈光生活质量(national eye institute refractive error quality of life,NEI-RQL)评价表等。上述这些方法主要用于评价激光屈光手术对生活质量(quality of life,QOL)的改善情况。另外,一份可靠的 QOL 评价还应该涉及屈光手术并发症对病人的影响。

本节概述了 QOL 评估中的一些关键问题,讨论所适用的评价方法,并专门总结了屈光手术并发症对 QOL 的影响。

1. 测量方法的概念　评分系统的有效性在选用问卷中最为重要。如果没有有效的评分系统,所收集的信息就毫无意义。RSVP 和 NEI-RQL 评价方法使用的是传统的总结评分法,即通过综合评估分数后得出一个总分数。总结评分法的基础是假设所有问题都有同等的重要性,而且回答选项分级之间的增量也相等。比如,在日间活动视觉量表(activities of daily vision scale,ADVS)中,"有点困难"计为 4 分,"极度困难"为更差的 2 倍,故计为 2 分,而"因视力无法进行此活动"为更差的程度也约 2 倍,计为 1 分。所有这些问题都采用同样的计分方式。这种"一刀切"的理论方法存在着一些缺点,使用不同权重的选项分级才能够提供一种有效且更具整体性的评分方法,这样才能够反映出 QOL 的真实情况。例如,在ADVS 问卷中对"夜间驾驶"和"日间驾驶"中的"有些困难"选项分配了相同的分值,但前者更困难和更复杂,所以,如果将两者等同起来实际上并不符合逻辑。

Rasch 分析法是一种问卷设计的新方法。它使用现代统计学方法来衡量医疗效果,通过为每个 QOL 指标加上适当的权重来得到真实的线性评分，并能提高每个问题内容的信度和单向性。

2. 评分表

（1）屈光矫正手术对生活质量的影响（QIRC）问卷：Pesudovs 等设计并证实了 QIRC 问卷可以有效地衡量屈光手术对 QOL 的影响。该评价表的内容包括视功能、症状、便利性、经济成本、健康忧虑和舒适感，每项设计都经过了严格的文献查询、专家意见和小组讨论。通过 Rasch 分析法修改项目后的试验问卷来确定问卷的内容；总共有 20 项的问卷内容（表 3-3）。QIRC 在设计时使用了 Rasch 分析法和标准的心理量表技术，目前认为这是一种可行而且可靠的屈光矫正手术的相关 QOL 衡量方法。QIRC 分数采用 0～100 来分级，消除了上下限效应，分数越高代表 QOL 越好，平均分数接近 50。QIRC 不仅可以用来衡量屈光手术后的效果，而且还可以比较病人配戴框架眼镜、角膜接触镜和屈光手术后的 QOL 水平。

表 3-3　QIRC 问卷的 20 个问题

1. 在眩光时驾驶有多困难？	11. 你对你的视力变差忧虑吗？
2. 在过去 1 个月中，经常感到眼睛疲劳吗？	12. 你对所选择的矫正方法（框架眼镜、角膜接触镜或屈光手术）的医学并发症忧虑吗？
3. 不能配戴商品（非处方）太阳镜对你来说很麻烦吗？	13. 你对眼睛受到紫外线（UV）辐射时的防护关心吗？
4. 在做事之前如旅行、运动、游泳时，必须考虑要戴框架眼镜、角膜接触镜或经受过屈光手术，这对你来说很麻烦吗？	14. 过去的 1 个月中，有多长时间你觉得自己的视力达到了最佳状态？
5. 当你起床去浴室、照看孩子、看闹钟时，如果无法看清东西，这对你来说很麻烦吗？	15. 过去的 1 个月中，有多长时间你觉得他人看待你和你所期望的一样（如智慧、高雅、成功、酷等）？
6. 当你在海滩或在海里及泳池内游泳时，因为不能配戴框架眼镜或角膜接触镜而无法看清东西，这对你来说很麻烦吗？	16. 过去的 1 个月中，有多长时间你觉得受得了奉承和恭维？
7. 当你在健身房锻炼、减肥或进行循环训练时，你还必须配戴框架眼镜或角膜接触镜，这对你来说很麻烦吗？	17. 过去的 1 个月中，有多长时间你觉得自信？
8. 目前你对购买框架眼镜、角膜接触镜或接受屈光手术，需要初始和持续性开销忧虑吗？	18. 过去的 1 个月中，有多长时间你觉得开心？
9. 你对框架眼镜、角膜接触镜或屈光手术不定期的维护开销，如损坏、丢失、出现新的眼科问题等忧虑吗？	19. 过去的 1 个月中，有多长时间你觉得自己有能力做自己想做的事？
10. 开始配戴框架眼镜或角膜接触镜后，你对越来越依赖它们而感到忧虑吗？	20. 过去的 1 个月中，有多长时间你觉得渴望尝试新事物？

QIRC 问卷还可以有效地区分配戴框架眼镜、角膜接触镜和屈光手术后的病人，屈光手术组的 QIRC 分数要高于角膜接触镜和框架眼镜配戴者。在 20 个问题中有 16 个问题显示有明显的分数差别；其余 4 个问题包括 2 个健康忧虑问题和 2 个舒适性问题等，这些问题在几组之间并没有区别。QIRC 还证明准分子激光原位角膜磨镶术（LASIK）的效果更佳。

（2）视觉屈光状态概况（RSVP）：RSVP 是专门设计用于屈光手术病人的（92% 的项目），而且仅对屈光手术的评价有效。该系统共有 42 个问题，分为忧虑（6 题）、期望（2 题）、生理或社会功能（11 题）、驾驶（3 题）、症状（5 题）、眩光（3 题）、视觉问题（5 题）以及矫正镜片（7 题）。RSVP 对视功能和屈光不正相关的 QOL 改变比较敏感，且对屈光手术尤为敏感。屈光手术后在期望、生理和社会功能、矫正镜片等相关问题中均显示有改善。

笔记

RSVP 采用传统技术设计，但其中的心理测量性能经过了 Garamendi 等使用 Rasch 分析法的重新评估。即 Rasch 分析法确定存在屈光不正的病人，在视功能方面的问题比较少，而在便利性、经济成本、健康忧虑和舒适性等方面对 QOL 的影响更大。最初的 RSVP 问题更多地关注于视功能和症状，因为这些问题主要是由临床医师来设计完成的，临床医师更关心病人术后所出现的症状或功能障碍问题，他们不太注意使用更多的主观方法来发现不那么紧急但同样重要的 QOL 问题。

（3）美国国家眼科研究所屈光生活质量评价表（NEI-RQL）：NEI-RQL 评价表按照传统的方法设计，有 42 题卷，分组包括：视觉清晰度、期望、远近视力、日间功能、活动限制、眩光、症状、矫正依赖性、忧虑、不理想矫正、表现和满意度等。NEI-RQL 的设计和验证经过了 3 篇论文和严格的小组讨论，但还是没有解释最终这 42 个问题是如何选择的。不过 NEI-RQL 可以辨别出不同的屈光手术方式，并且对视功能和屈光不正相关的 QOL 改变也比较敏感。2 项研究均使用 NEI-RQL 来证明屈光手术后 QOL 的改善。NEI-RQL 并未经过 Rasch 分析法的测试和分级。

3. 并发症与 QOL

（1）屈光矫正手术对生活质量的影响（QIRC）问卷：2 项使用 QIRC 问卷的研究特别关注了 LASIK 术后的 QOL 问题。在对框架眼镜、角膜接触镜和屈光手术病人的 1 项抽样研究中，屈光手术组的病人被询问了关于术后视觉不适是否增加，有少数选择性报告了术后并发症。

（2）视觉屈光状态概况（RSVP）问卷：Schein 等人使用 RSVP 调查了激光屈光手术后的效果，发现其中有 4.5% 的病人术后总分下降。手术年龄的增加是 RSVP 分数降低或对视力不满意的最大危险因素。

（3）美国国家眼科研究所屈光生活质量（NEI-RQL）问卷：McDonnell 等使用 NEI-RQL 测量发现，LASIK 术后 QOL 有所改善，但眩光症状明显严重，视觉清晰度无明显改善。Nichols 等同样使用 NEI-RQL，但未报道有效果不佳的情况。这些研究结果均表明，NEI-RQL 可能对屈光手术并发症相关的 QOL 下降并不很敏感。

4. 意义

我们必须注意到，屈光手术在给人们带来生活质量提高的同时，还会伴随着一定的风险。激光屈光手术的常见并发症，如对比敏感度下降、最佳矫正视力下降、屈光回退和干眼等均可以通过 QOL 评价表尽早得到有效的确认，而不至于到需要配戴框架眼镜或角膜接触镜的程度，或发生了严重干眼等更严重问题时才被发现。夜间视觉症状的问题比较常见，但并不一定会对 QOL 产生负面影响。QOL 的研究确定了一些术后效果不佳的危险因素，如年龄大和多次治疗等，但这些信息并不能作为选择病人的准则。这些结果还显示，LASIK 术后病人的夜间视觉症状并没有 PRK 术后那么明显，但并无证据表明，更新的激光治疗方法在生活质量上就比旧方法有更多的改善。

二、心理量表

心理评估是依据心理学的理论和方法对人的心理品质及水平所作出的鉴定。在医学心理学中有时用"心理诊断"的概念，是指对有心理问题或心理障碍的人作出心理方面的判断和鉴别。在心理评估中，虽然一些基本方法（会谈法、调查法、观察法）应用普遍，但心理测验占有十分重要的地位。在临床和心理卫生工作的心理测验中应用许多精神症状及其他方面的评定量表，大多采用问卷的形式测评，以分数作为结果的评估，应用较为广泛。

对于屈光手术前病人的心理评估，主要是利用评定量表针对病人的人格进行测量，以筛查发现病人是否具有某些方面的心理问题或心理障碍。目前应用得较多的评定量表有：

1. 明尼苏达多项人格测验（minnesota multiphasic personality inventory，MMPI）　是由

明尼苏达大学教授哈瑟韦(S.R.Hathaway)和麦金力(J.C.Mckinley)于 20 世纪 40 年代制定的,是迄今应用极广、颇富权威的一种纸 - 笔式人格测验。

原始的 MMPI 由 550 个问题组成,每个问题涉及一种行为或态度或认知内容。测验分为 14 个分量表(包括 10 个临床量表和 4 个效度量表)以及 5 个附加量表。

此量表是测定被测试者对其行为,特别是其病理性表现的控制能力。MMPI 能提供丰富的信息,但实施起来较费时,尤其是对病人更为困难,往往要分段实施。后来,有许多人研究 MMPI 的新应用,总结、演化出了多达 200 种以上的量表。也有人尝试缩小这一测验的规模,减少测验题目,缩短测验所需的时间。

2. 九十项症状自评量表(symptom check list 90,SCL-90)　测查 10 个心理症状因子,因子分用于反映有无各种心理症状及其严重程度。SCL-90 的具体分析指标有:①总分;②阳性项目数;③因子分。根据这些指标评分结果情况,判定是否有阳性症状及其严重程度,或是否需进一步检查。

3. 抑郁自评量表(self-rating depression scale,SDS)(表 3-4)　由 Zung 于 1965 年编制。量表包含 20 个项目,采用四级评分方式,该量表使用方法简便,能相当直观地反映病人抑郁的主观感受及严重程度。使用者也不需经特殊训练。目前多用于门诊病人的粗筛、情绪状态评定以及调查、科研等。

表 3-4　Zung 自评抑郁量表(SDS)

1. 我觉得闷闷不乐,情绪低沉	11. 我的头脑跟平常一样清楚
2. 我觉得一天之中早晨最好	12. 我觉得经常做的事情并没有困难
3. 我一阵阵哭出来或觉得想哭	13. 我觉得不安而平静不下来
4. 我晚上睡眠不好	14. 我对将来抱有希望
5. 我吃得跟平常一样多	15. 我比平常容易生气激动
6. 我与异性密切接触时和以往一样感到愉快	16. 我觉得作出决定是容易的
7. 我发觉我的体质在下降	17. 我觉得自己是个有用的人,有人需要我
8. 我有便秘的苦恼	18. 我的生活过得很有意思
9. 我心跳比平时快	19. 我认为我死了别人会生活得好些
10. 我无缘无故地感到疲乏	20. 平常感兴趣的事我仍然照样感兴趣

4. 焦虑自评量表(self-rating anxiety scale,SAS)(表 3-5)　由 Zung 于 1971 年编制,由 20 个与焦虑症状有关的项目组成。用于反映有无焦虑症状及其严重程度。适用于焦虑症状的成人,也可用于流行病学调查。

表 3-5　Zung 自评焦虑量表(SAS)

1. 我感到比往常更加敏感和焦虑	11. 我因阵阵的眩晕而不舒服
2. 我无缘无故感到担心	12. 我有阵阵要昏倒的感觉
3. 我容易心烦意乱或感到恐慌	13. 我呼吸时进气和出气都不费力
4. 我感到我的身体好像被分成几块,支离破碎	14. 我的手指和脚趾感到麻木和刺痛
5. 我感到事事顺利,不会有倒霉的事情发生	15. 我因胃痛和消化不良而苦恼
6. 我的四肢抖动和震颤	16. 我必须时常排尿
7. 我因头痛、颈痛和背痛而烦恼	17. 我的手总是温暖而干燥
8. 我感到无力且容易疲劳	18. 我觉得脸发热发红
9. 我感到很平衡,能安静坐下来	19. 我容易入睡,晚上休息很好
10. 我感到我的心跳较快	20. 我做噩梦

笔记

三、手术对象总体评估

在医师看到病人之前，这种评估实际上已经开始了。看医师之前，与病人谈话的接待员或屈光手术助理，或许能感觉到病人对于屈光手术的目标和期望值。假如病人喜欢争论，比如预约时间、日期以及手术费用，则应该告知手术医师。这样的病人或许会要求太高，不是手术的合适对象。

术前评估的重要内容包括病人期望值的评估、病史、主觉验光、全面的眼科检查包括裂隙灯和眼底检查以及辅助检查。假如病人适合做手术，必须讨论恰当的屈光手术方式、手术带来的好处或危险，必须获得知情同意书。

由于精确的检查结果是屈光手术成功的关键，屈光手术医师必须严密监察在术前评估中做各种检查结果，确认已恰当校准在评估中所使用的仪器，因为校准不当的仪器可导致数据错误及不良的手术效果。

1. 病人期望值　是整个评估中最为重要的内容之一，屈光手术医师应该探究与屈光手术效果（如裸眼视力）和情感效果（如自尊心改善）相关的期望值，排除具有不合理期望值的病人。要让病人明白他们不应该期望屈光手术会改善其最佳矫正视力。此外，屈光手术不能预防将来可能出现的眼部疾患如白内障、青光眼或视网膜脱离。假如病人有明显的不合理愿望，如保证 1.0 的裸眼视力，或即使他或她是老视也要有完美的裸眼阅读及远视力，就应该明确告诉他们屈光手术不能普遍满足他或她的要求。

2. 社交史和职业　社交史和职业可确定病人的视力需求，某些工作要求在特定距离下的最佳视力。对于士兵、消防队员或警察所能进行的屈光手术术式有一定限制。病人喜爱的运动和娱乐活动类别或许可帮助选择最佳的手术方案，或判定病人是否为屈光手术的合适对象。例如，对于摔跤、拳击或骑马运动员以及眼外伤高危人群，表层激光手术以及飞秒激光小切口角膜基质透镜取出术（small incision femtosecond lenticule extraction，SMILE）或许比板层手术更合适。高度近视的集邮爱好者或珠宝商，习惯于离眼几厘米不戴眼镜检查商品成色，或许会不喜欢术后正视眼状态。

3. 医疗史　医疗史应当包括全身状况、既往手术以及当前和既往用药史。某些全身状况，如结缔组织疾病，可导致屈光手术后愈合不良。免疫缺陷状况，如癌症或艾滋病（HIV/AIDS），可能增加屈光手术后感染的危险。应特别注意是否使用影响愈合或抵御感染能力的药物，如全身糖皮质激素或化疗药物。糖皮质激素的使用以及某些疾病如糖尿病，会增加白内障发生的风险，可能破坏远期的术后视力效果。某些药物由于其潜在的增加角膜愈合不良的危险，可能增加 PRK 和 LASIK 不良效果的危险。

在植入心脏起搏器和除颤器的病人，由于未知的激光电磁辐射效应，应当小心做任何类型的准分子激光手术。对于妊娠和哺乳期妇女，由于可能存在屈光状态和角膜水化状态的改变，一般禁忌做屈光手术。许多医师建议，做屈光手术之前，分娩及哺乳后至少等待 3 个月。

4. 相关眼病史　眼病史应着重于既往和当前的眼病如干眼症状、睑缘炎、复发性糜烂以及视网膜裂孔或脱离。应询问既往光学矫正方法，如眼镜及角膜接触镜。当前屈光状态的稳定非常重要，在过去几年里有没有眼镜或接触镜处方显著改变。必须询问角膜接触镜配戴史，重要的信息包括：镜片种类（如软镜、硬性、透气性和 PMMA）；戴用时间（如日戴抛弃型、日戴经常更换，戴过夜者须说明连续戴用夜晚数）；清洁、抗感染及去酶种类以及该镜片戴用时间。

由于角膜接触镜会改变角膜的形状，建议屈光手术评估前以及手术前停止配戴角膜接触镜，病人应该停戴角膜接触镜的确切时间尚未做定论。对于常戴角膜接触镜的病人，目前的临床实践一般包括停戴软性球镜至少 1 周，软性散光镜和硬性角膜接触镜至少 3 周。

笔记

有不规则或不稳定角膜的病人，在考虑做屈光手术之前，应停戴角膜接触镜更长时间，然后每隔几周重复验光直到屈光状态稳定。

5. 病人年龄、老视以及单眼视   病人的年龄在预测术后病人满意度方面非常重要，应当与所有病人讨论随年龄增加近视力下降的问题。40岁之后，出现老视的正视眼者看近时将需要阅读眼镜，因此病人需要清楚他们是否一定要坚持用屈光手术矫正为正视眼，否则许多人在没有阅读眼镜的情况下将不能很好阅读。在施行任一目标为正视眼的屈光手术之前，要让病人明白这种现象，而且必须愿意接受这种结果，签字同意后才能手术。尝试配戴角膜接触镜，将可模拟病人术后的阅读能力。

单眼视（monovision）（一眼矫正为远用，而另一眼为近用）的讨论，在本项评估中通常很有必要。应当与所有接近老视或老视年龄的病人讨论可选择单眼视矫正。通常，主视眼（dominant eye）矫正为远用而非主视眼（non-dominant eye）矫正至大约 −1.50D。对于多数病人，这样的屈光状态可获得良好的双眼裸眼远及近视力而没有难以忍受的屈光参差。有些医师更喜欢一种"轻微单眼视"方案，近视力眼矫正为约 −0.75D，可获得部分近视力附带更好的远视力和更少的屈光参差。单眼视的实践程度取决于病人的愿望，对于期望获得非常好的术后近视力的病人，可成功应用更高程度的单眼视（高达 −2.50D）。然而，对于某些高度近视病人，片面追求近视力的改善可能会导致深度知觉的丧失和屈光参差的副作用。因此，对于保留较高程度的单眼视病人，建议在术前配戴接触镜模拟单眼视以确认远、近视力以及立体视觉是否为病人所接受。

许多病人在角膜接触镜配戴中已经成功运用单眼视，并且在屈光手术后还想保留。假如病人以前没有尝试过单眼视，但有意向，就应当给他们模拟戴眼镜在近及远距离想得到的效果。屈光手术前，通常戴角膜接触镜作尝试是最好的，以确认病人乐于接受拟定的屈光结果。一般情况下，非主视眼矫正为近用，但也有一些病人喜欢主视眼矫正为近用。

6. 检查所见的讨论与病人知情同意   一旦完成检查，医师必须分析所有资料并与病人讨论检查结果。假如病人适合做屈光手术，还要讨论各种医疗及手术选择的风险与好处。

这种讨论的重要内容包括基于其屈光不正程度所预期的裸眼视力结果［包括需要远用及（或）阅读眼镜、需要再次治疗的几率以及最初是否做最大的手术量］、最佳矫正视力下降或严重视力损失的风险，眩光、光晕或干眼的副作用、视觉质量的改变以及需要修整角膜瓣（处理瓣移位、显著皱褶或上皮内生）。病人应了解假如术中发生不完全瓣、偏心或纽扣瓣，激光切削可能需要暂时放弃。还应当讨论一眼手术后等候一段时间做另外一眼，或是两眼在同一天做手术，允许病人决定哪种方案对他们最好。因为双眼感染的风险或许在双眼同时手术中更高，而序列单眼手术则可能导致暂时的屈光参差且更加不方便。

假如病人正在考虑屈光手术，应当给他或她知情同意书，在散瞳前或带回家等散瞳作用消除后阅读。应当给病人提供机会和时间，在术前与医师讨论涉及知情同意书的任何问题。手术之前，应很好地进行这种讨论并在同意书上签字，而不要等到病人已被散瞳和（或）坐在诊查椅后再进行。

四、手术设计

随着屈光手术的广泛开展，屈光手术医师的手术经验不断积累，手术设备不断改进和创新，常规的手术方法已不能满足人们对高手术质量的追求，因此针对不同的病人必须要有不同的个体化手术设计，以获得更加满意的术后视觉质量。

一旦完成检查，假如病人适合做屈光手术，医师必须分析所有检查资料并确定病人的最佳手术方式和手术设计，个体化的手术设计是一个合格的屈光手术医师针对每一位病人所必须作出的决定。

笔记

1. 老视眼和老视前期病人的手术设计　病人的年龄在预测术后病人满意度方面非常重要，术前应当与所有病人讨论随年龄增加近视力下降的问题。

术前用框架眼镜矫正的近视病人，在其屈光度被准分子激光角膜屈光手术完全矫正后，因丧失了负镜片的近距离效应而使看近所需的调节作用增强，假如术前伴有集合不足或老视，术后会产生较明显的视疲劳症状。术前按照治疗参数尝试配戴角膜接触镜，可模拟病人术后的阅读能力。对于年轻的近视病人，假如伴有内隐斜，过矫也将产生对调节作用的需求增加。因此，对于这些病人应尽量避免足量矫正尤其是过矫，可以设计为适当欠矫。

术前，很有必要与所有接近老视或老视年龄的病人，讨论选择单眼视方案，即主视眼完全矫正为远用，而非主视眼保留一定程度的近视为近用。目前结合术后角膜更负 Q 值（更加横椭球形）的改良单眼视方案可使该眼在获得良好阅读视力的同时，保留更好的裸眼远视力。而应用 PrebyMax 软件的多焦和非球面切削方案，可使病人术后双眼均能获得相对良好的远近视力。对于某些病人，也可能因深度知觉和立体视觉受影响而不愿接受单眼视方案。

2. 波前像差引导的手术设计　基于对角膜屈光手术前后波前像差的研究，人们开始关注用波前像差引导的角膜屈光手术。即通过像差仪测量的结果来引导准分子激光角膜屈光手术以矫正眼的高、低阶像差。但是，用波前像差引导的个体化切削技术，并不是要使病人获得"超视力"，而是在于提高病人的术后视觉质量；在常规手术模式中，注意激光对位及扩大光学区，防止出现医源性高阶像差（如彗差、球差），比波前像差引导技术本身更为重要。

波前像差引导的准分子激光角膜，是指根据不同个体独特的眼光学特性和角膜解剖特性，通过各种球镜、柱镜、非球面以及非对称的角膜切削，矫正个体的球镜、柱镜并减少高阶像差，从而提高视网膜的成像质量。它是用几种波前像差仪测量患眼的波前像差，其数据经计算机计算并联机，然后用准分子激光对其角膜表面进行精确的亚微结构塑形。激光斑的大小对所矫正的像差类型有关，由于高于 4 阶的像差对视觉质量影响较少，目前临床上多矫正 4 阶及以下的像差，理论上用小于 1mm 直径的激光束可以有效地消除这类像差。

目前选择做波前像差引导的适应证包括：①总高阶像差大，6mm 瞳孔时，总高阶像差的均方根（RMS）值超过 0.3μm；②屈光手术术后效果不理想同时造成眼球显著的球差和彗差增加；③暗光下具有大瞳孔的年轻人和需要夜间开车的人；④ Kappa 角大者，个体化切削方案可参照术前检查结果，直接将原跟踪瞳孔中心，修正定位于角膜顶点或视轴中心。

但是目前波前像差引导的准分子激光角膜屈光手术还存在一定的缺陷：①在大多数准分子激光仪的软件设计中，个体化切削所需的组织量大于常规 LASIK 手术；②如在测量及手术环节（比如对位）中出现误差，可能导致术后更大的像差；③波前像差可随年龄增加而改变，而且受调节、泪膜等因素的影响，使测量结果不稳定或与现有矫正值不匹配；④某些高阶像差如垂直彗差或许对眼的视力有益，消除这些像差后反而造成视力下降；⑤角膜瓣及角膜伤口愈合等可产生新的不可预计的像差。

波阵面引导的个体化切削并非适合于所有病人，目前美国 FDA 仅批准治疗特定屈光度范围的近视和近视性散光。对于非常不规则的角膜，或许不能获得精确的重复性好的波阵面测量数据。凡此种种，可以考虑进行角膜地形图引导的个体化切削模式。

3. 角膜地形图引导的手术设计　对于眼科医师而言，用手术治疗高度散光以及严重的角膜不规则是非常困难的。用常规的准分子激光角膜屈光手术，难以达到良好疗效，其光学结果不能预测。

用波阵面引导的切削方法重塑角膜表面，以适配眼球整体的光学像差，对于有高度像差眼，临床上仍难奏效。波前像差仪反映眼球整个光学系统的整体光学质量，未能直接提供有关角膜表面像差的信息，并且由于 Zernike 多项式适配的平滑效应，分辨率较低、所得结果较粗糙；而且，对于严重不规则的角膜或晶状体，难以获得准确的测量结果，其重复性差。而基于角膜地形图仪测量结果的引导切削方式，可以使医师能够治疗超出波阵面引导切削范围的角膜像差（不规则）病人。

角膜地形图引导的个体化切削的适应证为：处理准分子激光偏中心切削、因角膜瘢痕和光区过小所致的角膜不规则及所带来的视觉症状；穿透性或板层角膜移植术后或放射状角膜切开术后，不规则散光者。对于严重不规则角膜，使用角膜地形图来引导手术应该可以改善角膜表面的光学质量，并提高视力，即裸眼及（或）最佳戴镜矫正视力。

手术方法为先用高分辨率的角膜地形图仪（传统 Placido 式或裂隙扫描式）测量角膜的前和（或）后表面形态［曲率和（或）高度］，将测量结果保存并传输至控制准分子激光的电脑，参考病人的验光结果以专用的治疗软件自动计算合成特定的切削形态，进行角膜切削。白内障术后及穿透性角膜移植术后，为矫治散光或残留屈光度而预行 LASIK 或角膜表面切削（PRK/LASEK/TPRK），一般建议分别在术后 3 个月及 18 个月（角膜移植缝线完全拆除后 4~6 个月）以上、角膜地形图检查结果稳定后进行，手术步骤与常规手术方式相同。对于散光度大于 4.00D 者，也可考虑先行散光性角膜切开术，术后 10~12 周再矫治剩余散光，以节约角膜组织。

4. Q 值调整的手术设计　Q 值是用来描述球面及椭球面形态的一个参数，表示球面上从一点至另一点曲率的变化趋势及变化速度：Q=0，即球面上的一点至任一点无曲率改变，形状为正球面形；当 Q<0，为横椭球形（prolate），即从一点至另一点曲率变平；而 Q>0 则为纵椭球形（oblate），从一点至另一点曲率变陡。也可用偏心度（eccentricity）即 E 值来表示，与 Q 值的关系为：$Q=-E^2$。

根据 Kiely 等（1982）的报道，正常人的角膜为横椭球面形即中央陡峭，周边平坦，平均 Q 值为 -0.2±0.2。而非球面理想 Q 值约为 -0.46。角膜非球面形态的优点在于减少球面像差，当光线通过正球面形时，近轴光线与远轴光线并不聚焦于同一点：近轴光线聚焦远于远轴光线，即产生正的球面像差。而当光线通过横椭球面时，因中央的屈光力比周边屈光力强，而能使所有光线聚焦于同一点。

常规的准分子激光角膜屈光手术矫治近视术后，虽然可以矫正屈光问题，使裸眼视力显著提高，但由于角膜中央变平，使 Q 值向正值方向改变，即变为纵椭球形，从而加大了正性球面像差，使病人在夜间或暗光下出现视觉质量下降症状或产生夜间近视。据报道，每矫正 1.00D 近视约产生 0.1μm 球面像差。分析比较手术前、后波前像差检查结果，可解释病人所出现的视觉质量下降症状。

因而，有必要设计一种新型的激光切削模式，在矫治近视的同时，尽可能保持角膜中央较陡的横椭球形状态，即让术后 Q 值能够保持在生理负值状态。波阵面引导的个体化切削模式，主要是解决术前业已存在的高阶像差，而无助于预防新像差的产生。因此，对于多数人而言，假如术前不存在显著的高阶像差，则并不需要做波阵面引导的个体化切削；而 Q 值调整的切削模式，主要在于保持角膜的横椭球形非球面形态，预防术后正性球面像差的形成，以改善术后的视觉质量，因此从理论上讲适合所有的病人。Q 值调整的切削模式，可以设定术后目标 Q 值，即基于人群平均水平的目标 Q 值，或是最理想 Q 值，甚至是更负的 Q 值，比如 -0.6，与单眼视方案结合，可用于补偿老视的调节力不足。

需要注意的是：①对于矫治相同近视屈光度，在光学区相同的前提下，选择更负的目标 Q 值，需要更多的角膜组织切削量，而远视则正好相反。②准分子激光切削对于近视的矫治，总体上术后角膜的形态均朝纵椭球形转变，即 Q 值向正值方向改变，目前对于个体化目标 Q 值负值的设定，只是改善了这种朝正值改变的趋势，而并不意味术后真正能够达到所设定的目标 Q 值。所矫治的近视屈光度越高，Q 值调整的效应越差。③Q 值调整的切削模式仅针对角膜比较规则对称的病人，对于角膜不规则者，需要选择波前像差或角膜地形图

笔记

引导的切削模式。④在比较手术前后的 Q 值改变时，要注意所比较的区域对等，假如激光切削光区为 6mm，则所比较的范围为以角膜顶点为中心的测量角度约 20° 范围，即 Q_{20}。测量角度越小，所分析的区域范围直径越小。同时，还要注意角膜不同的子午线方向有不同的 Q 值，手术所参照的 Q 值为两条主子午线上 Q 值的平均值。⑤Q 值调整的切削模式不能减少彗差，而术中注意对位，根据 Kappa 角调整切削中心，是避免彗差产生的重要方法。

5. 角膜瓣的手术设计

（1）蒂的设计：将角膜瓣蒂位置放在上方，具有一定优点，因为眨眼时眼睑上下按摩运动，与蒂的方向一致，有助于角膜瓣贴附。角膜瓣蒂位于鼻侧有一定的缺点，因自然状态下，许多瞳孔位于角膜中央的偏鼻侧方向，鼻侧蒂即便是最大限度地移至鼻侧角膜缘，假如激光治疗区较大（比如循规性近视散光），激光有可能切削到角膜瓣蒂部而产生不规则散光。然而，鼻侧蒂避开了角膜瓣的某些感觉神经支配，因为没有切断进入角膜的鼻侧睫状长神经，与蒂在上方的角膜瓣相比，蒂在鼻侧的病人术后角膜知觉恢复更快、出现干眼的几率较低。一般情况下，无论角膜瓣蒂在鼻侧还是在上方，通常都在术后 6～12 个月之内角膜恢复知觉至术前水平。

此外，在暴露角膜基质床面积足够的前提下，应尽量保留较宽的角膜瓣蒂部，这样可以使角膜瓣更加稳定，不易偏移，也可减少术后干眼。过宽的角膜瓣蒂使得基质区切削范围暴露不足，尤其对于远视切削的病人，则需要设计稍窄的蒂以使周边的切削较均匀。较窄的角膜瓣蒂部使得角膜瓣容易移动，增加术后角膜瓣移位的几率，因此术中复位后尽量吸干层间水分并增加干燥角膜瓣的时间。

目前的旋转刀虽然理论上可以将蒂的位置设定在任意一个方向，但基于操作的便利性原因大多还是在手术中将角膜瓣蒂位置制作在上方，不过针对一些角膜缘新生血管较多或角膜直径较小的病人，可以适当地调整蒂的位置以避免过多的术中出血。而平推刀则大部分是从颞侧推向鼻侧，此时角膜瓣蒂位置就制作在鼻侧，由于角膜往往呈水平椭圆的形态，如果选择太大的吸引环就会造成上下方角膜缘的出血。为此，有厂家特地制作了横向椭圆形的吸引环，尽可能避免切削到上下角膜缘的血管。个别平推刀也可以从下方推向上方的。

近年来逐渐普及的飞秒激光制作角膜瓣的方式受到越来越多医师的推崇，大部分飞秒激光可以任意设计角膜瓣的蒂位置以及蒂的宽度，这是机械刀所无法比拟的。不过，对于一些直径过小的角膜，如果不调整制作角膜瓣的直径设计，也会造成角膜缘大量出血。

（2）直径的设计：角膜瓣的直径取决于角膜的直径，角膜直径越大，角膜瓣直径也越大。但是，对于相同的角膜直径，角膜瓣直径主要取决于吸引环的大小，吸引环内径较大的，相应所制得角膜瓣直径也较大。

对于激光切削直径较大的，角膜瓣的直径也尽量设计得大一些。对于较小直径的角膜，角膜瓣的直径就不能设计得太大，否则就会导致角膜缘血管的出血。不管是角膜板层刀还是飞秒激光制作角膜瓣，角膜瓣直径的大小还是要根据角膜的直径大小来设计。

（3）厚度的设计：理想的角膜瓣厚度一般在 100～120μm，但是不同的角膜板层刀其所制得角膜瓣厚度偏差不同，从而降低了角膜瓣厚度的可预测性。近年来应用越来越广泛的飞秒激光以及 OUP-SBK 系统所制得角膜瓣厚度的可预测性非常好，标准差在 ±10μm 以内，使我们对术中角膜瓣厚度的设计把握性更高。

6. 再次手术的手术设计　一般而言，准分子激光角膜屈光手术均可减少屈光不正并改善裸眼视力，但某些病人，在术后因存在残余屈光不正、出现视觉异常症状特别是夜间视觉症状（如光区过小、偏中心等）而需要再次或加强治疗（enhancement）。

术后要求再次治疗的屈光不正程度，依据病人的双眼裸眼视力、视觉感受、工作与生活方式以及期望值的不同而有所不同。再次治疗率，取决于所矫治的屈光不正程度（屈光度越高,再次治疗率越高)、所用的准分子激光系统以及病人的期望值(期望值越高,再次治疗率越高)。有研究表明,首次矫正屈光度较高、残留散光以及对于年龄超过 40 岁者,再次治疗率较高。

在决定是否进行再次手术之前,连续动态观察病人的屈光状态及其角膜地形图形态,尤其是后表面形态直至其稳定是最为重要的。术后屈光状态稳定的定义为,术后随访期间,每个月的屈光度变化小于 0.50D。有作者认为,LASIK 矫治近视术后,屈光度稳定时间与所矫治的屈光度相关,屈光度越高其术后屈光稳定所需的时间也越长。比如:矫治 -1.00D,术后 1 个月即可达屈光稳定状态;而矫治 -10.00D,则术后需要约 10 个月才能达到屈光稳定。对于屈光状态尚不稳定、术后动态角膜地形图特别是眼前节扫描,观察发现角膜前或后表面有逐渐变陡的趋势者,应该暂时观察或做相应处理,不能急于再次手术。

与 PRK/LASEK/Epi-LASIK/TPRK 等角膜表面切削术相比,LASIK 的一个优点是屈光状态一般较为稳定,可较早进行加强治疗,通常在 LASIK 术后 6 个月之内,而对于 PRK/LASEK/Epi-LASIK/TPRK,加强治疗后存在角膜细胞激活以及角膜上皮下雾状混浊(haze)的风险,通常要求在能够安全进行加强治疗之前等候至少 3~6 个月。一般而言,远视及较高度近视,比其他情况的再次治疗率高。有显著角膜雾状混浊及回退的病人,在再次手术后,因进一步回退以及再次发生影响视力的角膜雾状混浊和最佳矫正视力丢失,而处于较高的风险状态。在再次治疗手术中,局部使用丝裂霉素,可减少这种反应。

LASIK 术后 1~3 个月,裸眼视力及屈光状态可基本稳定;而 PRK/LASEK/Epi-LASIK/TPRK 术后,一般在术后 3~6 个月裸眼视力及屈光状态才趋于稳定。此时,病人及医师应认真评估其对手术效果的满意度。假如病人对裸眼视力及视觉质量不满意,可在仔细评估所有检查结果,尤其是屈光度、角膜地形图、波前像差、角膜厚度等的基础上,才考虑进行再次手术或加强治疗,以矫正残留屈光不正或较高阶像差,尤其是彗差(偏中心切削)及球差(光区过小)。

需要再次手术的原因及手术时机:

(1)过矫(overcorrection):其原因主要为:①术前验光存在调节过度的因素,致使近视屈光度治疗参数比实际偏大;②在开始激光治疗之前,发生实质性的角膜基质脱水,比如基质床暴露于空气中的时间过长、手术室内湿度过低、有气流等,由于每一脉冲激光将会切削更多的角膜基质组织而导致过矫;③年龄较大者,因为他们的伤口愈合反应较轻。而且,原有高度近视且年龄较大者,因调节力下降,对于过矫的反应比年轻人更为强烈。

研究表明,对于 PRK/LASEK/Epi-LASIK/TPRK,术后回退过程一般持续至少 3~6 个月,对于术后早期验光确定存在少量过矫,且调节难以克服者,可试用非甾体类抗炎眼药水每天 4 次,联合绷带型软性角膜接触镜持续数月,可能会减轻少量过矫。

(2)欠矫(undercorrection)及回退:在矫治高度近视及远视时更为多见,小于 6.0mm 直径的光区,可显著增加术后回退率。对于 LASIK,假如有明确原因造成欠矫者,如激光能量衰减、屈光度参数输入错误等,在确保角膜厚度足够的前提下,可早期(1 个月内)掀开原角膜瓣做补充激光切削;而由于其他原因所造成的屈光度回退,则应当在屈光状态稳定至少 3 个月后,再考虑做再次手术。

(3)中央岛(central island):近视矫治术后角膜地形图检查时,偶然可发现中央岛,其定义为与旁中央变平区相比,中央隆起至少 1.00D、直径范围大于 1.0mm。多因采用比较陈旧的宽光束(大光斑)准分子激光系统所致,目前在采用较新型的扫描式激光系统后,中央岛已经非常罕见。曾报道中央岛更多见于直径大于 5.0mm 的切削以及较高的拟矫正屈光度。中央角膜地形图岛状改变,可伴有视力下降、单眼复视及多视、鬼影(ghost image)以及对比敏感度下降。

在宽光束激光系统，为了预防形成中央岛，可在中央角膜追加额外的激光脉冲，通常按治疗脉冲总量的恒定百分比来计算。假如中央岛在术后 6～12 个月尚未自行消失，可直接用准分子激光按欠矫方案做再次治疗。但对于 LASEK、Epi-LASTK 或 TPRK 术后，角膜地形图提示小中央岛者，应排除中央角膜上皮过度增殖，后者往往随着时间推移而自动好转。

（4）光学像差：有些病人在术后抱怨有光学像差（optical aberration）相关的症状，包括眩光（glare）、鬼影及光晕（halo）。多数是采用较小的光学切削区拟矫正较高屈光度，球差显著增加以及激光切削偏中心，产生彗差所致。还有一些偏中心切削是由于病人 Kappa 角偏大，而术中没有进行补偿造成的，尤其在飞秒激光小切口角膜基质透镜取出术（SMILE）时，偏中心切削造成的术后像差再次矫正可能就只有采用表面切削方式才好。因夜间瞳孔散大，这些症状在夜晚加剧，年轻人、瞳孔直径大的近视病人，更为严重。波阵面图可显示与这些主观感受相关的较高阶像差。对于有明显的视觉质量下降症状者，无论其亮光照明下裸眼视力是否可达到正常，只要与波前像差图和（或）角膜地形图所提示的异常相吻合，即可在检查结果稳定之后，进行波前像差或角膜地形图引导下的再次手术治疗。

此外，在决定做再次手术之前，必须用 A 超角膜测厚仪精确测量角膜厚度，而术后使用 ORBSCAN 测量角膜厚度，往往会使测量值比实际偏薄。LASIK 术后的增强手术，必须结合原角膜瓣厚度来估算再次术后剩余角膜基质床厚度是否足够。由于原角膜瓣厚度与实际厚度往往存在偏差，为保证安全，在 LASIK 增强术中，建议在掀开原角膜瓣之后，用 A 超测厚仪再次测量角膜基质床厚度；而近年来发展的眼前节 OCT，可以准确地测量出角膜瓣以及角膜基质床厚度，从而为增强手术的预先设计提供参考。对于准分子激光表面切削的增强手术，通常认为角膜上皮层厚度为 60μm，上皮下基质床厚度须保留达 300μm 以上，即术后角膜总厚度应当达 360μm 以上。

决定做加强治疗之前，还应该结合考虑病人哪只眼为主视眼，假如主视眼有残留近视或非主视眼有残留远视，由于病人对此种情况的耐受程度较差，需要考虑尽早对该主视眼进行再次手术。而对于年龄超过 40 岁者，假如仅非主视眼残留近视，则不要急于做再次手术，即使做也要结合考虑单眼视方案。此外，对于原有高度近视年龄又偏大，远期出现近视回退者，还应仔细检查晶状体情况，因为晶状体的密度增加或核性混浊，均可增加近视屈光度。

对于 LASIK，除非原角膜瓣有缺陷，再次治疗一般方案为掀开原先的板层角膜瓣，在暴露的角膜基质床上做补充激光切削。对于多数病人，即便在首次手术数年之后，仍可很容易地掀开角膜瓣，但在掀瓣过程中，应注意尽量避免损伤角膜上皮，避免将上皮细胞带入角膜瓣下。假如个别病例已经形成一个较强的 Bowman 层瘢痕，掀瓣困难者可选择用显微角膜板层切开刀制作一个新的角膜瓣，但切开的角膜瓣应尽量位于原角膜瓣下方。在掀开已经存在的角膜瓣时，应尽量减少角膜上皮的损伤，环形切（撕）开角膜上皮，在随后掀开角膜瓣时尽量不撕破上皮边缘，可用显微无齿镊或虹膜恢复器在先前角膜瓣的边缘压痕定位。因为在裂隙灯下比用激光仪上手术显微镜的弥散照明更容易看清瓣边缘，所以在裂隙灯下掀瓣，然后在准分子激光仪下完成，或许会更容易一些。

一旦完成激光切削，立即复位角膜瓣并冲洗界面。必须特别小心确认没有松脱的上皮陷入瓣边缘下，避免导致上皮植入。对于角膜上皮不完整者，术毕可戴角膜接触镜，一天后取出。

假如角膜基质床厚度已经低于安全厚度范围，或有其他情况如纽扣瓣时，也可以考虑在原角膜瓣表面选择做 PRK、LASEK 或 TPRK，以加强或补充原先的 LASIK 治疗。但是，在 LASIK 瓣上进行表面切削，可能增加角膜上皮下雾状混浊形成以及不规则散光的风险，合并使用抗瘢痕药物如丝裂霉素 C，可以改善表面切削的疗效。

二维码 3-1
扫一扫，测一测

（王勤美）

笔记

参 考 文 献

1. Rabinowitz YS，Mcdonnell PJ. Computer-assisted corneal topography in keratoconus. Refractive & Corneal Surgery，1989，5（6）：400-408.

2. Maeda N，Klyce SD，Smolek MK，et al. Automated keratoconus screening with corneal topography analysis. Investigative Ophthalmology & Visual Science，1994，35（6）：2749.

3. Shetty R，Arora V，Jayadev C，et al. Repeatability and agreement of three Scheimpflug-based imaging systems for measuring anterior segment parameters in keratoconus. Investigative Ophthalmology & Visual Science，2014，55（8）：5263-5268.

4. 刘祖国. 角膜地形图学. 广州：广东科技出版社，2001.

5. Huang J，Ding X，Savini G，et al. A Comparison between Scheimpflug imaging and optical coherence tomography in measuring corneal thickness. Ophthalmology，2013，120（10）：1951-1958.

6. Guber I，Mouvet V，Bergin C，et al. Clinical outcomes and cataract formation rates in eyes 10 years after posterior phakic lens implantation for myopia. JAMA Ophthalmol，2016，Mar 3.

7. Mainster MA，Turner PL. Glare's causes，consequences，and clinical challenges after a century of ophthalmic study. Am J Ophthalmol，2012，153（4）：587-593.

8. 中华医学会眼科学分会角膜病学组. 激光角膜屈光手术临床诊疗专家共识（2015 年）. 中华眼科杂志，2015，51（4）：249-254.

9. Wang Q，Savini G，Hoffer KJ，et al. A comprehensive assessment of the precision and agreement of anterior corneal power measurements obtained using 8 different devices. Plos One，2012，7（9）：e45607.

10. Mcalinden C，Khadka J，Pesudovs K. A comprehensive evaluation of the precision（repeatability and reproducibility）of the Oculus Pentacam HR. Investigative Ophthalmology & Visual Science，2011，52（10）：7731-7737.

11. Rozema JJ，Wouters K，Mathysen DG，et al. Overview of the repeatability，reproducibility，and agreement of the biometry values provided by various ophthalmic devices. American Journal of Ophthalmology，2014，158（6）：1111-1120.el.

12. Mcalinden C，Wang Q，Gao R，et al. Axial length measurement failure rates with biometers using swept-source optical coherence tomography compared to partial-coherence interferometry and optical low-coherence interferometry. American Journal of Ophthalmology，2017，173：64-69.

13. 中华医学会眼科学分会眼视光学组. 我国飞秒激光小切口角膜基质透镜取出手术规范专家共识（2016 年）. 中华眼科杂志，2016，52（1）：15-21.

第 四 章

屈光手术与视觉质量

本章学习要点

- 掌握：屈光手术视觉质量评估的方法。
- 熟悉：屈光手术视觉质量评估的意义。
- 了解：屈光手术视觉质量评估的量表；如何保障屈光手术术后视觉质量。

关键词 屈光手术 视觉质量 波前像差 对比敏感度 生活质量

第一节 屈光手术视觉质量评估的意义

近年来，随着理论与技术的发展，屈光手术的有效性和安全性已较普遍地得到了良好保障，人们对术后视觉质量（visual quality）提出了更高的要求，要求获得清晰、舒适和持久的视觉质量。屈光手术视觉质量评估具有以下意义：

1. 对初次手术病人，根据评估结果确定手术价值和手术方式，进行手术量等的个性化设计。

2. 对术后病人，尽管术后裸眼视力良好，不少病人仍抱怨存在视疲劳、眩光和夜视力差等不适（图 4-1）。长期以来，临床简单地以术后视力恢复如何、并发症出现与否作为评判病人术后视功能的主要指标，而忽略了病人的眼部成像质量和主观感受。根据主客观表现的不同程度，判定手术质量，确定是否需要再次手术，再次手术能否进一步提高视觉质量。再次手术时，采用视觉质量的检查数据进行眼球光路中某一光学面的精确修正，改善其视觉质量。

3. 再次手术后，其结果可直接反映病人主观症状改善的原因。成功的屈光手术，不仅要注重其安全性、有效性、准确性、稳定性，更应当要以有效提高屈光不正病人的视觉质量为目的。提高对视觉质量重要性的认识，有利于学科的发展以及构建更为和谐的医疗环境。

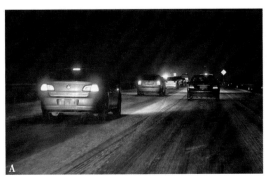
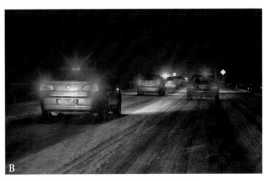

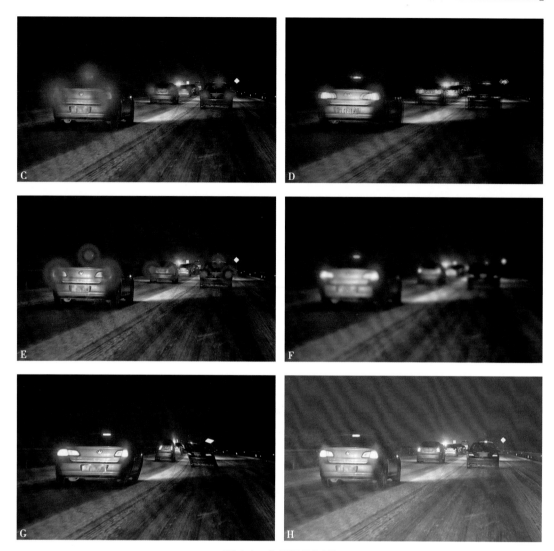

图 4-1   夜间视觉问题

A. 正常视觉；B. 星芒；C. 眩光；D. 重影；E. 光晕；F. 模糊；G. 畸变；H. 雾视

第二节   屈光手术视觉质量评估的方法

视觉质量的评估方法众多，包括波前像差（wavefront aberration，WA）、点扩散函数（point spread function，PSF）、调制传递函数（modulation transfer function，MTF）、对比敏感度（contrast sensitivity，CS）、散射光（straylight）和主观视觉症状等。鉴于各种评估方法的原理和优缺点不同，在临床和科研工作中应根据目的和对象合理选择，全面和准确地评估视觉质量。

1. 波前像差   实际波面和理想波面之间的光程差（通常以 μm 为单位），称为波阵面像差或波前像差，可用 Zernike 多项式表示（图 4-2），Zernike 多项式的各个项相叠加形成总像差。像差按照产生原因可分为单色像差（monochromatic aberration）和色像差（chromatic aberration），目前临床主要测量的是单色像差。屈光状态将对波前像差的形态产生影响（图 4-3）。

人眼总像差包括角膜像差（corneal aberration）和眼内像差（introcular aberration）（图 4-4）。传统的如基于 Tscherning 或 Hartmann-Shack 等原理的像差仪检测的均是人眼总像差。当前，基于 Scheimpflug 原理的旋转照相系统追踪角膜高度图变化，采用光路追迹（ray-tracing）

笔记

技术可以定性和定量地获得角膜前、后表面的像差（图 4-5、图 4-6），更全面且准确地评价角膜像差。像差常用的评价指标包括总高阶像差（higher-order aberrations，HOAs）、高阶主导像差、球差（spherical aberration）、彗差（coma）和三叶草像差（trefoil）等。

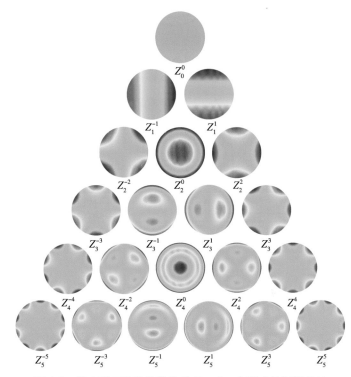

图 4-2 第 0 到 5 阶波前像差的 Zernike 多项式的图像表达

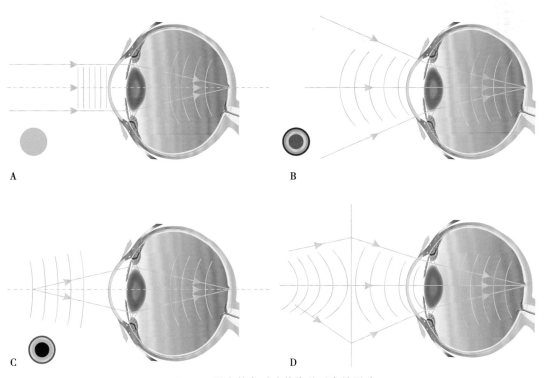

图 4-3 屈光状态对波前像差形态的影响

A. 无像差的正视眼，波前是垂直于光线的完美平面；B. 远视眼的波前呈山状（凸面），即中央比周边更靠前；C. 近视眼的波前呈碗状（凹面），即周边比中央更靠前；D. 不规则散光眼的波前是不规则的，形状复杂

笔 记

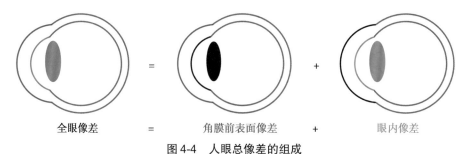

图 4-4　人眼总像差的组成

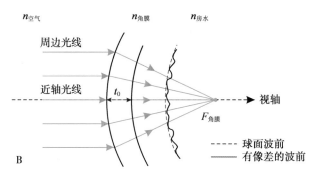

图 4-5　角膜前表面和全角膜的光路追迹
A. 角膜前表面，使平行光线折射到前表面焦点（$F_{前}$）；
B. 全角膜，使光线折射到角膜焦点（$F_{角膜}$）

像差的大小受年龄、测量偏心度、调节和屈光度等因素的影响。

正常人眼像差包括低阶和高阶像差。未接受屈光手术的眼屈光系统中以低阶像差为主。传统准分子激光屈光手术使得细微的角膜形态改变达到屈光矫正效果，可消除或减少病人的低阶像差，但同时增加了球差、彗差以及其他高阶像差（图 4-7），其中球差增加更为明显，从而影响视觉质量，可能导致术后病人出现夜间视觉问题，如眩光、光晕和重影等。高阶像差的增加主要有以下原因：①激光偏中心切削，与彗差增加有关；②术前的屈光度与球差高度相关，屈光度越高，需要切削的角膜越厚，造成角膜顶点球面性质的改变也越大，因此球差就越大；③近视治疗使角膜表面产生正球差，而远视治疗产生负球差，且 LASIK 治疗远视所产生的像差远大于治疗近视产生的像差；④术后角膜的形态及表面不规则性；⑤角膜切口或角膜瓣层间及角膜上皮愈合过程可能发生的角膜形态学的动态改变。另外，有效切削区、过渡区和瞳孔大小等均可影响像差的改变。泪膜稳定性也将影响波前像差检查结果，泪膜不规则将增加高阶像差。

像差的大小和瞳孔的直径有较强的关系。瞳孔散大时进入眼内的光线增加，高阶像差也将增加（图 4-8）。目前认为相对暗光条件是暗光下影响视觉质量的主要因素，因此临床工作中应特别注意相对暗光下的瞳孔直径。然而有研究发现，屈光手术术后早期瞳孔大的病人视觉不良症状主诉较多，但是术后 6 个月后症状主诉与瞳孔直径无明显相关性；也有

笔记

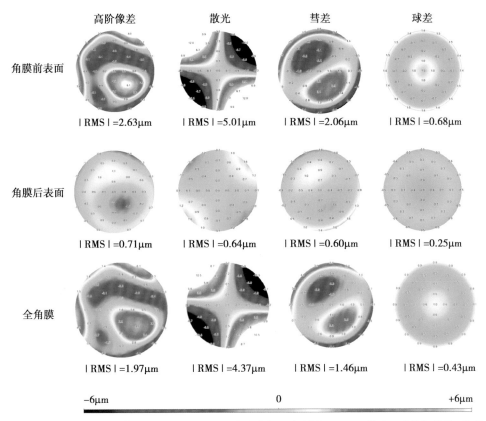

图 4-6　圆锥角膜的角膜像差模式图（6.0mm 瞳孔直径），包括总 HOAs、散光、球差和彗差，体现了角膜后表面像差的补偿效应（单位：μm）

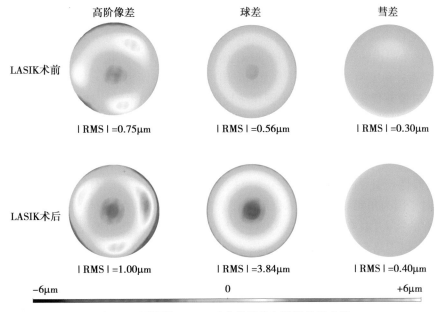

图 4-7　近视眼 LASIK 手术前后的角膜像差模式图

研究发现夜间视觉不适多于术后 1 个月达到高峰，6 个月后明显减少甚至消失。因此，瞳孔大小是影响视觉质量的一个重要因素，但并非单一因素，后者还与有效光学区大小、屈光度和个人敏感度等因素相关。

　　飞秒激光治疗仪采用小光斑、高脉冲频率和低能量，制瓣仅需几秒到三十秒，制瓣光滑平整。已有大量研究发现，与机械刀制瓣相比，飞秒激光制瓣术后短期内高阶像差的增加

笔记

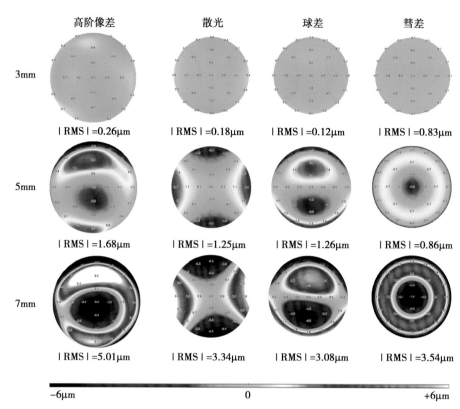

图 4-8　不同瞳孔直径下 LASIK 术后病人 HOAs 的比较

量更小、术后视觉质量更好。但长期的随访表明，两者引起的角膜高阶像差变化并无差异且保持稳定。此外，具有虹膜纹理识别功能的准分子激光治疗仪采用高速扫描跟踪频率，根据眼球的自旋量和瞳孔的偏移量来校正切削角度和中心，可进一步保证术后视觉质量。

波前像差作为视觉质量评估的重要指标之一，已广泛应用于屈光矫正领域，如角膜屈光手术、个性化角膜接触镜、特殊设计的非球面消像差眼内人工晶状体（intraocular lens，IOL）等。波前像差在角膜屈光手术设计方面的应用主要有以下两方面：

（1）波前像差优化手术：可减小因传统切削模式引起的术源性球差。术源性球差的来源是周边能量的丢失产生余弦效应，多次叠加而产生的球差，是影响视觉质量的主要因素。波前像差优化手术通过特殊的切削设计可增加近周边脉冲，维持长椭圆形的角膜形态，从而减小术源性球差。

（2）波前像差引导的个性化切削：飞点扫描和小光斑是其基础，可治疗不规则散光。该方法尤其对于因为角膜疾病或手术引起的显著高阶像差的病人，如传统的屈光手术后或出现其并发症的病人，具有很好的优势。对于人眼，6 阶以上的高阶像差对视觉影响很小，尤其在日间，可以忽略不计。临床上进行像差引导的个性化切削考虑最多的是 3、4 和 5 阶像差，通常是彗差和球差。一般而言，小于 1mm 的激光光斑直径可以矫正 4 阶以下高阶像差，而小于 0.6mm 的光斑直径可以矫正 6 阶以下的高阶像差。为了得到更小的高阶像差和更平滑的表面，高斯分布的光斑能量密度中央高于周边且有部分重叠。目前应用于临床的准分子激光仪的激光光斑最小直径仅为 0.54mm，并且激光光斑呈超高斯分布。理论上，0.1mm 的偏移切削可能会在近视眼的矫正中出现新的像差。为了更精确地矫正像差，术中使用快速、多维立体跟踪系统以保证每个小光斑的准确定位。此外，较高的激光脉冲重复率可以缩短治疗时间，避免因眼球固视偏移而产生术源性像差。

笔记

对于较低 HOAs（瞳孔直径大于 6mm 的情况下低于 0.35μm RMS，约占人口的 83%）的病人，波前像差优化手术的效果相当于甚至优于波前像差引导的个性化切削；而对于较高

HOAs（瞳孔直径大于 6mm 的情况下超过 0.35μm RMS）的病人，波前像差引导的个性化切削的效果更佳。对于较高 HOAs 的病人应详细检查以排除干眼、白内障和圆锥角膜等导致 HOAs 增高的疾病。

波前像差还可用于眼内屈光手术 IOL 的设计。理想的 IOL 应该实现人眼透明晶状体的正常功能，通过相反的高阶像差中和角膜球面的高阶像差。优化的、长椭球形状的非球面 IOL 具有固定大小的负球差，可补偿部分角膜的平均正球差以提高视觉质量，尤其是 CS 和暗处的视觉质量。考虑角膜全部高阶像差在内的定制化 IOL，尤其适用于角膜激光屈光手术后的病人。良好的居中和最小程度的倾斜是减少术源性像差、实现非球面或像差矫正的 IOL 的视觉效果的前提。位置倾斜将导致 IOL 产生不可忽视的眼内彗差。尽管减少 HOAs 对于保证光学成像质量很重要，但同时也将减少景深。因此，应根据病人的期望来综合权衡成像清晰度和景深。随着自适应光学在视网膜成像的研究日益增多，更先进的矫正像差的技术有望在临床得到应用。

2. 点扩散函数（point spread function，PSF）　是指点光源经过眼球光学系统后在视网膜面上的光强分布函数，其像点总光强度是由点光源的光强度、瞳孔大小和在眼内介质中的吸收丢失量决定的。PSF 由调制传递函数（modulation transfer function，MTF）和相位传递函数（phase transfer function，PTF）整合得到，也有研究采用光学传递函数（optical transfer function，OTF）表示。对于小瞳孔（小于 2.0mm）者，影响 PSF 的主要因素是衍射；当瞳孔直径逐渐增大时，衍射的影响逐渐减小，像差成为影响 PSF 的主要因素（图 4-9）。PSF 综合考虑了像差、衍射和散射的影响，可以更全面、准确和客观地对视网膜的成像质量进行评估，且可重复性好。PSF 已广泛应用于准分子激光原位角膜磨镶术、框架眼镜、软性环曲面角膜接触镜和硬性透氧性角膜接触镜等不同矫正方式下的视网膜成像质量评价，也应用于不同材料和设计的 IOL 的性能定量化评价。

3. MTF　是评估光学系统成像质量的常用指标，描述空间频率的正弦条栅的对比度的失真度，其大小由像的对比度与物的对比度的比值计算得到。相比较于采用心理物理学方法的对比敏感度函数（contrast sensitivity function，CSF），MTF 只表示经过人眼光学部分后视网膜像对比度的丢失，是一种客观地评估光学系统成像质量的指标。MTF 在测量中对病人的配合程度要求不高，测量时间短，能反映眼球整个屈光系统的光学质量，不受视网膜神经通路传递的影响。双眼的 MTF 表达具有镜像对称性。PRK、LASIK 和 Epi-LASIK 术后早期的病人 MTF 值均有所下降，提示角膜屈光手术病人术后视觉质量均有一定程度的降低。有研究发现，LASIK 术后 3 个月时，在 3mm 瞳孔直径下，MTF 值在 30.26～37.70cpd 与术前无显著差异，在 2.98～23.81cpd 则低于术前；在 6mm 瞳孔直径下，MTF 值在 2.98～9.42cpd 低于术前，表明瞳孔直径增大将减小 MTF 值。

当前基于双通道技术的光学质量分析系统（Optical Quality Analysis System，OQAS™ Ⅱ，Visiometrics）以及基于光路追击系统的像差仪（iTrace）均可测量 MTF、MTF 截止频率（MTF cutoff）等。其中，OQAS 综合了像差、衍射和散射的信息，全面反映病人成像特点，在健康人眼、屈光手术术后眼和早期年龄相关性白内障眼中使用重复性均较好，并且已经建立了不同屈光状态下的正常参考值范围。OQAS 可以同时测量以下指标：

（1）MTF 值：OQAS 能够测出 OV（OQAS Value）100%、OV 20% 和 OV 9% 这 3 种对比度的 MTF 值，分别指仪器对 100%、20% 和 9% 对比度下受试者的实测值与正常对照组的数据比较后的标准化计算得分。

（2）MTF 截止频率：代表低对比度时的最高频率。一般而言，MTF 的阈值范围是 0～1，随空间频率增大而逐渐降低，其值越大，视觉质量越好。OQAS 使用 0.01 MTF 值（对应 1% 的对比度）作为截止频率，除以 30cpd 就是小数制的中心视力。虽然屈光手术术后病人的最

笔记

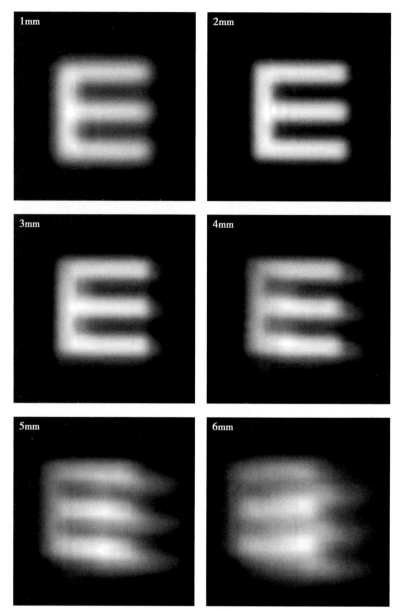

图 4-9　瞳孔大小对视觉质量的影响——有像差眼的 PSF 示意图。瞳孔直径由 1mm 增大至 2mm 时，由于衍射减小，PSF 变小；随着瞳孔直径继续增大，PSF 也增大

佳矫正视力与健康人相同，但是其短期内 MTF 截止频率较健康人更低，说明屈光手术术后视觉质量低于健康人眼。

（3）斯特列尔比（strehl ratio, SR）：指在同一瞳孔直径下，有像差光学系统的 PSF 的中心峰值与衍射受限光学系统（无像差）PSF 的中心峰值的比值，可以由实际像的 MTF 曲线下的面积与同一瞳孔大小下的理想像的 MTF 曲线下的面积比值计算得到。其值在 0～1 之间，越大表示视觉质量越佳，达到 0.8 说明成像质量好，则可认为此光学系统为衍射限制。

（4）客观散射指数（objective scatter index, OSI）：见下文散射光。

OQAS 已广泛用于视觉质量评估。Waring 和 Klyce 采用 OQAS 评估新一代角膜嵌入环 KAMRA（ACI 7000PDT）在治疗老视方面的视觉质量，与对侧眼比较，植入眼的调节曲线改善且视网膜弥散斑缩小。Debois 等采用 OQAS 评估 8 例病人（13 只眼），术前平均角膜散光为 $-1.85D\pm0.72D$，植入 Lentis L313T ToricIOL 术后平均 MTF 截止频率和 OSI 分别为 27.28cpd±8.45cpd 和 1.76±0.64。

笔记

4. 对比敏感度（contrast sensitivity，CS） 是视觉系统在不同明暗对比度变化下对不同空间频率正弦光栅的识别能力。视力表仅反映黄斑对高对比度小目标的分辨能力，而无法衡量整个视网膜对低对比度物体的分辨能力。CS 比视力表检查能够更敏感、真实地反映视功能情况，更符合人眼视觉的实际环境，已成为评价屈光手术的重要指标之一。在暗室里分别检查明光、明光＋眩光、暗光和暗光＋眩光四种状态下 CS，经换算后进行统计分析。CS 检查的缺点在于测试速度慢，病人在测试过程中容易产生视疲劳，而且依赖于病人的主诉和配合，测试结果受到病人的年龄、受教育程度、配合程度等的影响。

部分角膜屈光手术术后的病人抱怨阴天、夜间和照明不良等情况下视物模糊、眩光和光晕现象严重等，多存在 CS 下降的情况。LASIK 术后早期 1～3 个月的 CS 在各空间频率普遍下降，术后 6 月逐渐提高，有接近于术前的基线水平的趋势，并且中低度屈光不正病人比高度者恢复更快，像差引导等的个性化手术也较非引导手术的恢复更好。CS 下降的原因包括术后早期发生 haze、角膜水肿、角膜层间界面光折射、角膜表面不规则、角膜中央偏平切削、偏心切削以及瞳孔大小与切削区不匹配等，以上因素都会引起进入眼光线的散射，从而使视网膜影像的对比度下降。对不规则角膜散光病人行角膜地形图引导的 TPRK 术，术前病人的 4 个空间频率的 CS 明显低于正常值，术后 3 个月病人不规则角膜散光得到了有效的矫正，且 CS 值明显提高。

5. 散射光（straylight）/**眼内散射**（ocular scattering） 是指光线经过眼部结构（角膜、晶状体、玻璃体、巩膜、虹膜、视网膜）时发生散射的物理现象。由于眼部结构的非均匀性，光线经过这些结构时发生散射，从而产生眼内散射光（图 4-10）。散射光可以形成光幕，投射到视网膜上，降低物像的对比度，从而影响视觉质量。眼内散射是失能性眩光的主要原因，可以引起多种视觉不适。在 PSF 中，低阶和高阶像差主要体现在 1° 以内的区域（其中部分高阶像差在 1° 以外），与视敏度和 CS 的区域有重叠，而与散射光界限相对清晰，所以散射光是评价视觉质量的重要的独立指标。

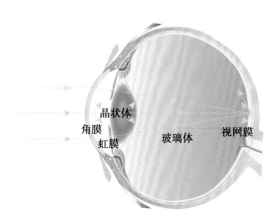

图 4-10 眼内散射光的来源

对比补偿法（compensation comparison method）是基于国际照明委员会视网膜散射光定义的心理物理学测量方法，即在周边与视轴成一定角度设置一闪烁光源模拟散射光干扰，在中央设置与眩光源反相的补偿闪烁光源对眩光源进行补偿，将中心补偿光部分分成两个半圆，通过改变两个半圆补偿光的亮度，让受检者判断哪个半圆较亮（图 4-11），获得一系列的测量值，运用最大似然比原理拟合散射光曲线，从而确定散射光值。基于该原理的散射光测量仪器 C-Quant 具有非接触、临床重复性较好的优点，但是使用时需要病人对仪器图像变化作出反应，对病人的理解能力和配合程度要求较高，视力下降会使测量的精准性下降，且测量时间较长，易造成病人疲劳，也可因瞬目不足引起的泪膜不稳定，从而影响测量的准确性。

笔记

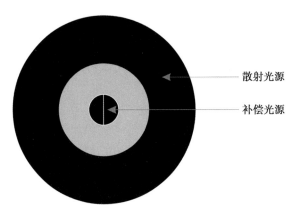

图 4-11   C-Quant 对比补偿法测试

OQAS 是检查眼内散射的光学客观检查方法，通过 OSI 量化评估，测量过程中对受试者的要求并不高，操作简单快捷，结果客观可信。OQAS 的低阶像差矫正系统可在测量前矫正低阶像差，获得仅受高阶像差和散射影响的图像和 OSI 值。OSI 是双通道影像在外周（12～20 弧分）与中心（1 弧分）的光强度之比，OSI<1.0 代表眼内散射较小。MTF 截止频率和 SR、OSI 均呈负相关。

6. 主观视觉症状   视功能相关生活质量量表评估，见本章第三节。

第三节   屈光手术视觉质量评估的量表

近年来，由于生物医学模式向"生物—心理—社会"医学模式的转换，在眼科临床工作中，单纯使用视力、CS 等指标已不足以全面评价病人的主观感受。由于屈光手术后病人出现的光学并发症（如眩光、复视等）多为主观感受，临床上常采用一些主观测试方法评价其视觉功能和视觉质量，包括病人的满意度和对客观症状的描述等。视觉相关的生活质量（vision-related quality of life，VRQoL）得到国际上眼科学领域的重视，越来越成为眼科临床研究的热点。将 VRQoL 引入视觉质量评估体系中，研制相关量表，可以主观、简明地反映视觉质量对病人的影响，在临床工作中得到了广泛应用并取得了良好的效果。基于现代项目理论和 Rasch 分析的 VRQoL 不仅可以用来衡量白内障、角膜屈光手术后、配戴框架眼镜和角膜接触镜的主观效果，而且可以全面评估术后出现诸如 CS 下降、眩光等视觉问题对视觉质量的影响。

目前 VRQoL 量表种类繁多，主要包括屈光矫正手术对生活质量的影响（quality of life impact of refractive correction，QIRC）问卷、视觉屈光状态概况（refractive status vision profile，RSVP）和美国国家眼科研究所屈光生活质量（national eye institute refractive error quality of life，NEI-RQL）调查表等。2010 年由英国学者 McAlinden 等研发的视觉质量（quality of vision，QoV）量表，可用于评价导致视觉质量问题的所有类型的屈光矫正、眼外科手术和眼病病人的主观视觉质量。该量表包括 10 个症状，分为频率、严重程度、困扰程度 3 个问答形式，共30 个条目，每个条目分为 4 个等级选项（没有 / 一点也不，偶尔 / 轻度，时常 / 中度，很频繁 /重度），每个选项的分值分别为 0、1、2、3。各个条目得分的总和为该病人视觉质量的总分。该量表对涉及的 6 个视觉症状配有标准照片来说明，有助于病人区分各个症状之间的差别。已经通过 Rasch 分析验证该量表应用在白内障人群的精确性、可靠性和内部一致性较好。该量表已经形成了多种语言和文化背景下的版本，在意大利的白内障人群和英国的屈光不正人群均有应用。

笔记

第四节　如何保障屈光手术术后视觉质量

（一）良好的硬件、软件措施

精良的医疗设备、良好的手术环境和精湛的手术技术是术后视觉质量的保障。近年来医疗设备发展迅速，各种板层切削刀精确度和自动化程度不断提高，准分子激光技术逐渐改进和升级，智能化热效应控制被引入，新型眼球追踪系统也得到应用，先进优良的仪器作为成功的角膜屈光手术不可或缺的因素之一。

（二）术前术后精确的评估至关重要

精确的术前评估有助于确定手术适应证、手术方式和个性化设计，对于术后视觉质量的提高至关重要。近年来，个性化设计和治疗越来越被重视。个性化手术设计应从年龄、工作性质、角膜形态、角膜厚度和瞳孔等多方面进行考虑，选择适当的治疗区和相匹配的过渡区，均应在精确术前评估的前提下进行。术前屈光度数过高的病人术后的彗差和球差有所增加，中重度干眼病人术后远视力和功能性视力（functional visual acuity，FVA）波动大，瞳孔直径过大的近视病人术后夜间视力下降。许多术后视觉质量问题的出现都源于不完备的术前检查与评估，如忽略主视眼的检查可能会带来双眼平衡失调的问题。

准确、适时而详细的术后评估可用以判定手术质量、是否需要二次增强手术等，但临床上对此重视不足。尤其是二次增效手术，对于医生和病人来说，往往心理上承担着比第一次手术时更大的压力，因此术后评估至关重要。

（三）术式设计和切削模式选择需谨慎

每个病人的角膜都具有不同的特性，应当根据其实际情况来设计手术方式和切削模式。不完善的设计和选择将恶化术后视觉质量。人眼角膜中央瞳孔区近似球形，周边部趋于平坦，整个表面形态呈非对称的近椭圆形，因此角膜中央部的波前像差较小，周边部的则较大。当进入瞳孔的光线扩大到周边部时，便会引入较大的波前像差。角膜屈光手术后会导致角膜前后表面形态的变化，波前像差也会发生改变，手术方法的差异对其变化产生不同程度的影响。对于角膜厚度处于边界且瞳孔较大的病人，表层切削较板层切削术式可以设计更大的有效切削光区和过渡区，减少较小切削区引起的不适感，提高术后病人的满意度。

（四）合理引进新技术

屈光手术发展日新月异，很多新的技术方法逐渐问世，如经上皮准分子激光屈光性角膜切削术（TPRK）、波前像差、Q值、角膜地形图引导的个体化手术、角膜上皮薄瓣的Epi-LASIK、矫治老视的角膜嵌入环技术、飞秒激光制作角膜瓣甚至是正在研发的纳秒激光技术，有益于避免眩光、减少像差和增强视觉敏感度。

目前全飞秒激光的临床应用使得角膜屈光手术使用一种飞秒激光可同时完成角膜瓣的制作与屈光矫正两个过程，但在个性化和二次增强手术方面尚不能满足临床的全方位需求，尤其是治疗高度近视散光和远视眼，也尚缺乏对于术后病人视觉质量的相关研究，需要进一步完善超高速多维跟踪系统。多元化手术方案设计的准分子激光设备和快速安全的飞秒激光形成有机组合，为角膜屈光手术提供了更加满意的手术效果，增加了手术切削的精准性和安全性。

（五）综合考虑个性化手术的利弊

与传统屈光手术相比，个性化手术所带来的优势有：显著提高术后裸眼视力和矫正视力，更好地矫正散光，减少术后高阶像差的增加，提高CS，改善夜间视力，降低眩光和光晕的不适感，最大程度提高视觉质量。但是，个性化切削也存在许多不足，例如术前检查不具备理想的准确度和可重复性，检查过程容易受到外界多种因素的干扰，术前的数字化形态

笔记

二维码 4-1
扫一扫，测一测

难于和术中重合等等。因此，屈光手术医生应该以提高视觉质量、改善视功能为原则，采用多种指标对病人进行综合全面评估。

（黄锦海）

参 考 文 献

1. Schallhorn SC，Kaupp SE，Tanzer DJ，et al. Pupil size and quality of vision after LASIK. Ophthalmology，2003，110（8）：1606-1614.

2. Pop M，Payette Y. Risk factors for night vision complaints after LASIK for myopia. Ophthalmology，2004，111（1）：3-10.

3. Schallhorn SC，Tanzer DJ，Kaupp SE，et al. Comparison of night driving performance after wavefront-guided and conventional LASIK for moderate myopia. Ophthalmology，2009，116（4）：702-709.

4. Calvo R，McLaren JW，Hodge DO，et al. Corneal aberrations and visual acuity after laser in situkeratomileusis：femtosecond laser versus mechanical microkeratome. Am J Ophthalmol，2010，149（5）：785-793.

5. Smadja D，Reggiani-Mello G，Santhiago MR，et al. Wavefront ablation profiles in refractive surgery：description，results，and limitations. J Refract Surg，2012，28（3）：224-232.

6. Ondategui JC，Vilaseca M，Arjona M，et al. Optical quality after myopic photorefractive keratectomy and laser in situ keratomileusis：Comparison using a double-pass system. Journal of Cataract and Refractive Surgery，2012，38（1）：16-27.

7. Thibos LN，Hong X，Bradley A，et al. Accuracy and precision of objective refraction from wavefront aberrations. J Vis，2004，4（4）：329-351.

8. Waring GOt，Klyce SD. Corneal inlays for the treatment of presbyopia. Int Ophthalmol Clin，2011，51（2）：51-62.

9. Debois A，Nochez Y，Bezo C，et al. Refractive precision and objective quality of vision after toric lens implantation in cataract surgery. J Fr Ophtalmol，2012，35（8）：580-586.

10. 黄锦海，郑博. 眼内散射光的临床意义及测量方法的研究进展. 中华实验眼科杂志，2012，30（12）：1139-1143.

11. Pesudovs K，Garamendi E，Elliott DB. The quality of life impact of refractive correction（QIRC）Questionnaire：development and validation. Optom Vis Sci，2004，81（10）：769-777.

12. McAlinden C，Pesudovs K，Moore JE. The development of an instrument to measure quality of vision：the Quality of Vision（QoV）questionnaire. Invest Ophthalmol Vis Sci，2010，51（11）：5537-5545.

13. Skiadaresi E，McAlinden C，Pesudovs K，et al. Subjective quality of vision before and after cataract surgery. Arch Ophthalmol，2012，130（11）：1377-1382.

14. McAlinden C，Skiadaresi E，Pesudovs K，et al. Quality of vision after myopic and hyperopic laser-assisted subepithelial keratectomy. J Cataract Refract Surg，2011，37（6）：1097-1100.

笔记

第 五 章

屈光手术的器械和设备

本章学习要点

- 掌握：准分子激光机、飞秒激光机、治疗白内障的不同类型飞秒激光机的原理、基本性能、生物学特点、使用原则及其在临床的应用意义。
- 熟悉：显微角膜板层刀的基本结构、原理、基本性能、生物学特点、使用原则及其在临床的应用意义。
- 了解：准分子激光机、飞秒激光机、治疗白内障的不同类型飞秒激光机的基本结构，其他角膜屈光手术、眼内屈光手术及巩膜手术器械等的相关内容。

关键词 准分子 飞秒 激光 原理 生物学特性

第一节 准分子激光机

一、准分子激光产生的机制

1. 准分子的定义 准分子（excimer）是由 Excited-Dimer 两个词组成，意思是"被激发的二聚体"。二聚体所包含的是惰性气体和卤素两种元素。基态下的惰性气体原子，其电子壳层已被充满，从而保持其化学性能的稳定性。当这些稳定的原子受到激发，由于电子被激发到更高的轨道上而打破了最外层的满壳层电子分布，此时可以与其他原子形成寿命极短（$10^{-13} \sim 10^{-8}$ 秒）的分子，这种处于激发态的不稳定分子结构称为准分子。不同的惰性气体与卤素的短暂结合的混合物在解离时会释放不同波长的准分子。主要有 ArF（193nm）、KrF（248nm）、XeCl（308nm）、XeF（351nm）等。目前临床应用的准分子激光机主要是氩氟混合物（ArF）产生的 193nm 波长的超紫外冷激光。

2. 准分子激光的产生原理 准分子激光是指受激二聚体所产生的激光。当惰性气体和卤素气体按一定比例和压力混合在一起时，在激励源的作用下使气体原子从基态跃迁到激发态，甚至被电离。处于激发态的原子或离子很容易结合成分子，这种分子的寿命仅有几十个毫微秒。当激发态的分子数远多于基态分子数，就形成离子数反转。准分子从激发态跃迁回基态时，释放出光子，经谐振腔振荡发射出激光。同时惰性气体和卤素气体从准分子状态迅速解离成 2 个原子。这些光子所释放出的光子能量是非常大的，它们作用于生物组织时发生光化学效应，使细胞组织汽化、分解，从而达到切削组织的目的，但对周围组织不产生影响。

二、准分子激光机的基本构成和性能

准分子激光机主要是由谐振腔发出的激光束，经过一系列透镜组、滤光器、驱动器、计

笔记

算机系统、探测器等复杂的传输系统到达角膜，这些部分组装在一起构成了完整的激光机的输出系统（图5-1）。准分子激光机的激发方式有电子束激励和快速放电激励等。基态的电子迅速排空造成激光下能级总是空的，这样有利于离子数反转的形成，即使在超短脉冲下运转，也能保持四能级的特性，从而可以获得较高的输出率。准分子激光机的能量转换效率一般为1%～5%，激光脉冲宽度约几十～几百毫微秒，光束发散角约2毫弧度。每一个脉冲可切除0.25μm深度的角膜组织。目前多数为气体激光机，利用高压电能作为激励源激发激光腔内工作物质（ArF等），从而实现粒子的反转在激光腔内形成激光振荡，向外输出激光。因为高压电可达到几千伏特，故必须在外层用金属板进行严密屏蔽以防电流的外漏导致危险。激光头由泵浦源、工作介质、谐振激光腔和激光电极组成，是激光机的心脏。激光机上再连接手术显微镜、眼球跟踪系统以及屏幕显示器，便于精细的手术操作和术中眼位的监测与激光扫描的跟踪控制。

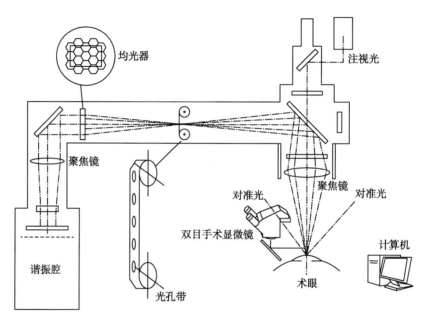

图5-1   准分子激光输出系统

决定激光能量输出的两个重要因素为激光腔内电压和工作气体。气体会随着激光脉冲的产生而逐渐消耗。随着能量密度的降低，激光腔内的电压会逐渐升高，而当电压达到最高值时就需要在激光腔内充填新的工作物质——气体交换，所以每次手术前要检测激光机的能量和进行换气的操作。

能量密度（energy density，或称fluence）是指作用于切削区单位面积上的激光能量的大小，单位为mJ/cm²，目前常用的准分子激光机的能量密度为100～250mJ/cm²。通过了解能量密度的大小，可对任何屈光矫正量通过计算而获得所需的激光脉冲数，掌握每一脉冲输出的精确能量值，从而可预测手术的治疗效果。当能量密度降低至50mJ/cm²，切削效果很小；而当能量密度达120mJ/cm²时，切削的效果才开始比较稳定。激光能量密度逐渐增加，脉冲间的稳定性随之增加，光束的质量亦得到了提高。但是也不能盲目地增加能量密度，否则伴随而来的是激光能量的热效应增加、光能损失的增加和有声响冲击波的增加。

正因为目前气体脉冲式激光的相对不稳定性，手术前医师的首要任务是将机器调到最佳状态（包括能量的测试和确定中心），同时术中也要动态地检测机器的能量状态、稳定性和光斑的均匀程度，从而保证手术的完美质量。

笔记

三、准分子激光的光学原理

1. 光学原理　1983 年，Trokel 等首先用氟化氩准分子激光进行角膜切削的实验研究。1985 年，Seiler 等将准分子激光用于眼科临床。准分子激光二聚体被激活后所产生的高能量光子束，是一种远紫外激光，每一个光子具有 6.4eV 的能量，远远高于角膜组织中肽链与碳酸分子间共价键的维持能量 3.4eV。激光照射角膜组织时，使其分解成小片段而产生汽化效应，这种效应称为烧蚀性光化学分解效应。

准分子激光的切削作用由发射、组织吸收、组织分子的断键、组织被切削四部分组成。实验结果表明，紫外波段的激光几乎全被浅层角膜吸收，波长越短组织穿透力越弱。紫外波段激光主要以光化学作用打断组织分子的化学键，从而实现组织切削，波长从 157nm 到 351nm。大量的实验表明，ArF 准分子激光（193nm）最适合做角膜切削。它除了具有光子能量大的特点外，还具有只能穿透浅层（0.3μm）的特点。切削组织的深度与激光能量密度的对数呈正相关，$1J/cm^2$ 的能量约切削 1μm 深的角膜组织。目前，商品化的眼科用准分子激光机都是以氩氟气体作为工作物质，输出 193nm 的激光。

2. 临床应用　准分子激光在眼科临床主要应用于：

（1）矫正屈光不正的屈光性角膜切除（其中包括 PRK、LASIK、LASEK、Epi-LASIK、TPRK 等）：用于治疗近视、远视和散光。通过准分子激光切削角膜中心部，使角膜中央区表面变平，屈光力减弱，外界物体的反射线通过角膜折射后，焦点后移到视网膜上，从而矫正近视。通过准分子激光切削角膜的旁中心部和周边部，使角膜中央区表面变陡，曲率半径变小，屈光力增强，外界物体的物像焦点前移到视网膜上，成像清晰，达到矫正远视的目的。

（2）激光治疗性角膜切削术（phototherapeutic keratectomy，PTK）：治疗角膜不规则散光、角膜浅层瘢痕及大泡性角膜病变等。

四、准分子激光的种类及其特征

1. 角膜组织的光谱吸收　角膜组织中基质层占角膜总厚度的 90%，主要由胶原纤维构成，它对 250nm 以下的远紫外光几乎全部吸收。新鲜角膜含水率很高，约 76%。水对 3μm 左右的中红外光吸收峰很高，因此适用于角膜切削或成形的激光主要包括中、远红外激光和远紫外激光两类。表 5-1 显示了不同的角膜组织成分的光谱吸收量。

表 5-1　角膜组织成分的光谱吸收

成分	主要部位	吸收波峰值（nm）	光谱范围
蛋白质	基质	<220	紫外
氨基葡聚糖	基质	<200	紫外
胶原纤维	基质	<250	紫外
核酸	上皮	<260	紫外
维生素 C	上皮	<250	紫外
水	全层	<170	紫外
		2900	红外
		10 000	红外

2. 用于角膜切削的激光种类及特征　不同的惰性气体与不同的卤素分子结合产生位于紫外光谱区不同波长的准分子激光。

笔记

五、准分子激光的生物学特性

准分子激光对眼组织的切削作用具有以下的生物学特点：

1. 穿透力弱　准分子激光的光束仅被表面组织所吸收，穿透力极微弱。一个脉冲切削组织的深度约为 $0.25\mu m$，其光切削阈值为 $10mJ/cm^2$。准分子激光切削组织，切口整齐，毗邻组织损伤小，对眼内组织影响极小。

2. 对邻近组织损伤小　准分子激光的切削作用主要依赖于高能量的光子束。波长越短，光子能量就越高，所伴随的切口周围热损伤就越小；反之，波长越长，光子能量越低，其切口周围热损伤的范围越大。193nm 波长的 ArF 准分子激光最接近 190nm 的角膜及巩膜组织的最大吸收峰，激光照射到角膜和巩膜组织中，绝大部分在小于 $5\mu m$ 的极小范围内被吸收，几乎不引起热损伤。故 193nm 的较短波长的准分子激光较其他类型较长波长激光的热损伤明显减轻，热损伤微乎其微。

3. 光束均匀、切削面光滑　近年来已经改进的新一代准分子激光机，均采用小光斑飞点扫描，若按照半峰值宽度（full-width half-maximum，FWHM）计算小光斑目前有 1.0mm、0.7mm、0.68mm、0.65mm 以及 0.54mm 等，切削模式为高斯分布，大大提高了激光光束能量密度的均匀性和切削平面的平整和光滑性，增加了术后的准确性和预测性，使激光手术更加安全可靠。

4. 可控制切削组织的形状和类型　根据不同的切削原理和目的，可利用准分子激光的释放系统按能量模式（energy pattern）切削角膜组织，便可达到预期的矫正效果。如治疗近视，中央角膜切削最深，越往周边越浅，使得角膜中央区变平；若矫正远视，则是从角膜光学中心到周边部切削渐深，使角膜中央区变陡；当切削面呈椭圆形，则可矫正散光。

六、准分子激光的副作用及对人体的影响

1. 准分子激光对 DNA 的影响　由于一些生物大分子，特别是 DNA 的光谱吸收峰值恰好位于紫外波段，使用准分子激光切削角膜是否会诱导基因突变一直是人们关注的问题。但是，193nm 的准分子激光并未表现出潜在的基因诱变作用。

2. 准分子激光对角膜内皮细胞的影响　实验结果表明，作用于角膜前表面的高速冲击力可造成内皮细胞的丢失。准分子激光切削角膜时可产生约 130 个大气压的压力，分解物质以高于声速 2~10 倍的速度喷出，这就存在着可能的内皮细胞的损害。临床和基础的大量研究表明 193nm 的准分子激光切削角膜时对其内皮细胞的影响甚微。

七、常用准分子激光机的特点

目前用于眼科临床的准分子激光机有以下两种类型：①扫描切削式；②光斑扫描式。前者使用聚焦光束，以直径≤1.0mm 的光点在角膜上飞速扫描，对不同的屈光矫正有不同的扫描方式和时间，完全由电脑控制。它的优点是仪器体积小、耗气省，缺点是病人的眼动对切削精度影响大。后一种是用光阑的变化控制角膜切削的形状，优点是病人的眼动对切削精度影响小，缺点是仪器体积大、耗能多。其他的一些设备则是将两者的原理结合起来。目前新一代准分子激光扫描速度大大提高（脉冲频率 500~1050Hz），除眼球主动跟踪功能外，利用静态眼球自旋跟踪及动态眼球自旋跟踪增加了组织切削的精准度。表 5-2 显示了光斑式和扫描式的激光器各自特点。

激光束的形状和曝光量决定着角膜切削的形状和深度，准分子激光传输系统中设有专门的光阑可使到达角膜的激光束成线状，用透镜可使光束成圆环状，用孔径可变光阑或多孔盘光阑可使角膜上的曝光量从中央向周边逐渐减少。在应用准分子激光手术时，发散光

笔记

表 5-2　光斑式和扫描式准分子激光机的优缺点

扫描类型		优点	缺点
光斑式		切削均匀、表面光滑	高能量输出激光器
		发生偏心较少	体积大，耗电多
		治疗时间短	激光束能量均匀性要求高
		激光脉冲频率低	中心岛发生率较高
			声振波大，噪声大（新改进的设备声振波及噪声明显减小）
			光学系统复杂
			维修成本高
扫描式	裂隙扫描	中等能量输出激光器	治疗时间长
		体积中等	需要眼球追踪系统
		切削均匀，表面光滑	容易发生偏心
		中心岛形成很少	激光传输系统复杂
		声振波较小	
	光点扫描	低能量输出激光器	治疗时间长
		体积小，耗气省	需要眼球追踪系统
		对激光束能量均匀性要求不高	容易发生偏心
		可进行任何模式的切削	需高速可靠的软件系统
		中心岛形成很少	
		声振波小，安静	
		光学系统简单	
		容易维修	

线通过一组可控光圈变成集合光束。光圈位于光源与角膜之间，光圈的直径和变化频率由计算机控制，因此光圈的变化控制了进入角膜组织的集合光束的能量。

　　用于屈光矫治的准分子激光机，其角膜切削精度要求很高，所以激光器的能量输出和传输系统中光学元件的动作都要由计算机来控制。该计算机还随时处理监视系统的反馈信息。由于准分子激光是不可见的紫外光，因而常用于红色氦氖激光或半导体激光对靶组织瞄准定位。术者通过手术显微镜观察瞄准情况和激光切削过程。目前大多数临床所应用的准分子激光机装有主动眼球跟踪系统，术前通过获取角膜地形图与术中采集的图像实时比对检测瞳孔中心的偏移及由于体位变化而产生的眼球旋转进行补偿，其动静态跟踪自动化程度大大提高，同时也能够实时监测及显示组织切削的信息，从而提高组织切削的精度和居中性。

　　新一代的准分子激光机所具备的特点如下：

　　1. 小光斑　目前最小的光斑的直径（FWHM）为 0.54mm，激光束能量呈高斯分布，损伤小，切削面更光滑。大大减少了既往大光斑扫描易产生的中央岛效应；同时也减少了由于切削角膜的表面组织不平整以及随之引起的修复过程所产生的角膜雾状混浊（haze）。弥补了大光斑的扫描在能量的均匀性和光束边缘产生的消融阶梯而影响组织表面的平整度的不足，进而在治疗远视和散光上凸现了优势。

　　2. 飞点式扫描模式　2015 年临床研发使用 smart pulse technology，简称 SPT 智能脉冲技术，是利用富勒烯（足球烯）模型构建角膜表面立体形态来设计激光脉冲点位置，使激光脉冲在角膜表面的激光点位置间距一致，实现最佳的激光光斑重叠效果，其目的是进一步减小切削后角膜基质床表面的粗糙程度。飞点扫描时每一个光点在角膜上的位置都是随机的，整个切削分布构成呈一非球面的光滑表面。并且每两个连续光点的位置并不相邻，激光照射到角膜表面的某一点到激光照射到其邻近点的时间远远大于角膜的热弛豫时间，因此更有利于角膜散热，避免激光频率提高时热效应的产生。

3. 配备自动眼球跟踪系统 使激光手术切削更加精确。激光手术显微镜上安装摄像机，可以将病人眼部的图形资料输入计算机，配备一监视系统，锁定一相对参照点（例如瞳孔缘、角膜缘或虹膜纹理等）。在一定范围内，当病人术眼移位时，计算机会发出指令，通过调整精密的扫描电机使激光的切削中心与病人的瞳孔中心始终保持一致（主动跟踪）。而当病人眼球移位的距离超出这一特定的范围，激光就中断发射，当病人眼球复位后，手术自动继续进行（被动跟踪）。为了不影响手术医师的术中观察，眼球跟踪系统的摄像一般采用红外光来照明。近年来，随着激光设备的不断改进，通过虹膜定位，角膜巩膜缘组织血管识别，瞳孔偏移补偿，改进了传统的三维跟踪而从多维控制眼球各方向的移位进而减少高阶像差的增加，期望获得更完美的视觉效果。

4. 热量控制 智能化热效应控制（intelligent thermal effect control，ITEC）功能动态调节激光光斑分布，确保角膜上的热效应始终维持在正常范围内。这意味着角膜上每一处激光光斑产生的热量都有足够的时间消散、冷却。同时对每一个激光光斑可计算出一个动态变化的保护区域，在保护时间内不会有新的激光脉冲作用于保护区内的角膜组织，这个保护区随着热效应的消散也逐渐减小。这两种热效应控制技术使激光切削过程中角膜温度升高低于4℃。

5. 个性化组织消融 近年来临床已将准分子激光机与波前像差仪（wave-front aberration analyzer）或角膜地形图像差仪（topography aberration analyzer）连接使用，目的在于协助临床制订更加合理的手术切削模式，消除患眼所存在的对视觉质量有影响的高阶像差，实现"个体化"准分子激光角膜切削的手术，改善视功能，使屈光手术达到一个日臻完美的境界，为广大的屈光不正的病人提供理想的术后效果。早期仅限于中低度近视术前伴有较大高阶像差的部分患眼、不规则角膜、大散光、大 Kappa 角者，以及偏心切削和小光区需要加强手术且图像重复性佳者。而改进后的角膜地形图（像差）引导下准分子激光角膜消融术目前也用于规则角膜的组织消融，均取得较好的术后效果。选择性高阶像差矫正功能则根据临床功能需求有目的地选择高阶像差进行矫正，在矫正主要高阶像差的同时，能够智能化地调整球镜、柱镜，以降低个体化手术后过矫的风险，避免再次手术的担忧，从而最大限度地节省角膜组织，大大拓展了临床应用范围。目前临床在研制利用光路追迹（ray-tracing）技术，通过将术前检测获得每位病人角膜前后表面生物测量数据信息、实时的瞳孔直径变化信息、前房、晶状体等数据传送至准分子激光机实行消融技术，从而为每一位屈光不正者实现真正意义上的"个体化"手术。

图 5-2 显示了目前临床应用的各种准分子激光机。

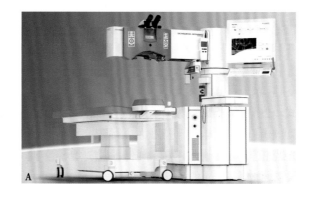

笔记

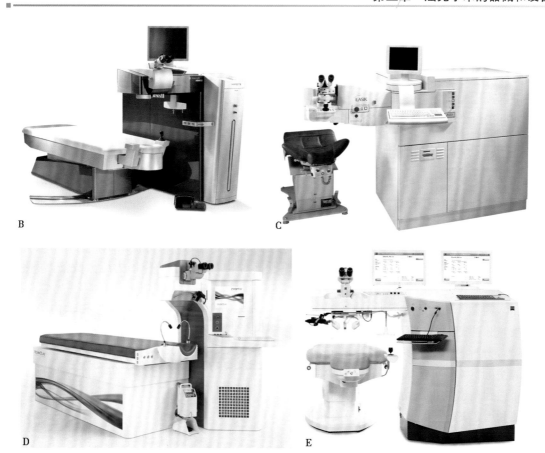

图 5-2　目前临床应用的各种准分子激光机
A. AMARIS 1050RS；B. WaveLight EX500；C. VISX S4 IR；D. Zyoptix 217P；E. MEL90

（张丰菊）

第二节　飞秒激光机

一、飞秒激光的概念

飞秒激光是过去十余年间由激光科学发展起来的新工具之一，它是一种以脉冲形式运转的红外激光，其波长为 1053nm、1045nm、1043nm、1000nm 几种不等。飞秒是时间概念，1 飞秒（femtosecond，fs）等于 1×10^{-15} 秒，其持续时间非常短，是人类目前在实验条件下所能获得的最短脉冲。由于脉冲持续的时间如此短暂，能量可在瞬间释放，因此飞秒具有非常高的瞬间功率，可达到百万亿瓦。它能聚焦到极微小的空间区域，由于飞秒激光具有快速和高分辨率的特性，目前在眼科已经被应用于切割角膜组织，如用于制作角膜基质瓣的飞秒激光辅助下的角膜磨镶术、角膜基质环植入术中制作植入隧道、角膜基质内透镜切割以及角膜移植手术等。飞秒激光还被应用于白内障手术中晶状体囊膜及核组织的切割。

二、飞秒激光机的基本构成和性能

1. 基本构成　飞秒激光机的主机部分包括飞秒激光产生发射系统（振荡器、展宽器、放大器和压缩器）；手术显微镜、计算机控制系统；附件部分包括锥镜、负压管道系统（负压环及连接负压管道系统）、脚踏开关控制激光发射或同时控制负压控制系统。

2. 飞秒激光机的性能　飞秒激光机开机预热后，首先在振荡器内获得飞秒激光脉冲，展

笔记

宽器将飞秒脉冲按照不同长度的波长在时间上展开，放大器使得展宽的脉冲获得能量，压缩器将放大后的不同成分的光谱汇聚至一起，恢复飞秒宽度，因而获得具有极高瞬间功率的脉冲用于组织的精细切割。调制激光机的光斑大小、点间距和预设位置，脉冲在瓣的周边可以接近垂直方向（可调整瓣边缘的不同角度）作用制作沟槽，产生角膜瓣的边缘，控制飞秒可在角膜组织内完成适合临床需要的各种精确切割模式。

三、飞秒激光机的工作原理

准分子激光与角膜组织相互作用是通过激光导致组织断键，而飞秒激光与角膜组织间是一种激光导致组织分解作用。飞秒激光能在非常短的时间里聚焦于组织内极狭小的空间，产生巨大的能量，使组织电离。物质在飞秒激光的作用下瞬间变成等离子体。利用飞秒激光以极低的能量瞬间在极小的空间产生极高的能量密度，使角膜组织电离并形成等离子体，而等离子体产生的电磁场的强度比原子核对其周围电子的作用力还大数倍，最终使角膜组织通过光裂解爆破产生含二氧化碳和水的微小气泡，成千上万紧密相连的激光脉冲产生数以万计的小气泡连在一起，形成微腔切面，可聚焦 2～3μm 直径的空间区域，可精确到 1μm 的切割，从而达到精密的组织切割效应。临床上正是利用了其这一优势制作角膜瓣和板层移植植片，同时通过角膜基质透镜样切割实现单纯使用飞秒激光而达到治疗屈光不正的目的。图 5-3 表示飞秒激光在角膜组织内扫描。

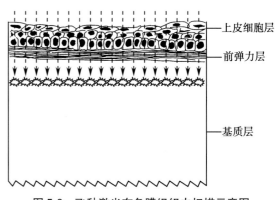

图 5-3 飞秒激光在角膜组织内扫描示意图

（图中标注：上皮细胞层、前弹力层、基质层）

四、飞秒激光的种类及其特征

根据波长不同，目前临床上可用的飞秒激光机分别为 1053nm（IntraLase）、1043nm（VisuMax）、1028nm（VICTUS）、1020～1060nm（FEMTO LDV Z8）、1030nm（WaveLight FS200）（图 5-4）。

其中不同的激光机其扫描的方式不同，有同心圆螺旋式、直线推进式、矩阵折返式等。特征如下：

1. 瞬间产生极高能量、对组织产生光裂解爆破作用，对组织损伤较小，组织反应较轻，安全性高。

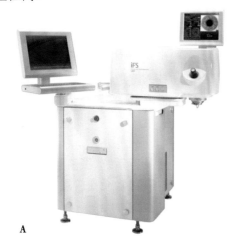
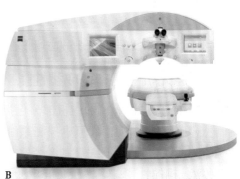

A   B

笔记

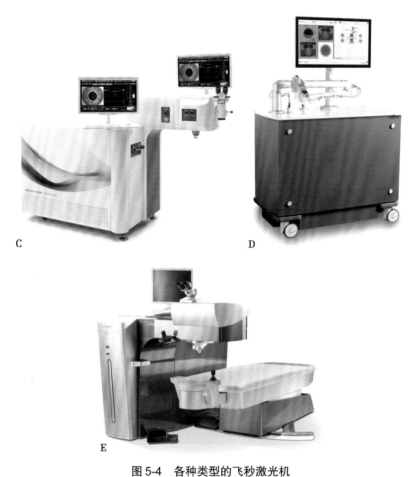

图 5-4 各种类型的飞秒激光机
A. IntraLase；B. VisuMax；C. VICTUS；D. FEMTOLDV Z8；E. WaveLight FS200

2. 准确聚焦和切割，可精确到 1μm，故切割组织精确性高、预测性佳、重复性好。

3. 可以根据需要，个性化地制作各种角膜瓣，同时可改变不同角度制作角膜瓣边缘切口使其嵌合密闭得更好。

4. 应用范围日益广泛，可单纯使用飞秒激光在角膜基质内制作不同形状的透镜摘除治疗部分屈光不正眼（包括近视、远视）。

五、飞秒激光的生物学特性

1. 飞秒脉冲极强，在组织中无明显衰减直达聚焦点，几乎无热效应和冲击波，对周围组织损伤很小。离体猪眼的实验证实激光对邻近组织的热损伤及机械损伤在微米级、飞秒激光脉冲能量在 1～2μJ、光斑直径在 5～10μm 即可精确制作角膜瓣。

2. 准确聚焦组织、均匀切割组织，引起组织的反应很轻微。

3. 当把飞秒激光作用于生物组织时，其相互作用机制的变化是多种多样的，如等离子体诱导光致击穿、光蚀除、热相互作用等。激光功率强度超过 $1011W/cm^2$ 时，细胞中会发生激光诱导光致击穿。如此高浓度的光子会在介质中激发大量电子，产生引起材料蒸发的等离子体。然后激光诱导等离子体就作为光子能量的吸收体，使得组织以低的吸收系数吸收激光能量成为可能，而使等离子体吸收引起组织的快速蚀除，是激光和生物组织相互作用的结果。

六、飞秒激光的副作用及对人体的影响

1. 飞秒激光不同的输出参数对组织细胞结构或功能的影响是不同的。物质在飞秒激

笔记

光作用下变成等离子体,这种等离子体可能辐射出各种波长的射线激光,这样就不可避免引起组织细胞毒性及致突变的发生,通常认为细胞毒效应可能会导致角膜透明性的下降。

但是目前临床中尚未见飞秒激光术后角膜混浊的相关报道,这可能是由于飞秒激光对细胞及生物组织潜在毒性及致突变的作用需要经历很长的过程。

研究发现飞秒激光聚焦于组织内部而不在组织表面时,空化作用就会发生,在空化气泡闭合期间所形成的射流冲击波也许会对相邻组织形成损伤。但是,由于飞秒激光入射脉冲能量转化为冲击波能量引起的位移仅在亚细胞层引起机械损伤,故有可能仅在细胞内部引起功能的变化。

一定参数的飞秒激光可能与生物大分子相互作用损伤细胞结构或影响细胞功能,因此选择合适的飞秒激光输出参数是飞秒激光临床应用之关键。

2. 传统的飞秒激光在制作角膜瓣过程中若因负压时间过长且不可视时,可造成病人术中心里担忧和恐惧感出现,同时飞秒激光对眼底视网膜血液循环的影响值得担忧,因此目前新一代飞秒激光机在频率、切割时间、负压的安全性、吸引时间和术中监测眼压可视、可控上均有所改进,使得手术更加安全可靠、病人感觉也更加舒适。

七、用于角膜屈光手术的不同飞秒激光机的特点与比较

目前临床上可供使用的飞秒激光机共有 5 种类型,都是经过了不断改进,功能上不断完善。每种机器各有其特点和长处,以满足临床不断增长的需求。见表5-3。

表5-3　不同类型飞秒激光机的比较

飞秒类型	波长	发射频率及光斑能量	负压	切削模式	应用范围
IntraLase	1053nm	60~150Hz;光斑较大,能量较高	压平镜平面,负压较高	直线推进式	屈光手术的角膜瓣制作;角膜移植;散光角膜切开;角膜层间基质植入物
FEMTO LDV Z8	1020~1060nm	120~5MHz;光斑小,能量低	压平镜平面,负压较高	矩阵折返式	屈光手术的角膜瓣制作;角膜移植;角膜层间基质植入物;晶状体囊膜及核的切割
VisuMax	1043nm	500kHz;光斑小,能量较低	压平镜弧面,得以维持角膜正常形态;全自动负压调节,负压较低	同心圆螺旋式	屈光手术的角膜瓣制作;角膜移植;角膜层间基质植入物;角膜层间透镜切除
WaveLight FS200	1030nm	200kHz;光斑较小,能量较低	压平镜平面,全自动双负压调节,负压较低	同心圆螺旋式	屈光手术的角膜瓣制作;角膜移植;散光角膜切开;角膜层间基质植入物
VICTUS	1028nm	40~160kHz;光斑较小,能量较低	压平镜弧面,得以维持角膜正常形态;全自动负压调节	同心圆螺旋式	屈光手术的角膜瓣制作;角膜移植;角膜层间基质植入物;老视治疗;散光角膜弧形切开;晶状体囊膜及核的切割

笔记

(张丰菊)

第三节　显微角膜板层刀

　　20世纪80年代后期出现了世界上第一台电动角膜刀——自动板层角膜刀（automatic corneal shaper，ACS），用于角膜自动板层成型术（automated lamellar keratoplasty，ALK）。其原理是应用显微角膜板层刀（microkeratome）切下一层角膜组织后，按照一定的屈光度在角膜基质上进行第二次切削，然后将第一次切割下的角膜组织缝合回原位。该手术需要两次切削角膜，负压环固定眼球时间长，且两次切割要保持同一中心是很困难的，因此术后容易发生视区偏离中心，屈光的预测性也不理想。1990年，Pallikaris在对兔角膜的研究中将传统的角膜磨镶术与准分子激光角膜切削术结合起来，提出了准分子激光原位角膜磨镶术（laser in situ keratomileusis，LASIK）。与公司合作研制出机械驱动的显微角膜板层刀，使原来的游离角膜帽改进为带蒂的角膜瓣。近来国外研制出飞秒激光用于制作个性化理想的角膜瓣，大大避免了机械显微角膜板层刀产生的各种角膜瓣的术中和术后并发症。

一、显微角膜板层刀的基本结构和附件

　　1. 主要构件　主机（机械装置及电源线）、马达手柄、刀头、刀片、马达连接电源线、双侧马达脚踏开关、不同型号的负压环、负压管道、单侧负压脚踏开关（图5-5 A～C）。

　　2. 附件　眼压测量计、角膜瓣直径测量计。

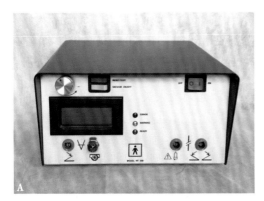
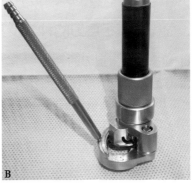
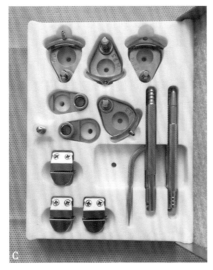

图5-5　显微角膜板层刀的基本构成

笔记

二、显微角膜板层刀的使用与注意事项

（一）显微角膜板层刀的连接和使用

1. 马达连接电源线，双侧马达脚踏开关，负压管道、单侧负压脚踏开关、机械装置、电源线分别连接。

2. 连接负压手柄和负压环（根据角膜曲率、角膜直径和角膜的厚度选择不同类型和不同型号的负压环）。

3. 可用持刀器将刀片安装至刀头上，并将刀头与马达手柄相连接。

4. 启动负压装置，将眼压计放置角膜中央，当压痕小于眼压计本身的环形标记时，表明眼压达到了手术需求，此时将角膜瓣直径测量仪放置于负压环上检测预计切削的角膜瓣直径，达到理想状态。

5. 将带有刀头和刀片的马达手柄滑落至负压吸引环的轨道上，启动双侧马达脚踏开关（先前进至终止位后回退至原点），此时卸下马达刀头，松解负压环，带蒂的角膜瓣随之完成。

（二）显微角膜板层刀使用的注意事项

1. 保护好所有的部件防止碰撞，且避免带盐分的物品腐蚀。

2. 手术前负压的管道进行严格测试，电源的供电充分。

3. 手术前后马达的动力测试。

4. 刀片应在手术显微镜下检验有无缺损处。

5. 避免刀头和马达及刀片处夹杂棉絮和纤毛。

6. 术后注意马达刀头内残余的水分吸干。

三、显微角膜板层刀的种类及其优缺点

（一）显微角膜板层刀的种类

1. 根据不同的切削原理　可分为机械刀和激光刀两大类。其中，机械刀是目前临床广为使用的常用类型。机械刀按照驱动力的不同又分为自动刀（电动）和手动刀（气动）两类，分别是由电力和气体作为动力源驱动角膜刀的马达做功，而马达启动后带动刀头内的刀片转动，从而达到切开角膜组织，制成角膜瓣的目的。机械型中又推出一种机械抛弃型角膜板层刀，它独到的优点在于制作可与飞秒激光相媲美的薄角膜瓣，预测性好，可减少术后角膜上皮内生和上皮植入、弥散性层间角膜炎（DLK），防止角膜后扩张等并发症的发生，安全性好。目前在临床上已普遍开展使用，收到很好的效果。激光刀即指使用飞秒激光制作角膜瓣，已在本章第二节内容中阐述。

2. 根据刀头运动的方向　水平往复式、旋转式、滚筒式。近年来临床应用了新型的水平往复式显微角膜板层刀，其基本构造同传统的水平往复式刀，但其更新为抛弃型一次性刀头（one use plus，OUP）且所制作的角膜瓣更加均匀，超薄。同时临床上也可见到滚筒式显微角膜板层刀。OUP 见图 5-6。

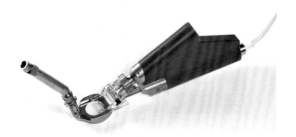

图 5-6　新型水平往复式板层刀

笔记

（二）显微角膜板层刀与飞秒激光刀的优缺点（表5-4）

表5-4 显微角膜板层刀与飞秒激光刀的优缺点比较

刀的种类		优点	缺点
显微角膜板层刀头	旋转式平推式	伴有瘢痕的角膜可以完整地切割（如放射性角膜切开眼、角膜斑翳眼等）；可用于加强手术；设备及耗材经济	学习曲线长，初学者容易发生卡刀，制作角膜瓣厚度难以精确控制，角膜瓣并发症的发生几率较高（不均匀瓣、游离瓣等），角膜神经损伤较大
飞秒激光刀		学习曲线短，精确性高，角膜瓣并发症较少，尤其是减少了术中由于制作角膜瓣质量问题产生的术后高阶像差的增加；由于制作了薄角膜瓣，神经损伤较小，术后干眼的发生率较少；尤其适用于小睑裂、角膜相对较薄等病人，增加了安全性和准确性；负压脱失后可重复操作；单纯使用飞秒激光在角膜基质内制作不同形状的透镜摘除可治疗部分近视、散光及远视眼	对睑裂非常小的眼操作有一定困难；偶遇异常角膜或超薄角膜瓣分离时可能发生破裂；有些类型飞秒激光制瓣后需要等待层间气泡消失后方可行准分子激光消融；角膜瘢痕眼慎重选择；设备及耗材等价格相对较昂贵

（张丰菊）

第四节 用于治疗白内障的飞秒激光设备特点

一、飞秒激光白内障手术系统的种类及其特征

截止到2016年，有四种飞秒激光白内障手术系统被批准上市，分别为LenSx系统（LenSx Laser）、OptiMedica系统（Catalys Precision laser，）、Victus系统（Technolas Perfection Vison）和LensAR系统（LensAR laser）。

LenSx是在国外第一个投入市场的飞秒激光白内障手术系统（图5-7）。在使用激光之前，利用前节相干光断层成像（optical coherence tomography，OCT）图像作为引导，可以实时观察与分析眼内结构。仪器与病人眼球之间利用一个一次性的角膜接触装置（patient interface，PI）用来负压吸引压平角膜以固定眼球。准备就绪后，输入设定的数据（撕囊和劈核的直径、主切口与侧切口宽度及长度等），调整角膜和囊膜的中心点、主切口与侧切口的位置及形

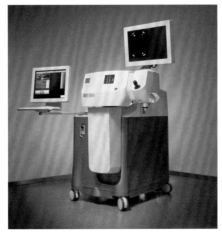

图5-7 LenSx系统

状、劈核的深度及前后囊的位置,之后只需踩下脚踏板,激光系统开始运行,松开脚踏板,激光系统停止工作。

OptiMedica 系统(图 5-8)主要包含以下几部分:频域 OCT 图像系统作为引导、液流吸引环吸引以及与眼折射率匹配的衔接装置。特点是劈核有可选的多种模式,激光光束的靶向准确率更高。

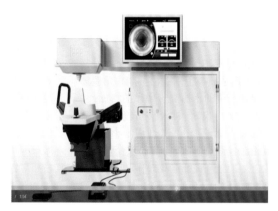

图 5-8　Catalys Precision 系统

Victus 系统(图 5-9)是目前唯一可以同时进行角膜手术及其他眼内手术的设备,它利用一个可弯曲的压力传感界面使机器与眼球衔接。

LensAR 系统(图 5-10)提供一个综合的共聚焦 3D 平台,运用移轴景深光学原理获得前节图像,通过一个机械化的伺服控制头和一个非压平式弹簧加压注射器来与眼球衔接。与前节 OCT 引导获得的图像对比,移轴景深光学原理获得的 3D 图像在角膜、晶状体等不同平面并不是相互平行的,而是相互交错的,这样使得激光的聚焦更为准确。它也有多种劈核模式可供选择,并通过设定相应的模式将核块劈成更小的立方体,可将Ⅳ级甚至Ⅴ级硬核劈开。

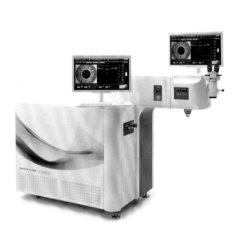

图 5-9　Victus 系统

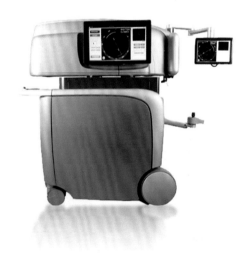

图 5-10　LensAR 系统

二、几种飞秒白内障手术系统的特点与比较

笔记

目前临床上可供使用的飞秒激光机共有 4 种类型,都是经过不断改进,使其功能不断完善。每种机器各有其特点,以满足临床需要(表 5-5)。

表 5-5 几种不同飞秒激光白内障手术系统的比较

	LensAR	LensX	Optimedica	Victus
衔接界面	液流界面（非接触）	压平接触镜（接触）	液流光学界面（非接触）	可弯曲压力传感界面（接触）
图像系统	3D 共聚焦照明装置（移轴景深原理）	实时相干光断层成像	频域相干光断层成像	实时相干光断层成像
作用方式	可定制的立方体、球形、饼状切开模式	可定制的十字及环状切开、立方体切开模式	可定制的十字切开、立方体切开模式	可定制的十字及环状切开模式
可以进行的操作	撕囊 劈核 透明角膜切口 弧形角膜切开	撕囊 劈核 透明角膜切口 弧形角膜切开	撕囊 劈核 透明角膜切口	撕囊 劈核 透明角膜切口 弧形角膜切开

（赵少贞 张丰菊）

第五节 其他屈光手术器械

一、其他角膜屈光手术器械

角膜基质环（intrastromal corneal ring segments，ICRS）植入术：角膜基质环钻制作角膜基质隧道，不同型号的角膜基质半月形 PMMA 基质环，也可用飞秒激光制作角膜基质隧道。

二、眼内屈光手术器械

（一）有晶状体眼人工晶状体（ phakic intraocular lens, PIOL ）植入术

前房型和后房型 IOL，均需要显微角膜穿刺刀、IOL 夹持镊或 IOL 推送器、虹膜钩、IOL 调位钩、前房冲洗针头。

（二）白内障摘除 IOL 植入术

需要显微角膜穿刺刀、超声乳化仪器、超声乳化手柄和针头、注 / 吸手柄和针头、劈核器、IOL 调位钩、IOL 推送器，不同屈光度和不同设计的人工晶状体。

三、巩膜手术器械

（一）老视手术所需器械

硅胶条或扩张带植入物、可准确切开巩膜组织的有刻度的钻石刀或激光刀。

（二）后巩膜加固术所需器械

后巩膜加固术是利用异体巩膜、阔筋膜、硬脑膜或人工合成材料加固后巩膜组织。需显微剪、显微无齿及有齿镊、斜视钩、显微缝线、显微持针器、虹膜恢复器。

（张丰菊）

二维码 5-1
扫一扫，测一测

参 考 文 献

1. Mosquera SA，Awwad ST. Theoretical analyses of the refractive implications of transepithelial PRK ablations. Br J Ophthalmol，2013，97（7）：905-911.

2. Kaluzny BJ，Szkulmowski M，BukowskaDM，et al. Spectral OCT with speckle contrast reduction for evaluation of the healing process after PRK and transepithelial PRK. Biomed Opt Express，2014，5（4）：1089-1098.

笔记

3. Kanellopoulos AJ, Asimellis G. Long-term bladeless LASIK outcomes with the FS200 Femtosecond and EX500 Excimer Laser workstation: the Refractive Suite. Clin Ophthalmol, 2013, 7: 261-269.

4. Chen S, Feng Y, Stojanovic A, et al. IntraLase femtosecond laser vs mechanical microkeratomes in LASIK for myopia: a systematic review and meta-analysis. J Refract Surg, 2012, 28 (1): 15-24.

5. Alio JL, Vega-Estrada A, Piñero DP. Laser-assisted in situ keratomileusis in high levels of myopia with the amarisexcimer laser using optimized asphericalprofiles. Am J Ophthalmol, 2011, 152 (6): 954-963.

6. Park CY, Oh SY, Chuck RS. Measurement of angle Kappa and centration inrefractive surgery. Curr Opin Ophthalmol, 2012, 23 (4): 269-275.

7. Moshirfar M, Hoggan RN, Muthappan V. Angle Kappa and its importance in refractive surgery. Oman J Ophthalmol, 2013, 6 (3): 151-158.

8. Chang J. Cyclotorsion during laser in situkeratomileusis. J Cataract Refract Surg, 2008, 34 (10): 1720-1726.

9. Roberts TV, Lawless M, Chan CC, et al. Femtosecond laser cataract surgery: technology and clinical practice. Clin Experiment Ophthalmol, 2013, 41 (2): 180-186.

10. Alió JL. Cataract surgery with femtosecond lasers. Saudi J Ophthalmol, 2011, 25 (3): 219-223.

11. Uy HS, Edwards K, Curtis N. Femtosecond phacoemulsification: the business and the medicine. Curr Opin Ophthalmol, 2012, 23 (1): 33-39.

笔记

第 六 章

激光角膜屈光手术

本章学习要点

- 掌握：PRK手术的基本原理、适应证及禁忌证；LASEK、表层切削的定义；TPRK手术的基本原理；LASIK手术的适应证与禁忌证，LASIK手术的并发症及处理原则；飞秒-准分子激光手术的适应证及禁忌证；SMILE的概念。
- 熟悉：PRK手术并发症的处理；LASEK的适应证和禁忌证；Epi-LASIK的概念；TPRK手术并发症；LASIK手术机制；SBK的定义及手术机制；飞秒-准分子激光手术的手术机制及并发症处理；SMILE的原理、适应证及禁忌证。
- 了解：PRK的手术步骤；Epi-LASIK的适应证、禁忌证和并发症；TPRK手术步骤；LASIK手术方法及手术步骤；飞秒-准分子激光手术的手术方法及手术步骤。

关键词 激光 角膜 屈光不正 矫正

激光角膜屈光手术，又称激光视力矫正（laser visual correction，LVC），是指应用准分子激光等激光技术进行的角膜屈光矫正手术。通过切削角膜基质改变角膜的曲率半径以达到矫正屈光不正目的。一般可分两大类，一类为表层切削术（surface ablation techniques），另一类为板层（基质）切削术。表层切削术指将角膜上皮去除，暴露前弹力层，然后再行准分子激光切削，代表手术方式为准分子激光角膜表面切削术（photorefractive keratectomy，PRK）、乙醇法准分子激光上皮瓣下角膜磨镶术（laser epithelial keratomileusis，LASEK）、机械法准分子激光上皮瓣下角膜磨镶术（epipolis laser in situ keratomileusis，Epi-LASIK）及经上皮准分子激光角膜切削术（transepithelial photorefractive keratectomy，TPRK）。板层切削术是先做一角膜板层瓣，将其掀开后再行激光切削，代表术式为准分子激光原位角膜磨镶术（laser in situ keratomileusis，LASIK）以及飞秒激光辅助的准分子激光原位角膜磨镶术（femtosecond assisted-LASIK）。该类手术的优势在于手术后愈合反应较小，恢复迅速等，而表层切削术可避免因制作角膜瓣可能引起的手术并发症，保持较稳定的生物力学等，需要根据病人具体情况选择合理的手术方式。近几年出现的飞秒激光小切口角膜基质透镜取出术（femtosecond small incision lenticule extraction，SMILE）也在板层进行，该术式是应用飞秒激光直接在角膜基质定位、扫描、成型，形成透镜后从角膜周边切口处取出透镜，用以矫正近视、远视和散光。

笔记

第一节 准分子激光角膜表面切削术

一、概述

准分子激光角膜表面切削术（PRK）是眼科最早应用激光矫治视力的手术方法，也称准分子激光光性角膜切削术或准分子激光角膜表面切削术。1983 年，美国 Trokel 等人首次提出应用 193nm 的氟化氩（ArF）准分子激光对角膜进行切削以矫正视力后；1985 年，Seiler 在盲眼尝试应用；1987 年，由 McDonald 等应用于人眼，并获得良好的临床效果。以后陆续出现的 LASIK、LASEK、TPRK 等技术，但均是在 PRK 手术基础上发展而来的。由于 LASIK 等手术涉及显微角膜板层刀的使用和角膜瓣的制作手术具有一定的风险，而较小的屈光矫正及较薄的角膜以及一些病人不适合 LASIK 手术者，采用 PRK 手术可获得较好疗效，目前 PRK 手术仍然占有一席之地，特别是应用于低、中度近视和轻度远视的矫正。而且表层手术在新技术推动下获得了继续发展的空间。

二、手术机制

（一）光学理论基础

虽然眼睛的屈光力是由角膜、房水、晶状体、玻璃体以及各个屈光界面所组成的复杂的屈光单元共同作用的结果。如果按照一定的光学原理使之简化，眼睛屈光的结构可以看做是位于空气和房水之间的角膜表面和位于房水和玻璃体之间的晶状体两大部分组成。由于角膜表面具有一定的表面弯曲度，同时，角膜前表面的空气及其后的房水折射率差异较大，眼的全部屈光功能中，绝大部分是由角膜来完成的。根据 Gullstrand 的测量，眼的全部静态屈光力是 58.64D。角膜的屈光力范围通常在 40.00～45.00D（42.84D±0.04D），而晶状体的屈光力为 17.00D（17.35D±0.04D），不到角膜屈光力的 1/2。角膜屈光手术通过改变角膜的屈光力，矫正了眼睛的成像能力，达到提高视力的目的。

角膜屈光力的测定：$D = 1000(n-1)/R$

n 为角膜折射率，R 为角膜曲率半径，1 为空气的折射率。角膜的有效折射率为 $n=1.376$，因此角膜曲率半径在 7.8mm 内，每 0.1mm 的曲率半径差异会导致约 2/3D 的屈光力的改变。

（二）激光原理

PRK 手术应用的是波长为 193nm 的氟化氩（ArF）准分子激光。准分子（excimer）原意是"受激的二聚体"（excited-dimer），指受激二聚体所产生的激光，具有光子能量大、穿透深度浅、无明显热效应等特点。可产生高能光子束，每个光束具有 6.4eV 的能量，大于角膜组织中肽链与碳链分子的 3.4eV 的维持能量。当角膜受到准分子激光照射时，其表面组织分子键被打断，并分离成小片段汽化分解，最终达到切削组织，重塑角膜弯曲度的目的。角膜中央被削薄，可以得到配戴凹透镜效果；周边部被削薄，可形成配戴凸透镜的效果。准分子激光切削角膜组织具有超细微的精确度，因此，提供了角膜均匀一致的切削平面，每一个脉冲约切削 0.25μm 厚度的角膜组织。

（三）PRK 治疗机制

前已阐述，人眼角膜曲率半径的轻微改变，即可引起明显的屈光力改变。PRK 手术所产生的屈光力变化是通过激光水平切削改变了角膜前曲率。理论上，屈光力（D）的改变计算是基于下列公式：

$$D = (n-1)(1/R_1 - 1/R_2)$$

n 为角膜折射率，R_1 为切削前角膜曲率半径，R_2 为切削后角膜表面曲率半径。

笔记

近视性 PRK 通过切削角膜中心，中心变扁平，角膜前表面曲率半径增加，导致角膜屈光力削弱，外界物体的光线通过减弱的曲折力使物像向后移，恰好落于视网膜上。中心最大切削厚度 T_0 可以通过下列公式求出：

$$T_0 \approx -S^2D/8(n-1)$$

S 为切削区直径，D 为屈光力，n 为角膜折射率。

由此可见，屈光度的改变与最大切削深度成正比，即近视矫正度可通过切削深度控制（图 6-1）。

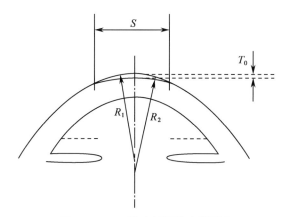

图 6-1　PRK 治疗近视的光学原理

矫治远视时，中央区几无组织的切削，仅对旁周边组织进行切削（图 6-2）。

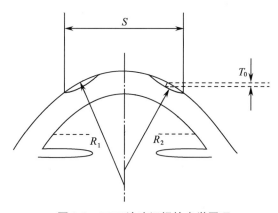

图 6-2　PRK 治疗远视的光学原理

矫治散光是通过椭圆形或圆枕状切削陡峭子午线角膜表面达到治疗效果。

三、适应证和禁忌证

（一）适应证

1. 病人本人有摘镜愿望，对手术效果有合理的期望值。

2. 年龄在 18 周岁以上。

3. 近视≤-8.00D，远视≤+6.00D，散光≤6.00D。

4. 屈光状态基本稳定（每年近视屈光度数增长不超过 0.50D，时间在 2 年以上）。

5. 不适合做 LASIK 者

（1）角膜厚度偏薄者，有引起角膜扩张的危险。

（2）睑裂过小或眼窝深陷，不能合作的病人。

（3）在 LASIK 手术制作微型角膜瓣时，不能行正常负压吸引者。

6. 行屈光手术后欠矫或过矫,需再次手术者。

角膜厚度低于正常但已排除圆锥角膜、屈光力相对稳定,同时具有良好的矫正视力者,可行 PRK 手术,避免 LASIK 手术。RK 后矫正不足,亦可行 PRK 手术。需要注意的是 PRK 术后,如发生明显的角膜上皮下雾状混浊(haze),应慎行再次 PRK。

(二)禁忌证

1. 未控制的全身结缔组织疾病及自身免疫系统疾病,如系统性红斑狼疮、类风湿关节炎、多发性硬化和较严重的糖尿病等。

2. 严重的眼附属器疾病,如眼睑缺损和变形、兔眼、慢性泪囊炎等。

3. 严重的眼表疾病,如干眼、圆锥角膜、病毒性角膜炎活动期、角膜内皮变性等。

4. 内眼疾病,如青光眼、虹膜炎、睫状体炎、视网膜变性等。

5. 高度近视者,特别是合并瞳孔直径过大、角膜过薄者。

值得提出的是,虽然 PRK 手术的适应证和禁忌证有些是相对的,需视病人的眼部情况、全身状态和需求等综合确定。但由于手术是在"相对健康眼"上进行,原则上,应该严格掌握手术适应证和禁忌证,以免产生不良后果。

四、手术方法

1. 麻醉   表面麻醉,结膜囊滴用表面麻醉剂 2～3 次。

2. 去除角膜上皮   常用角膜上皮刀刮除上皮,或应用电动刷进行上皮去除,电动刷均匀,边界清楚,特别是对治疗面积大的远视。

一般去除角膜上皮的面积略大于治疗面积 1mm。这样上皮愈合快,基质的愈合反应轻,haze 较轻。

3. 确定切削中心   嘱被治疗者注视激光机正上方指示灯,调整激光焦平面之中心点于瞳孔中心所对应的角膜前表面。

4. 激光切削   根据病人角膜、瞳孔和屈光状态等,设置激光切削的各项技术参数。切削过程可使用自动跟踪系统,确保切削位置始终不偏移。

5. 术眼包扎   切削完毕,术眼用抗生素眼药水,配戴绷带型角膜接触镜。

6. 术后处理

(1)术后配戴绷带型角膜接触镜 3～5 天,直至角膜上皮完全恢复。

(2)局部用抗生素眼药水 3～7 天,注意眼部清洁卫生。

(3)术后用药:根据角膜上皮愈合情况酌情局部应用低浓度糖皮质激素类药物。一般持续点用 4 个月,第 1 个月每天 4 次,以后逐月递减 1 次。术后早期可辅助应用非甾体类抗炎药,如有角膜愈合不良可使用角膜营养类药物。

五、手术并发症及预防和处理

了解 PRK 手术并发症,不仅在其发生时进行正确的判断,还可以根据其发生、发展的规律进行有效的预防,或在其发展的最初时刻给予最恰当的处理。

1. 疼痛或不适感

(1)原因:①因角膜上皮缺损,感觉神经外露,泪液中炎性介质刺激所致;②个体敏感性的差异。

(2)处理:①涂抗生素眼膏,四头带包扎;②口服止痛药、镇静剂辅助治疗。

2. 角膜上皮愈合延迟   指 PRK 术后 3～5 天后上皮仍然局部缺损,未能完全愈合。上皮的延迟愈合在早期会增加感染的风险,在晚期会造成较严重的 haze 与屈光力回退。

(1)原因:①角膜局部营养不良;②严重干眼,常见原因是干燥性角结膜炎;③过大范围

二维码 6-1
动画   准分子激光屈光性角膜切削术(PRK)

笔记

地去除角膜上皮；④局部应用抗炎类药物（例如糖皮质激素或非甾体类抗炎药）；⑤角膜接触镜的非正常戴用，例如，过紧或刺激生成过多分泌物；⑥年龄较大或患有代谢性疾病、消耗性疾病的病人。

（2）处理：①除抗生素外，局部停用任何刺激性或可能影响角膜上皮愈合的药物，如局麻药物、非甾体类抗炎药等。②戴用角膜接触镜。原已戴用者重新更换。③角膜盾（corneal shield）或加压包扎有助于上皮的修复。

3. 角膜上皮下雾状混浊（haze） 是指准分子激光屈光性角膜手术后手术区域出现的角膜上皮和其下方基质的混浊。一般手术后 1~3 个月出现，6 个月左右逐渐消失（图 6-3）。开始时雾状混浊在切削区域边缘呈环形薄雾状，随着密度增加可表现为网格状，以后随时间推移，部分吸收显干酪状。个别严重者可持续 2 年以上。

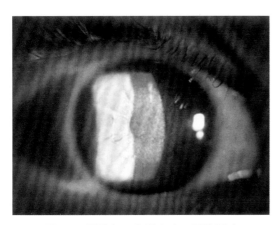

图 6-3 裂隙灯下角膜上皮下雾状混浊

临床上 haze 的分级有多种，常用的 Fantes 的分级标准（1990 年）将 haze 分为 6 级：

0 级：角膜透明。

0.5 级：斜照法可见轻度混浊。

1 级：裂隙灯显微镜下容易发现角膜混浊，不影响观察虹膜纹理。

2 级：角膜混浊，轻度影响观察虹膜纹理。

3 级：角膜明显混浊，中度影响观察虹膜纹埋和晶状体。

4 级：角膜重度混浊，不能窥见虹膜纹理。

角膜混浊程度的差异决定了临床表现的不同。低于 2 级的 haze 不影响视力，较严重的 haze，可出现视物模糊、眩光、雾视等，并伴有屈光力的回退和光学质量的下降。

（1）原因：目前机制不清，可能的原因有：①个体差异：组织愈合过程中的异常反应；②组织切削过深，创面愈合反应明显；③光学区直径过小或过大；④较陡峭地切削边缘；⑤术中角膜表面水分过多；⑥未应用或不规则滴用糖皮质激素；⑦过度切削且未使用抗代谢药物（丝裂霉素）；⑧术后紫外线过度照射等。

（2）处理：①观察等待。haze 多随时间推移逐渐减轻，直至消退。②糖皮质激素的适当应用。③非甾体类抗炎药物的应用：双氯芬酸钠（diclofenac sodium）、吲哚美辛（indomethacin）等。④抗代谢药物的合理应用：丝裂霉素（mitomycin）等，仅用于 haze 2 级以上或严重影响视力者。⑤细胞因子调控剂的应用。⑥再次手术切削：慎行，易激发再次手术反应。手术方式为 PTK 技术。⑦待角膜透明度恢复后可行 LASIK 手术，矫正随之出现屈光力的回退。

4. 偏中心切削 切削中心偏离视觉中心 0.5mm 以上。

（1）原因：①手术中心定位误差；②病人过度紧张，眼球过度移位（如 Bell 现象）；③Kappa 角大；④激光系统光束的偏离；⑤术中瞳孔缩小偏移。

笔记

（2）处理：①微小的偏中心（小于 0.5mm）病人没有明显的主观感觉时，可暂不处理；②当偏中心引起病人的明显不适或眩光时，可以通过手术修复；③如有条件应用角膜地形图或波前像差引导的准分子激光手术。

5. 屈光力欠矫或过矫　指术后屈光矫正度低于或高于预期矫正值 1.00D。

（1）原因：①检查因素：测定屈光力不准确，致验光结果度数偏低或偏高；②激光器能量的不稳定；③术中角膜表面过度湿润，基质过度水化或术中去除角膜上皮后暴露时间过长；④角膜伤口愈合反应过程出现 haze 或瘢痕；⑤组织对激光敏感性的个体差异。

（2）处理：欠矫处理：①角膜伤口愈合反应过重者，适当加糖皮质激素用量；②待屈光力稳定后，再次行准分子激光矫正术。过矫处理：①停用糖皮质激素。可在术后早期（一般 2~4 周）有效。②机械刮除角膜上皮，使其再生，刺激伤口愈合反应发生，一般在术后 9~12 个月。③阅读训练，增加眼的调节能力。④戴用角膜接触镜。

6. 屈光回退（regression）

（1）原因：①角膜伤口愈合反应过强，出现 haze；②手术设计不合理，例如较小的光学区，无过渡切削区域；③与激光切削类型有关；④术中水分处理不恰当；⑤术前屈光力偏高；⑥术后糖皮质激素用药中断或不合理应用；⑦病人对激光的异常反应；⑧紫外线过度照射；⑨妊娠或全身重大疾病之后。

（2）处理：①在严密检测眼压的情况下，适当增加局部糖皮质激素的用量，或使用冲击治疗。②回退明显，屈光力稳定，距上次手术时间超过 1 年以上者可考虑再次手术。③再次 PRK 手术应慎重。去除角膜上皮时应用 PTK 技术（准分子激光治疗性角膜切削术）。④伴有严重 haze 者，见 haze 的处理。待 haze 基本消退，屈光力稳定后可行 LASIK 手术。⑤再次手术时扩大光学区切削直径。

7. 眩光及夜间视力障碍　指光线经过混浊或不规则的屈光介质时被反射和散射，降低了视网膜成像的对比度，并干扰了成像的清晰度，夜晚时或光线较暗时视力下降。轻度病人在夜晚看灯时，出现光的散射仅表现为"不适（discomfort）眩光"，严重者可伴有夜间视力障碍和干扰正常夜间活动，产生"失能（disability）眩光"。

（1）原因：①不规则散光；②偏心切削；③切削区边缘陡峭；④切削光学区直径过小（小于 5mm）；⑤病人瞳孔直径过大。

（2）处理：①配戴光学质量较好的滤光眼镜；②如眩光由不规则散光引起，配戴硬性透气性角膜接触镜；③针对引起眩光的原因，可考虑再次手术或个体化切削技术进行矫正；④个别严重者可用缩瞳剂缓解症状。

8. 皮质类固醇性高眼压（corticosteroid induced ocular hypertension）　是指术后长期应用糖皮质激素后，病人眼压升高（≥22mmHg，压平眼压计）。严重者，可形成激素性青光眼、视野缺损及视神经损害。

（1）原因：①不合理应用浓度较高或渗透性较强激素，如泼尼松龙和地塞米松等；②应用过高浓度的糖皮质激素，目前推荐应用低浓度激素，如 0.1% 或 0.02% 氟米龙（fluorometholone）；③用药时间过长，次数过多；④有家族史或潜在青光眼素质。

（2）处理：①激素减量或停用；②当眼压升高 >23mmHg，应考虑局部应用降压药物；③密切随访，观察眼压变化；④如眼压不能控制，加用其他抗青光眼制剂和全身辅助性用药，例如碳酸酐酶抑制剂、高渗剂等。必要时行抗青光眼类手术治疗。

9. 无菌性浸润　指角膜的非感染性反应。

（1）原因：①免疫反应或其他；②可有使用非甾体抗炎药的历史。此类药物影响白三烯的生成，引起角膜中央或周边多形核白细胞的浸润。

（2）处理：①如果浸润较小，可局部点用糖皮质激素。如浸润较大，应考虑并发细菌感

笔记

染,配合使用强力抗生素;②如果无炎性分泌物,并表现为多发性浸润,可试用糖皮质激素,以对抗可能的免疫反应。

10. 中央岛(central island)　是指在激光角膜屈光手术约 1 个月以后,角膜地形图显示中央区变陡,出现直径范围大于 3mm,角膜屈光力大于邻近组织 1D 以上的岛屿状区域,可表现为单眼复视、鬼影(ghost image),视觉质量下降,并与角膜地形图相对应。

(1)原因:可能是多因素作用的结果。理论上可能的因素有:①激光束的切削类型:例如,大光斑式切削方式。切削时水分易集中于中央,使对角膜组织的切削率下降。②激光切削时产生的组织碎屑形成涡流,妨碍正常激光脉冲。③光学系统衰减,造成中央切削减少。④角膜上皮过度增生、变厚。⑤声学的震荡波,脉冲可产生基质的水化,角膜中央较周边薄,水化作用中央部高于周边部。

(2)处理:①术后应进行观察,术后 6 个月后仍然存在并严重影响视力者可考虑手术矫正;②通过角膜地形图确定中央岛的位置、范围和程度;③手术矫正方法包括激光去除 3～4mm 区域的角膜上皮,根据所测的结果,对中央岛作激光切削,注意切削应与原切削区域同轴,或进行角膜地形图引导或波前像差引导的准分子激光手术。

六、术后随访、影响因素和转归

(一)术后随访

1. 术后随访时间　一般要求术后 1 天、3 天、7 天、1 个月、3 个月、6 个月和 1 年随访检查。特殊情况适当延长随访时间。

2. 随访检查项目

(1)角膜激光切削区伤口愈合反应情况、角膜愈合及 haze 的程度分级。

(2)裸眼视力(uncorrected visual acuity,UCVA)、最佳矫正视力(best corrected visual acuity,BCVA)、屈光力、眼压等。

(3)角膜地形图:观察切削位置、K 值、角膜前后变化情况等。

(4)特殊检查:对比敏感度、眩光视力、角膜知觉、角膜内皮细胞等。

(二)影响因素和转归

1. 手术参数

(1)切削直径:理论上,光学直径越大,术后回退及眩光的可能性越小。然而,切削直径影响切削深度,过深切削引发组织反应并生成 haze 的风险增大。理想的光学区应根据病人的屈光力、角膜中央厚度、瞳孔大小等因素综合确定。

(2)过渡切削区域:如果切削区与非切削区没有明显的过渡区域,十分陡峭的切削边缘会引发明显的组织反应,造成屈光力的回退,边缘过渡切削区域的大小直接会影响到 PRK 的精确度。

2. 手术技巧

(1)刮除角膜上皮的时间愈短,手术的可预测性愈高。

(2)注意角膜上皮刮除后的干燥程度,过分干燥或过分湿润地切削表面会造成术后过矫或欠矫。角膜表面不均匀的水化或脱水会因切削的不均匀而造成术后不规则散光。

(3)定中心,包括病人的正确固视、手术显微镜与激光束的同轴、自动跟踪系统的应用。手术切削如偏离中心可造成术后最佳矫正视力下降和屈光力的异常。

3. 激光器　准分子激光器可直接影响手术结果,激光器设计的科学性和合理性,激光光束的均匀性、激光光斑的有效控制和能量密度,能量输出的稳定性,激光光束与注视点的同轴,光学镜片的清洁和光路是否衰减,是否使用碎屑抽吸装置,机械的振动等均会产生影响。此外,机械和电路的故障可使手术中断。而术前测试也会直接或间接地影响手术的结果,故术前精确测试亦十分重要。

4. 手术室环境　手术室的湿度和温度的适当控制,并保持恒温恒湿,一方面可使准分子激光设备正常运转,各项技术指标保持相对稳定,同时,可使角膜上皮刮除后,暴露的组织表面能保持正常的湿润度,确保手术结果的准确。环境区域和季节气候的特殊性、空气的清洁度均可对激光设备和手术结果产生影响。大分子挥发性物质,例如香水、乙醇、油漆等可能会对设备的正常使用产生不利影响。

5. 个体差异　由于 PRK 手术涉及角膜上皮、前弹力层及前基质层,因此,术后伤口愈合反应相对复杂。不同的角膜伤口愈合过程直接影响着手术的稳定性和预测性。即同样的手术参数、同样的操作、同样的设备及环境,手术结果不完全相同。Durrie 等将角膜愈合类型分为如下三种:

Ⅰ类:占 PRK 手术后的多数(约占 85%)。表现为手术后 10 天～1 个月左右角膜上皮下有不同程度混浊。3～6 个月逐渐消失,屈光力表现为术后 1 个月时轻度远视,3～6 个月屈光力逐渐稳定,预测性好。

Ⅱ类:少数(约占 10%)。弱反应型。特点是角膜始终保持相对透明。屈光力在一个月时表现为过矫,直至术后 6 个月相对稳定时仍表现为过矫。

Ⅲ类:极少数(约占 5%)。过度反应型。临床表现为角膜上皮下致密的上皮纤维化。屈光力表现为术后 1 个月过矫,术后 3～6 个月欠矫,可维持 1 年或更长时间。角膜上皮下混浊消失后仍可表现为屈光力欠矫。

总之,虽然 PRK 手术步骤相对简单,但其所涉及的细节仍很重要。欲获得理想的矫治效果,需要对多方面因素予以较好控制,方可获得较好的治疗效果。

(王　雁)

第二节　乙醇法准分子激光上皮瓣下角膜磨镶术

一、概述

乙醇法准分子激光上皮瓣下角膜磨镶术(laser epithelial keratomileusis, laser sub-epithelial keratotectomy, laser epithelial keratoplasty, LASEK),是表层切削的一种术式,融合准分子激光屈光性角膜切削术(PRK)与准分子激光原位角膜磨镶术(LASIK),特点是保留上皮屏障。应用 18%～22% 乙醇浸润并松解角膜上皮与前弹力层间的连接,用上皮铲制作上皮瓣,对角膜行准分子激光切削后再把上皮瓣复位并置角膜接触镜保护。该术式本质上是表层切削(surface ablation),形式上有瓣,与 LASIK 基质瓣不同的是,角膜全层上皮构成的 LASEK 上皮瓣厚度仅 50～70μm,而包含角膜浅基质和上皮层的 LASIK 角膜瓣至少在 90μm 以上。

表层切削具有表面及浅层准分子激光消融的含义。准分子激光表层切削的主要特征:①激光对角膜前表面直接切削或浅层切削;②激光手术的分开层次在浅层(上皮 - 基底膜、基底膜 - 前弹力层、前弹力层 - 前基质)。

LASEK、PRK、TransPRK 都是典型的表层切削式。具有活力上皮瓣的 LASEK 具有优化表层切削的特点:术后不适在 2～8 小时内减轻,术后 12～24 小时术眼安静、光学区内的上皮在裂隙灯下和术前一样完整、清晰、无水肿。去上皮的 PRK 和 PTK 或"去上皮瓣的 LASEK/Epi-LASIK",在组织切削非常少而且上皮愈合非常迅速的情况下,术后次日复查时在裂隙灯下也可呈现无明显水肿的上皮,不同之处在于,这些术式的角膜上皮是新生的。

优化表层切削的病理生理学基础是Ⅰ期愈合的活性上皮瓣。广义的优化表层切削是指所有旨在控制角膜反应、haze、屈光波动的药物和技术措施干预下的角膜表层和(或)浅层的激光切削；狭义的优化表层切削是指准分子激光上皮瓣下角膜磨镶术 LASEK。

LASEK 于 1999 年由在意大利行医的 Camellin 在国际上率先开展。LASEK、PRK 和 TPRK 对角膜生物力学完整性的维护，凸显了角膜屈光手术的安全性要素。LASEK 具有表层切削的本质属性，且从 PRK 发展而来，因此对于低中度近视、散光、远视和老视具有安全、有效、简捷、稳定的特点，对于薄角膜的安全性大于 LASIK，但是对于高度近视的矫正，仍存在表层切削共同的风险，比如角膜上皮下雾状混浊（haze）、术后糖皮质激素眼药水应用时间较长等局限性。LASEK 手术并发症及其预防和处理的原则，是与 PRK 一致的，术后随访与视觉质量的检测，也与 PRK 相同。

二、手术机制

表层切削的效应主要体现在：①像差效应：避免了常规 LASIK 基质瓣源性像差增加的问题。与包含基质的 LASIK 瓣比较，显微微型角膜刀的瓣风险顾虑为零，亦无因显微角膜板层刀制瓣所可能带来的术源性散光。②创伤愈合效应：避免 LASIK 厚基质瓣的制作时的风险及术后瓣分离、移位等并发症，具有更快的角膜神经与知觉修复速度，更少的术后干眼现象。③优化表层切削综合效应：以 LASEK 为代表，在疼痛、有效视力恢复、屈光稳定性等方面非常接近甚至等同于常规 LASIK。

角膜自身的高活力上皮瓣和完整的基底膜，是天然的生理屏障，使其与 PRK 后裸露的基质面的创伤愈合有差别，抑制了创伤愈合反应的某些导致 haze 和屈光回退的细胞因子的渗入与基质细胞活化。比如平滑肌肌动蛋白（a-SMA）阳性的肌成纤维细胞层前的上皮基底膜缺失可导致角膜混浊，伴有角膜表面不规则引起的基底膜重塑不完整，细胞因子如 TGF-β 进入基质层。优化表层切削的优势的最大支撑点是活性上皮瓣，保留活力上皮瓣，使疼痛显著减轻，有效视力迅速恢复，屈光回退轻，haze 显著减少，感染风险减低，使手术更加安全。

三、适应证和禁忌证

（一）适应证

1. 精神及心理健康、具备合理的摘镜愿望和合适的术后期望值。

2. 年龄≥18 周岁。

3. 近视者屈光状态相对稳定 >2 年（每年递增≤0.50D）。远视者具有稳定屈光状态。

4. 角膜中央厚度≥450μm。

5. 近视≤-8.00D，散光≤6.00D；远视≤+6.00D。

6. 老视。

7. 角膜地形图引导和像差引导的个体化切削。

8. 符合激光角膜手术适应证但 LASIK 高风险者。如小睑裂、视网膜或视神经病变不适合 LASIK 负压吸引等，或术前检查发现视网膜裂孔并光凝者。

9. LASIK 角膜瓣异常，可改 LASEK，或 TPRK。

10. 各类激光手术的补矫可单独行 PRK，或 TPRK，或 LASEK。

11. 角膜外伤、手术、炎症后前表面的不规则散光，如角膜移植术后散光的矫正。

12. 人工晶状体植入术后的残余屈光不正。

13. 玻璃体手术、视网膜手术后的屈光不正（包括屈光参差）。

14. 病人特殊职业要求，由于 LASIK 术具有潜在术后角膜瓣受伤移位的可能，可以考虑做 LASEK。

（二）绝对禁忌证

1. 心理或精神异常的病人。

2．眼及眼附属器活动性炎症、感染。

3．进行性圆锥角膜。

4．全身患有结缔组织疾病和自身免疫系统疾病，如系统性红斑狼疮、类风湿关节炎、多发性硬化等。

5．重度睑裂闭合不全。

6．严重眼表疾病包括干眼、角膜内皮营养不良等。

7．女性孕期和哺乳期。

（三）相对禁忌证

1．病人对手术认识欠缺或期望值过高，但经过医患反复交流才达成共识者；忧郁症等精神心理异常经治疗后痊愈者。

2．近视＞-8.00D；远视＞+6.00D。

3．初次手术角膜曲率在38～49D区间以外。

4．暗瞳直径＞7.5mm。

5．独眼。

6．病毒性角膜炎（2年内未复发者）。

7．晶状体密度增加。

8．视网膜脱离手术史，黄斑出血史。

9．轻度干眼。

10．轻、中度睑裂闭合不全。

11．药物可控的高眼压、青光眼。

四、手术方法

（一）术前准备

1．术前3天起应用广谱抗生素眼水滴眼，每天4次。

2．术前可应用人工泪液滴眼，每天4次。

3．术前进行单眼注视训练。

4．手术当天禁忌使用眼部化妆品。

（二）手术器械

1．准分子激光仪的准备　常规准分子激光仪术前维护与检测。

2．LASEK的基本器械　单纯两件套，即上皮环钻和上皮铲。上皮环钻可有微刃（50μm、60μm、70μm）。还可准备：乙醇贮环、上皮耙、上皮钩、上皮恢复器（图6-4）。

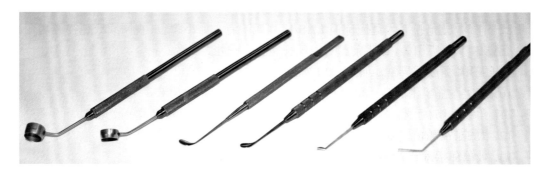

图6-4　从左至右分别为：上皮环钻（无刃）、上皮环钻（有刃）、上皮铲（大）、上皮铲（中）、上皮铲（小）、上皮钩

笔记

（三）手术步骤

1．常规消毒铺巾，冲洗结膜囊。

2. 0.4% 盐酸奥布卡因滴眼液表面麻醉，每 5 分钟点 1 次，共 2 次。

3. 置上皮环钻 上皮环钻直径可根据激光切削范围选择 8mm、8.5mm、9mm、9.5mm 等。环钻的上皮刃约 50～70μm。

4. 乙醇浸润 置 18%～22% 乙醇于环钻内，浸润时间 10～15 秒，棉签吸干。

5. 平衡盐溶液（BSS）充分冲洗。

6. 应用上皮铲（或上皮钩）沿环形痕迹轻轻分离上皮，可留基蒂于最适合术者操作的位置（图 6-5）。上皮瓣可用上皮钩、大小上皮铲相互结合的方法，用钩、拨、铲等动作制作。上皮分离至蒂部时，将上皮瓣翻转。

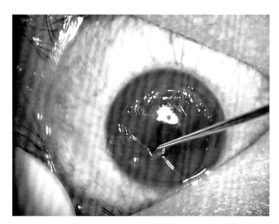

图 6-5 用小号上皮铲，以铲形动作轻轻分离上皮层 - 前弹力层。小号铲在浸润时间短时或上皮紧密时仍能发挥作用，对前弹力层 - 基质的机械性损伤更小

7. 棉签轻拭基质面，再行准分子激光切削。激光设计值与常规 PRK 的设计值可保持一致，不做特别调整。

8. 复位上皮瓣 BSS 冲洗基质面，"水复位"上皮瓣，干棉签修整上皮瓣边缘至沟缘清晰，瓣匀称覆盖于基质面上。

9. 置角膜接触镜。

10. 下手术台，裂隙灯显微镜下复查上皮瓣和接触镜情况。

（四）术中药物应用

角膜 haze 补矫者或首次手术有 haze 的高危因素者在术中可应用丝裂霉素，浓度为 0.02%，浸润时间为 10～60 秒。

五、手术并发症及预防和处理

1. 疼痛等刺激症状 90% 的病例角膜刺激症状不明显，通常没有疼痛。LASEK 保存有活性的上皮瓣，比 PRK 的疼痛轻，愈合时间也短。部分上皮细胞在瓣制作或复位过程中受创，疼痛不适的症状比 LASIK 明显，持续时间介于 LASIK 与 PRK 之间，通常为 2～8 小时。

2. 术后戴接触镜期间视力波动 术后第 2 天视力不如 LASIK 术后稳定。视力波动太大、角膜刺激症状持续或角膜上皮有新的水肿，需要更换镜片。

3. 角膜上皮瓣异常 轻、中度瓣异常包括上皮水肿皱褶、滑动、小碎片，以及术后出现的迟发性上皮瓣局限缺损等，是上皮瓣脆弱性的体现。瓣游离、瓣溶解是中、重度异常。LASEK 上皮瓣的脆弱性远大于 LASIK 角膜基质瓣，仔细处理每一环节是保证良好上皮瓣的关键。

笔记

术中出现上皮瓣重度异常的几率虽非常小，但一旦发生，建议改行 PRK，也可改期手术，仍行 LASEK。

4. haze 与屈光回退　Hanna 等（1992）将 haze 分为 5 级。0 级：用裂隙灯显微镜检查，角膜完全透明；0.5 级：在裂隙灯显微镜下用斜照法才能发现轻度点状混浊；1 级：在裂隙灯显微镜下容易发现角膜混浊，但不影响观察虹膜纹理；2 级：角膜混浊轻度影响观察虹膜纹理；3 级：角膜明显混浊，中度影响观察虹膜纹理；4 级：角膜严重混浊，不能窥见虹膜。

处理：应用糖皮质激素滴眼液。若出现 1 级以上的 haze，建议使用糖皮质激素滴眼液进行局部冲击治疗。如妥布霉素地塞米松眼膏每晚 1 次，及 1% 醋酸泼尼松龙滴眼液每天 8 次，连续应用 5 天，然后改成 0.1% 氟米龙滴眼液，每天 7 次，每 7 天减少 1 次，密切观察，可每 2 周随访 1 次。

5. 欠矫　LASEK 矫正低、中度近视术后的屈光回退不明显，但高度或超高度者仍有一定回退。

6. 激素性青光眼　激素性青光眼是长期使用糖皮质激素眼水的潜在风险之一，预防为主。术后应定期测量眼压，一旦发现眼压升高，及时停用激素滴眼液。已经出现的青光眼，按青光眼常规治疗。

7. 感染细菌或真菌感染　为严重并发症，与手术过程中的无菌操作不当有关，也与角膜接触镜及护理不当有关。及时做细菌、真菌涂片和培养，按抗感染原则进行治疗。

六、术后随访、影响因素和转归

1. 术后药物应用与复查

（1）术后应用广谱抗生素滴眼液和激素滴眼液。

（2）次日复诊，检查接触镜与上皮瓣。常见的不适包括异物感、流泪、酸疼或重度肿胀感。大部分病人可自然睁开术眼，没有结膜充血。若术后有明显角膜刺激症状则提示优化程度不足。

（3）术后用药以梯度递减为好。在去除角膜接触镜后，也可采用短时间高频度糖皮质激素滴眼液冲击的方法。可从每天 6 次起，每 2 周减 1 次直至停药。特殊情况下作调整，角膜反应和眼压高低可影响用药频率和时间。

（4）人工泪液每天 4 次，可用 3～6 个月。

（5）选择性使用促修复药物。

2. 术后接触镜护理　LASEK 术后戴软性角膜接触镜，基弧可选择 8.4～8.8mm，含水量与透氧性适中。留置期为 3～7 天。留置时间主要取决于上皮水肿区的情况，如果过早取镜，小片的水肿上皮脆弱，仍有可能因为眼睑的力量和眼球的运动而脱落，导致迟发的角膜刺激症状。

3. 术后随访　推荐术后第 1 天、3～7 天（取角膜接触镜当天）、1 个月、3 个月、6 个月、1 年随访检查，此后可每 6 个月检查一次。随访检查项目包括：

（1）常规眼科检查：裸眼远 / 近视力、最佳矫正视力、眼压、泪膜破裂时间（BUT）、角膜荧光素染色、裂隙灯显微镜检查角膜情况。术后 6 个月应散瞳三面镜检查眼底。

（2）屈光检查：综合验光、像差检查。

（3）角膜地形图检查：评估角膜前、后表面形态，检测角膜膨隆。

（4）术后 3 个月和 6 个月以上检查角膜厚度。

（5）对比敏感度及眩光对比敏感度检查。

（6）40 岁以上检测晶状体密度变化情况。

笔记

（周行涛）

第三节　机械法准分子激光上皮瓣下角膜磨镶术

一、概述

机械法准分子激光上皮瓣下角膜磨镶术（epipolis laser in situ keratomileusis，Epi-LASIK）由 Pallikaris 于 2003 年首次报告，应用微型角膜上皮刀钝性分离角膜上皮层与前弹力层之间的连接，制作带蒂上皮瓣，准分子激光切削后将上皮瓣复位，置角膜接触镜。这一术式的特点是机械方法制取上皮瓣，有别于 LASEK 的乙醇浸润分离方法，该手术方式是表层切削向优化表层切削发展的又一模式。

Epi-LASIK 的适应证、禁忌证、并发症及其处理原则、随访与围术期检查等，与 LASEK和 PRK 类似，需特别注意的是睑裂要求较大（利于放置负压吸引环）、角膜无明显瘢痕（避免误切入角膜基质）。

此外，Epi-LASIK 具有负压吸引和放置刀具的步骤，因此与 LASEK 相比，以下情况不宜作为首选：

1. 小睑裂、视网膜或视神经病变不适合 LASIK 负压吸引等，或术前检查发现视网膜裂孔并行眼底激光封闭裂孔者。

2. PRK 或 LASEK 的补矫。

3. 角膜外伤、手术、炎症后前表面的不规则散光，如角膜移植术后散光的矫正。

4. 人工晶状体植入术后的残余屈光不正。

5. 玻璃体手术、视网膜手术后的屈光不正。

二、手术机制

Epi-LASIK 同样是以上皮瓣的活性为核心的表层切削，形式上更具有 LASIK 机械角膜刀制瓣的特点，所不同的是制作更薄的上皮瓣而不是带角膜前基质的基质瓣；与 LASEK 相比，基底膜更完整，透明层和致密层的连续完整性的节段更长。在术后，因角膜上皮并没有受到乙醇等化学性损害，愈合可较 LASEK 更快，基底膜的完整性使得其在高度近视矫正中的 haze 也减少。

三、适应证和禁忌证

（一）适应证

1. 精神及心理健康、具备合理的摘镜愿望和合适的术后期望值者。

2. 年龄≥18 周岁。

3. 近视者屈光状态相对稳定 >2 年（每年递增≤0.50D）。远视者具有稳定屈光状态。

4. 角膜中央厚度≥450μm。前后表面高度位于正常区间。

5. 近视≤-8.00D，散光≤6.00D；远视≤+6.00D。预设切削深度≤130μm。

6. 老视。

7. 角膜地形图引导和像差引导的个体化切削。

（二）绝对禁忌证

1. 心理或精神异常及未签署手术同意书者。

2. 眼及眼附属器活动性炎症、感染。

3. 进行性圆锥角膜。

4. 全身患有结缔组织疾病和自身免疫系统疾病，如系统性红斑狼疮、类风湿关节炎、多

笔记

发性硬化等。

5. 重度睑裂闭合不全。

6. 严重眼表疾病包括干眼、角膜内皮营养不良等。

7. 女性孕期和哺乳期。

（三）相对禁忌证

1. 病人对手术或期望值过高,但经过医患交流达成共识者。

2. 近视>−8.00D;远视>+6.00D。

3. 初次手术角膜曲率在38～49D区间以外。

4. 暗瞳直径>7.5mm。

5. 独眼。

6. 病毒性角膜炎（2年内未复发者）。

7. 晶状体密度增加。

8. 视网膜脱离手术史,黄斑出血史。

9. 轻度干眼。

10. 轻、中度睑裂闭合不全。

11. 药物可控的高眼压、青光眼。

12. 小睑裂。

四、手术方法

（一）术前准备

1. 术前3天起应用广谱抗生素滴眼液滴眼每天4次。

2. 术前可应用人工泪液滴眼每天4次。

3. 术前进行单眼注视训练。

4. 手术当天禁忌使用眼部化妆品。

（二）手术器械

1. 准分子激光仪的准备　常规准分子激光仪术前维护与检测。

2. 与LASEK基本相同,但Epi-LASIK需要准备微型角膜上皮刀,并进行维护、检测与调试。与LASIK一样,需要检测刀刃并走刀。图示为Epi-LASIK专用负压吸引环（图6-6）。

二维码6-2
动画　机械法准分子激光上皮瓣下角膜磨镶术（Epi-LASIK）

二维码6-3
视频　机械法准分子激光上皮瓣下角膜磨镶术（Epi-LASIK）

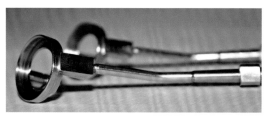

图6-6　Epi-LASIK专用负压吸引环

（三）手术步骤

在Epi-LASIK刀架上安装好合适的上皮刀后,进行试机运刀1～2次,无异常后,准备手术:

1. 常规消毒铺巾,冲洗结膜囊。

2. 0.4%盐酸奥布卡因滴眼液表面麻醉,每5分钟点1次,共2次。

3. 置负压吸引环。

4. 吸引负压吸引到位或听到提示音。

5. 置刀和运刀　运刀前可在角膜表面滴BSS。刀走到位后可先停负压,后退刀（图6-7）。

筆记

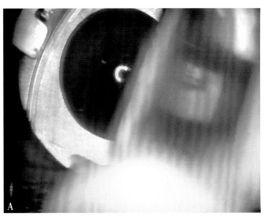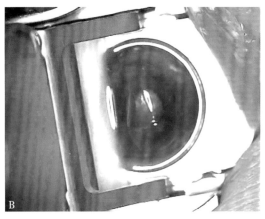

图 6-7　运刀与退刀

A. 旋转刀入轨,均匀进刀,与 LASIK 一致;B. 水平型刀行进到边蒂部时,有时可观察到上皮瓣堆卷,可继续进刀

6. 上皮恢复器调整上皮瓣,充分暴露基质面。

7. 准分子激光扫描。

8. 复位上皮瓣 BSS 冲洗基质面,"水复位"上皮瓣。干棉签修整上皮瓣边缘至缘沟清晰,瓣匀称覆盖于基质面上。

9. 置角膜接触镜,勿存留气泡。

10. 裂隙灯显微镜下复查上皮瓣和接触镜情况。

（四）上皮刀选择与使用

旋转型上皮刀制作的上皮瓣蒂位于上方:①可减少新生血管损伤而出血,因角膜新生血管多位于上方角膜缘;②可减少术后上皮瓣移位。

Epi-LASIK 上皮刀系统有不同种类,需要配制专用刀片。旋转型微型角膜上皮刀可先启动负压吸引,然后置上皮刀头于吸引环轨上,确保负压吸引稳定到位,踩脚踏进刀;也可先将上皮刀装于吸引环轨上,再启动负压吸引及运刀。水平型直线上皮刀,也可先以上皮刀入轨,置吸引环,启动负压,负压确认到位后进刀,留蒂于鼻侧。

（五）术中用药

Epi-LASIK 在矫正有 haze 的高危因素者时,术中可应用丝裂霉素,浓度为 0.02%,浸润时间为 10～60 秒。

五、手术并发症及预防和处理

（一）上皮刀相关并发症

1. 角膜缘出血渗入上皮瓣下　长期配戴角膜接触镜角膜缘新生血管多者或上皮瓣偏大者。

2. 上皮瓣游离　选环错误或进、退刀时对上皮瓣的牵拉等均可能发生上皮瓣游离,这样的上皮瓣直径通常偏小或蒂过小。

3. 浅切或深切　浅切会使上皮瓣不完整,发生上皮纽扣或边缘锯齿状,以 PRK 方法刮除上皮即可继续激光扫描。但若深切到角膜基质,重要的原则是复位瓣,3～6 个月后行 PTK+PRK 或 TPRK。不规则的深切或者瓣的碎裂,术后将无法避免术源性散光。

（二）haze 与激素性高眼压

与 LASEK 一样,Epi-LASIK 不能完全避免 haze 以及较长时间应用糖皮质激素所致的高眼压风险。特别是高度近视的病例,必须注意术后的定期随访与检查。

笔记

六、术后随访、影响因素和转归

术后药物应用和随访与 LASEK 相同。

（周行涛）

第四节　经上皮准分子激光角膜切削术

一、概述

经上皮准分子激光角膜切削术（transepithelial photorefractive keratectomy，Trans-PRK，TPRK）是在传统的准分子激光角膜表层切削术基础上，近几年不断改进和完善的一种新型的激光矫治视力的手术方法。相较于本章第一节的 PRK（采用机械方法去除角膜上皮）、第二节的 LASEK（采用酒精辅助方法剥离角膜上皮）和第三节的 Epi-Lasik（表层机械刀剥离角膜上皮），TPRK 采用准分子激光去除角膜上皮，利用准分子激光将上皮去除和透镜切削一次性完成，从而达到较少上皮损伤、更快上皮修复和较少 haze 形成的治疗效果。特别是在角膜屈光手术后二次手术补矫中，相较于其他表层手术方法，该手术方法具有明显的安全性和准确性。因为手术操作简单，几乎没有学习曲线，特别适合初学角膜屈光手术的医师。

二、手术机制

（一）光学理论基础

同 PRK 手术。

（二）激光原理

同 PRK 手术。

（三）TPRK 治疗机制

同 PRK 手术。手术设计中将角膜上皮和角膜基质作为一个整体屈光界面，利用特殊的切削模式首先完成角膜上皮切削，其切削深度设计是根据大量数据分析来确定的，一般设计其中央角膜上皮厚度为 55mm，周边角膜上皮厚度为 65mm。对于不同于标准值角膜上皮厚度的病人，该治疗模式可能导致角膜基质少切削（浅切）或多切削（深切），从而轻微影响视区大小，但是不会影响角膜表面的屈光力。见图 6-8 和图 6-9。

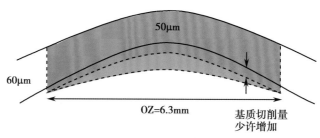

图 6-8　TPRK 切削比较薄的角膜上皮时的情况

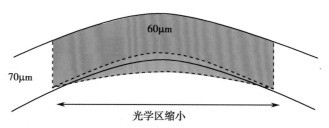

图 6-9　TPRK 切削比较厚的角膜上皮时的情况

三、适应证和禁忌证

（一）适应证

1. 年龄在 18 周岁以上。

2. 建议近视≤-8.00D，远视≤+6.00D，散光＜6.00D。

3. 屈光力稳定 2 年以上，每年变化在 ±0.50D 以内。

4. 矫正视力在 0.5 以上。

5. 中央角膜厚度建议大于 450μm。

6. 行屈光手术后欠矫或过矫，需再次手术者：

（1）RK 手术后：应距上次手术时间 2 年以上。

（2）PRK 手术后：应距上次手术时间 1 年以上。

（3）LASIK 手术后：应距上次手术时间 6 个月以上。

特别适合于角膜厚度薄但已排除圆锥角膜、屈光力相对稳定，同时具有良好的矫正视力，行板层屈光手术可能存在风险的病人。对于 PRK 术后发生明显的 haze 和屈光度回退，应慎行表层手术。

（二）禁忌证

1. 全身患有结缔组织及严重的自身免疫系统疾病，如系统性红斑狼疮、类风湿关节炎、多发性硬化和较严重的糖尿病等。

2. 严重的眼附属器疾病，如眼睑缺损和变形、兔眼、慢性泪囊炎等。

3. 严重的眼表疾病，如睑板腺功能不全、干眼、圆锥角膜、病毒性角膜炎活动期、角膜内皮营养不良等。

4. 内眼疾病，如青光眼、虹膜炎、睫状体炎、视网膜和视神经疾病等。

5. 高度近视者，特别是合并瞳孔直径过大、角膜过薄者。

6. 心理不健康者。

手术的适应证和禁忌证有些是相对的，需视病人的眼部情况，全身状态和需求等综合确定。对于低于 -1.0D 的近视不建议做 TPRK。

四、手术方法

1. 常规消毒铺巾。

2. 表面麻醉，结膜囊滴用表面麻醉剂 2～3 次。

3. 完成准分子激光设备数据录入、参数设定、核对和术式选择。

4. 开睑器开睑，调整固定头位。

5. 确定切削中心 嘱被治疗者注视激光机正上方闪烁的指示灯，调整激光焦平面之中心点于瞳孔中心所对应的角膜前表面（图 6-10）。

6. 确定各种跟踪模式正常运行。

7. 激光切削 嘱病人始终注视指示灯，确保切削位置始终不偏移。启动激光一次性完成激光切削。

8. 预冷 平衡盐液冲洗激光切削界面，降低表面温度，减少热损伤。

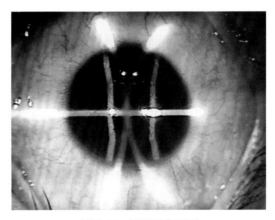

图 6-10 TPRK 焦平面

二维码 6-4
动画 经上皮准分子激光角膜切削术（TPRK）

二维码 6-5
视频 经上皮准分子激光角膜切削术（TPRK）

笔记

9. 术毕 术眼用抗生素眼药水，戴绷带型角膜接触镜。

10. 术后处理

（1）术后即刻局部使用糖皮质激素和非甾体抗炎滴眼液交替点眼 4～6 次，减轻创伤性炎症反应，减轻术后疼痛，根据角膜上皮愈合情况确定绷带型角膜接触镜的取出时间，一般是术后 3～4 天。

（2）术后 1 天、3 天检查上皮愈合情况，清洁眼外部，局部用抗生素和非甾体抗炎滴眼液。

（3）术后用药：角膜上皮愈合后开始局部应用低浓度糖皮质激素或者非甾体抗炎滴眼液。一般疗程：第 1 个月每天 4 次，以后逐月递减 1 次，共用 3～4 个月。术后早期可辅助使用角膜营养类药物，如人工泪液等。

五、手术并发症及预防和处理

TPRK 的手术并发症和 PRK 基本相同。部分并发症的发生发展有一定特殊性。

（一）术中并发症

1. 偏中心切削 其定义、表现、发生原因、预防和处理见本章第一节。随着设备的改进，特别是跟踪系统的完善，TPRK 术中发生偏心切削的可能性越来越小。

2. 角膜上皮干湿度的变化 角膜上皮水肿或干燥。

（1）临床表现：角膜上皮暴露期间，局部麻药和冲洗液使用太多导致水肿或者干燥时间太久导致脱水，可能影响准分子激光切削的深度。手术后屈光力表现为欠矫或过矫。

（2）原因：角膜上皮需要泪膜的保护，暴露时间超过 10 秒以上，泪膜可能出现破裂，导致上皮直接暴露在空气中，出现上皮干燥损伤。局部冲洗液过多可在角膜上皮堆积。

（3）预防：①减少暴露时间；②保持角膜上皮合理的干湿度。

（4）处理：手术后如出现明显的屈光力的欠矫或过矫，可在其稳定后光学或手术矫正。

（二）术后并发症

1. 不适感及疼痛 TPRK 由于采用激光去除上皮，相对其他表层手术上皮损伤的范围更小，术后炎症反应更轻，所以术后疼痛反应相对较轻。

2. 角膜上皮愈合延迟 同 PRK 手术。

3. 角膜上皮下雾状混浊（haze） 同 PRK 手术。TPRK 术后角膜基质反应更轻、上皮愈合更快，所以术后发生 haze 的比例低而且程度更轻。由于 TPRK 相对其他表层手术激光切削时间较长，术前、术中和术毕合理的降温措施有利于控制和减少术后 haze 的发生，如术中间断激光切削、术后预冷平衡盐液冲洗、戴预冷绷带型角膜接触镜等。

4. 屈光力及视力波动 同 PRK 手术。

5. 屈光力欠矫、过矫、回退、散光、眩光、对比敏感度下降、最佳矫正视力下降、糖皮质激素性高眼压或青光眼、角膜感染、无菌性浸润、病毒性角膜炎复发等并发症同 PRK。

6. 中央岛（central island） 其定义、表现、发生原因、预防和处理同 PRK。TPRK 由于激光光斑特性以及良好的跟踪性能术后发生中央岛的可能性很小。

六、术后随访、影响因素和转归

（一）术后随访

1. 术后随访时间 术后 1 天、3 天、7 天、1 个月、3 个月、6 个月和 1 年随访检查。特殊情况适当增加随访次数或延长随访时间。术后早期在角膜上皮没有愈合之前可以增加随访时间到上皮完全愈合。

2. 随访检查项目

（1）病人自觉症状，如疼痛、异物感等。

笔记

（2）绷带型角膜接触镜在位情况、透明度、角膜上皮愈合情况、haze 的程度分级。

（3）裸眼视力（UCVA）、最佳矫正视力（BCVA）、屈光力。

（4）眼压：应用非接触眼压计进行常规检查，必要时用压平眼压计复查，术后开始测量时间为脱镜（绷带型角膜接触镜）后 1 周左右。

（5）角膜地形图：观察切削位置、K 值、角膜前后表面变化情况等。

（6）特殊检查：对比敏感度、眩光视力、角膜知觉、角膜内皮细胞等。

（二）影响因素和转归

1. 手术参数　包括切削直径大小、过渡区范围都可能影响光学矫正效果和术后并发症发生的比例。基本情况同 PRK 手术。近年来采用智能光斑技术（smart pulse technology，SPT）将角膜作为球面进行激光扫描，形成更加光滑的切削界面，有利于视力和视觉质量的早期恢复。

2. 手术技巧

（1）TPRK 手术中角膜表面温度的控制对于减轻术后疼痛、加速角膜上皮愈合、减少 haze 形成均有一定作用。角膜上皮越早愈合，手术的可预测性愈高。

（2）注意角膜上皮的干燥程度，过分干燥或过分湿润都会影响激光切削，从而造成术后过矫或欠矫。同时，角膜表面不均匀的水化或脱水会因切削的不均匀而造成术后不规则散光。

（3）严格按照设备要求进行跟踪设定，明确病人头位和眼位，保证病人注视来确定手术中心。手术切削如偏离中心可造成术后最佳矫正视力下降和屈光力的异常。

3. 激光器、手术室环境和个体差异的影响　同 PRK 手术相关内容。

七、在增效手术中的应用

TPRK 可应用于多种增效手术，如过矫、欠矫、偏心切削、小光区、角膜瓣复杂并发症二次修复等。由于 TPRK 手术操作简单，不需要其他可能带来二次损伤、影响屈光度矫正效果的方法，比如机械去除角膜上皮或者掀开原有角膜瓣，所以，角膜屈光手术后，如 PRK、LASIK、SMILE 等，假如需要二次增效手术，可以选择 TPRK。特别是第一次板层手术中出现异常角膜瓣的情况，这种病人术后常常有不规则散光，选择增效时就可以利用地形图或者像差引导进行 TPRK 的增效手术，从而提高手术安全性和有效性。采用 TPRK 增效手术时，对于增效手术眼，由于第一次术后角膜上皮厚度可能增厚，故建议增效手术设计时增加球镜值 0.5D（近视加 −0.5D；远视加 +0.5D），以弥补角膜上皮变异可能对手术结果的影响。

（邓应平）

第五节　准分子激光原位角膜磨镶术

一、概述

随着准分子激光屈光性角膜切削术（PRK）的兴起，近视矫治效果取得了突破性进展。但由于 PRK 手术需刮除角膜上皮且破坏前弹力层，术后可能产生一定并发症，如 haze 及其伴随的屈光回退。术后病人疼痛、畏光等眼刺激症状较明显，而且术后需长时间使用糖皮质激素滴眼液，可导致糖皮质激素性高眼压、青光眼及其他糖皮质激素相关性并发症。

1990 年，希腊的 Pallikaris 首先将板层角膜屈光手术与准分子激光切削相结合，发明了准分子激光原位角膜磨镶术（laser in situ keratomileusis，LASIK）。所谓 LASIK 是先在角膜上用特制的显微角膜板层刀（microkeratome）或飞秒激光（femtosecond laser）制作一个带蒂的角膜瓣（corneal flap），掀开后在暴露的角膜基质床上进行准分子激光切削，以矫正近视、远视、散光或补偿部分老视(图 6-11)。由于手术保留了角膜上皮及前弹力层,可以避免或减少 PRK 术后的一些并发症,如 haze 及其伴随的屈光回退等,手术后无明显的眼部不适、视力恢复快,因此目前已经成为屈光矫治手术中全世界开展最多、最为广泛的一种手术。

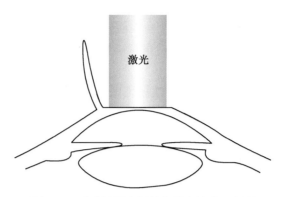

激光

图 6-11 准分子激光原位角膜磨镶术示意图

二、手术机制

LASIK 与 PRK 的主要区别是在角膜瓣(包含完整的角膜上皮层、前弹力层及部分角膜基质层)下进行准分子激光切削。

Baumgartner 等(1985)已通过病理组织学研究证实,角膜基质内精细的板层切开,不会导致基质内混浊,这可能与角膜基质损伤后,组织反应轻微有关。LASIK 术后角膜瓣边缘与中央的愈合反应不同,边缘愈合与 PRK 类似。角膜细胞(keratocyte)的激活在 LASIK 术后持续 1~2 周,而在 PRK 术后则可持续 3 年。LASIK 术后角膜瓣边缘伤口愈合的病理学特征为,上皮细胞愈合前,创口首先由纤维蛋白(fibrin)和纤维结合蛋白(fibronectin)覆盖;瓣边缘缝隙首先由纤维蛋白栓填充,随后被角膜上皮细胞替代。上皮细胞的损伤,起到一种向角膜基质内细胞传递信号的作用,使基质细胞被激活而转化为成肌纤维细胞(myofibroblasts),这些细胞可分泌细胞外基质使伤口纤维化(fibrosis)。因此,LASIK 术后往往在角膜瓣边缘有环形灰白色瘢痕,而角膜瓣中央透明。

与 PRK 相比,LASIK 保留了角膜上皮及前弹力层的完整性,因此更加符合角膜的解剖生理。由于保留了角膜上皮及前弹力层的屏障功能,只要注意术中勿将感染源直接带入角膜瓣下,术后发生角膜感染的机会极少,而且无疼痛,视力恢复快。尤为重要的是 LASIK 术后屈光状态较 PRK 具有更高的可预测性,结合飞秒激光制瓣技术的应用,即飞秒制瓣 LASIK,可提高角膜瓣厚度及大小的精确性、显著降低角膜瓣相关的并发症并减少光学像差,因此是当今角膜屈光手术的一个主流。

三、适应证和禁忌证

(一)适应证

1. 本人有摘镜需求,对手术过程及疗效有充分的认识。

2. 年龄 18 周岁以上,近 2 年屈光状态稳定(每年变化在 0.50D 之内)。

3. 角膜最薄点厚度大于 450μm,术后角膜瓣下厚度应达 250μm 以上。

4. 屈光力矫治范围 目前一般认为近视是≤-12.00D(-8.00D 以下效果最理想);远视≤+6.00D(+3.00D 以下者效果最理想);散光≤6.00D。在 1996 年以前,由于对 LASIK 后角膜生物力学的变化缺乏足够认识,曾过度扩大了 LASIK 的屈光矫治范围,以致个别病例术后出现屈光度回退、角膜膨隆(corneal ectasia)和继发性圆锥角膜等并发症。

笔记

5. 特殊情况下的屈光矫治 如穿透性角膜移植术后、白内障摘除人工晶状体植入术后的屈光不正、双眼屈光参差等。

（二）禁忌证

1. 眼部有活动性感染和（或）炎症性病变。

2. 眼睑异常如睑裂闭合不全、内翻倒睫等。

3. 重度干眼。

4. 亚临床期及临床期圆锥角膜。

5. 精神疾病病人。

四、手术方法

（一）术前评估

除上述常规术前评估外，需特别注意的问题是：

1. 角膜形态与厚度 主要评估工具为基于 Placido 盘的角膜地形图仪及裂隙光扫描 Scheimpflug 断层成像眼前段检查系统，以排除亚临床期圆锥角膜。

2. 中央角膜厚度 术前角膜测厚如最薄点在 450μm 以下，一般建议不宜做 LASIK 手术。对于中度及低度近视，LASIK 的疗效与 PRK 基本一致，因此，对于中度及低度近视，不一定强求做 LASIK 手术，而应根据术者的经验及病人的要求进行选择。

3. 术眼睑裂大小及眼球暴露程度 如睑裂太小，眼窝深则会导致眼球暴露不良，术中制作角膜瓣会有一定困难，初学者尤其应尽量避免选择这样的病人。

4. 角膜上皮及其基底膜健康状况 对于角膜上皮易损伤脱落的病人，尽量不做 LASIK 而改为 PRK、LASEK 等角膜表层切削式，以避免术后发生角膜上皮内生或植入。

5. 干眼的评估 询问全身疾病史，如类风湿性关节炎等；用药史，如是否正在服用抗组胺类药或抗焦虑药；平时有无眼干症状：眼睛异物感、经常充血，不能耐受角膜接触镜；一天之间视力是否经常有波动。通过病史询问，可排除一些较严重的干眼或有干眼潜在可能的病人。

术前与干眼相关的一般检查包括：睑缘检查，注意有无睑缘炎；睑板腺功能状况，注意睑板是否肥厚、睑板腺开口是否堵塞；BUT、泪液分泌试验（Schirmer test）。特殊检查包括角膜地形图，观察角膜规则指数是否异常。对于较严重的干眼病人（有自觉症状、泪膜破裂时间少于 5 秒、Schirmer Ⅰ试验 5 分钟少于 5mm，伴角膜点状染色），则不能做 LASIK。一般而言，凡是出现一个象限范围以上的角膜异常荧光素染色点，暂时均不适合做 LASIK。

6. 眼底视盘及周边视网膜检查 LASIK 术中制作角膜瓣过程中，负压吸引环的作用可使术眼眼压超过 65mmHg，持续时间达数秒～数十秒。对于有显著的视网膜脉络膜变性及缺血性疾病病人，不宜做 LASIK 手术。对于周边视网膜有显著变性区及破孔者，术前 1 周应先做视网膜光凝术。

（二）术前准备

1. 病人准备

（1）宣教与合理的解释：LASIK 手术前，了解病人要求做手术的动机非常重要。应特别注意向病人解释手术的效果及术后可能出现的并发症。病人在决定接受手术前，往往认为手术后就再也不用配戴框架眼镜或角膜接触镜了，此时应向病人说明 LASIK 的目的是减少或消除病人对眼镜的依赖，而不是终生摘除眼镜或无论何时都不需要配戴眼镜了。经过耐心讲解和谈话，可消除许多病人不切实际的期望，对手术的疗效更容易满意。术前要了解病人的职业情况及对视力的要求，有助于制订手术方案。

术前还有必要通过谈话、录像或宣传册向病人介绍有关 LASIK 的历史及进展情况、手

笔记

术原理及手术方法,增进病人对手术的了解。同时嘱咐病人术前按时点用抗生素等滴眼液,手术当天不化妆、不用香水。同时向病人说明术中应消除紧张情绪,主动与医师配合。最后,病人如果没有任何疑问并且乐于接受手术,则应在手术同意书上签字。

(2)眼部准备:术前连续 3 天用广谱抗生素滴眼液如 0.5% 左氧氟沙星点眼,每天 4 次。对于轻中度的干眼,LASIK 术前可做下列治疗,待症状体征改善后再考虑手术。①不含防腐剂的人工泪液点眼,每天 4～10 次;②临时性泪小点栓塞:适用于以泪液分泌过少为主的干眼,不适用于泪液蒸发过快为主的干眼;③治疗睑缘炎:热敷、清洁睑缘、涂糖皮质激素抗生素眼膏等。

2. 器械及环境准备

(1)器械准备:与 PRK 相比,LASIK 除了准分子激光机外,还需制作角膜瓣的显微角膜板层刀或飞秒激光设备。手术技巧较 PRK 相对复杂,手术效果更依赖术者制作角膜瓣的操作技术、所用显微角膜板层刀及飞秒激光的性能。如操作不当或机械故障可在 LASIK 术中或术后发生一些较为严重的影响视力预后的并发症。LASIK 的关键步骤是角膜瓣的制作,而对于制作角膜瓣的工具——显微角膜板层刀以及飞秒激光(详见本章第六节)的合理选择与维护,是角膜瓣制作成败的关键之一。

目前有多种可供选择的显微角膜板层刀,总的来说,理想的显微角膜板层刀应具备以下特点:①安全性、可预测性(角膜瓣厚度及大小)及可重复性好;②切割面洁净平整;③操作及维护较简单。

显微角膜板层刀按刀片驱动力的不同可分为电动式以及气动式;按刀头推进的模式可分为自动型与手动型,按刀头运行的轨迹又可分为水平往复式及旋转式。一般认为自动水平往复式或旋转式显微角膜板层刀重复性及预测性较好,且操作较容易。但无论选择哪一种显微角膜板层刀,初学者都必须经过系统的理论培训和动物眼的反复操练之后,才能在有经验的医师指导下进行正式的临床操作。目前,显微角膜板层刀正在逐渐被飞秒激光机所替代。

术前,根据角膜厚度及欲矫正屈光度选择相应规格的刀头(某些旧型可调式刀头需调整固定螺帽的位置,用测微计来测量刀刃与脚板间缝隙的距离,以确定所做角膜瓣的厚度);根据角膜曲率及直径通常选择可制作角膜瓣直径为 8.5～10.0mm 规格的负压吸引环,停止器位于 7.5～9.0mm 处,两者要相互匹配。在手术显微镜下应特别注意检查刀片的质量,特别注意刀刃是否受损。刀片装配过程中,切勿损伤刀刃,装配完毕后先试运行,判别马达运转的声音是否正常,待确信无误后置于无菌操作台上备用。

(2)环境准备:术中应注意保持恒定的室内温度(18～25℃)、湿度(20%～65%),手术室内严格消毒,有条件可安装空气净化及滤过装置,消除室内漂浮物以及挥发性物质如乙醇、香水和油漆等,使激光的输出能量保持恒定。

(三)手术设计

1. 屈光力　矫治参数的选择直接影响到激光矫治的精确性。欲矫治相同的屈光力,在不同地区(海拔、温度、湿度)及手术室环境、不同的激光机、不同的激光切削直径,在屈光力矫治参数上都有各自不同的设定与修正,需要术者根据一定的实践积累,参照前期手术结果,最终摸索出一套符合本地、本激光机的参数。此外,不同的病人,由于年龄、职业的差异,对术后裸眼视力及屈光力有不同的需求,术者应根据病人的不同情况对参数作相应的调整,即准分子激光矫治参数的个体化设计。

2. 角膜瓣厚度　一般为 110～150μm,对于角膜中央厚度较薄(<530μm),而近视屈光力较高者(>-10.00D),术前应精心设计角膜瓣的厚度。如制作较薄的角膜瓣(90～110μm),使术后瓣下角膜基质保留厚度至少达 250μm 以上,以降低术后角膜膨隆及继发性圆锥角膜

笔记

的发生率。以术前中央角膜厚度 500μm 为例，如拟矫治屈光力为 −10.00D，选择 6mm 光学区，最大激光切削深度为 100μm，则角膜瓣厚度应控制在 150μm 以内（500−100−250＝150）（图 6-12）。

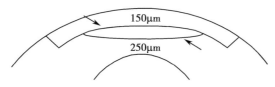

图 6-12　准分子激光允许切削的厚度（箭头）

3. 角膜瓣直径　应稍大于激光切削直径，可根据角膜曲率大小选择不同规格的负压吸引环。角膜越陡则角膜瓣越大，此时应选择环高度较高的负压吸引环；反之，角膜越平则角膜瓣越小，应选择环高度较低的负压吸引环。

4. 角膜瓣蒂位置　使用水平往复式显微角膜板层刀制作角膜瓣时，一般将角膜瓣蒂置于鼻侧，而使用旋转式显微角膜板层刀，可将角膜瓣蒂置于任一象限，一般可选择上方和斜上方位。与蒂位于鼻侧的角膜瓣相比，蒂位于上方或斜上方的角膜瓣具有一定的优越性：①角膜瓣复位较容易，角膜瓣自然重力作用且与眼睑活动方向一致，贴合更牢固，不易移位或出现皱褶；②在矫正顺规性近视散光时，激光切削区长径与角膜瓣蒂平行，避免激光损伤角膜瓣蒂部；③角膜瓣蒂所致的彗差（coma）与蒂的方向一致，蒂位于鼻侧所致的水平彗差比蒂位于上方所致的垂直彗差更容易产生视觉质量下降。但蒂位于上方的角膜瓣也有缺点：由于切断了双侧角膜感觉神经，术后干眼状比蒂位于鼻侧者明显（图 6-13）。因此，可以根据术者个人的操作习惯和病人的具体情况选择不同类型的显微角膜板层刀，使角膜瓣蒂位于鼻侧或位于上方。

飞秒激光制瓣通常可以用计算机软件设定角膜瓣的厚度与直径大小、角膜瓣蒂的位置、边缘切入的角度以及角膜瓣的形状为圆形或椭圆形。

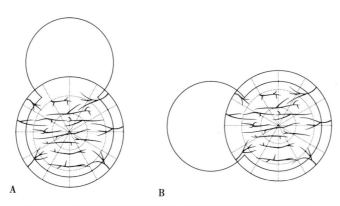

图 6-13　角膜瓣蒂的位置与角膜感觉神经纤维分布示意图
A. 蒂位于上方的角膜瓣切断两侧神经纤维；B. 蒂位于鼻侧的角膜瓣切断一侧神经

5. 光学区（optical zone）直径　根据拟矫正屈光力、中央角膜厚度以及暗光下瞳孔直径综合设计光学区直径。在光学区直径超过暗光下瞳孔直径的前提下，使用小光区切削、多光区切削或非球面切削模式可以减少激光切削深度。在矫治同等屈光力时，较小的激光切削直径及光学区虽可以减少切削深度，但有可能导致术后出现不同程度的眩光、光晕或视物重影等症状，也容易出现屈光力回退。

6. 目前，绝大多数术者倾向于双眼同时做 LASIK 手术，即完成一眼手术后紧接着做另一眼。其优点是：①方便病人，更少影响工作及学习；②保持双眼的手术环境及治疗参数一致，有利于双眼获得一致的手术效果。但应特别注意预防术后角膜炎症或感染等严重并发症。

（四）手术步骤

1. 术眼的清洁 消毒按内眼手术要求用 0.9% 生理盐水或平衡盐液冲洗结膜囊，0.5% 聚维酮碘及 75% 乙醇消毒眼睑及眶周皮肤。切勿让消毒液进入结膜囊或接触角膜面。

2. 眼部麻醉 一般仅使用表面麻醉。常用表面麻醉剂可选择 0.4% 奥布卡因（oxybuprocaine）、0.5% 丙氧苯卡因（proxymetacaine）、0.5% 丁卡因（dicaine）或 4% 利多卡因（lidocaine）。

应特别注意表面麻醉剂使用次数和首次使用时机，一般待病人平躺于手术床上后开始点药，开睑器撑开眼睑后再点一次，共 2 次。过早或过多使用表面麻醉剂可损伤角膜上皮，尤其是病人表面麻醉后瞬目次数减少，可使角膜过度干燥，从而造成角膜瓣制作过程中角膜上皮破损或脱落，且可影响术中激光束对角膜组织切削作用的精确性。应注意对双眼同时手术病人，后做的术眼（通常为左眼）由于表面麻醉剂作用及眼睛暴露时间较长，角膜更容易脱水，应适当调整激光参数，或延迟点表面麻醉剂时间，比如可以等一眼完成手术操作后对侧眼开始点第一次表面麻醉剂。

极个别情况下，对于睑裂小、眼窝深需做外眦切开者，局部可用浸润麻醉。个别较紧张的病人，术前 0.5～1 小时可口服镇静剂，如 10mg 地西泮（diazepam）。

3. 病人平卧位，注意调整头位，使眼角膜位于睑裂中央、角膜平面保持水平，与激光束垂直。无菌布单及孔巾铺盖，暴露术眼。

4. 手术贴膜 分别粘贴上下眼睑，分别向上下两侧牵拉固定睫毛，保持术区洁净。选择张力适度的开睑器撑开眼睑，尽可能充分暴露眼球，以利于放置负压吸引环，且刀头推进时无任何阻碍。应特别注意，良好的眼球暴露是安全制作角膜瓣的关键。对于极个别睑裂过小者，可考虑先做外眦切开。令病人两眼同时睁开，进行注视指示灯光训练，全身放松自然紧盯正上方闪烁的注视指示灯，可做自然眨眼动作，但不能用力闭眼。

5. 用角膜记号笔或专用的 LASIK 标记环，在角膜周边表面角膜瓣蒂对侧做标记，便于术后角膜瓣准确复位。特别是在发生游离瓣时，良好的标记能使复位变得更加容易和准确。

6. 放置负压吸引环，使环中心与瞳孔中心或角膜中心重合，环周与眼球紧密接触，不留缝隙。脚踏启动负压吸引泵，此时应特别注意负压吸引环是否偏离原位，如偏离则应立即停止负压吸引，重新调整负压吸引环位置后再次启动负压吸引泵。对于因反复吸引操作造成球结膜过度水肿者，应延期手术，以免因假吸引（吸引球结膜而不是眼球本身）而导致不良角膜瓣。

7. 负压吸引眼球压力达到要求时，可观察到术眼瞳孔扩大，病人可能出现一过性黑矇；也可将专用的 Barraquer 压平眼压计垂直与相对干燥的角膜面轻轻接触，如所压平的角膜面位于眼压计中心的标记圈内，则说明眼压值在 65mmHg 以上，已达到要求，此时即可推进显微角膜板层刀制作角膜瓣。如所压平的角膜面位于眼压计中心的标记圈外，则说明眼压值太低，未达到要求，此时一定不要推进角膜刀，而是要稍作等待，等候眼压升高符合要求后再推进显微角膜板层刀，否则，将会产生过薄或破碎的角膜瓣。如眼压不能升高达到要求，则要暂停吸引，检查吸引环、吸引管和吸引泵。

8. 眼压达到要求后，滴数滴平衡盐液或人工泪液于角膜面，使之湿润。轻提负压吸引环，将刀头卡入。自动式显微角膜板层刀可踩下前进脚踏开关，齿轮或枢纽带动刀头作水平或旋转运行，至停止器后再踩下后退脚踏开关，刀头自动回退，等完全退出后，停止负压吸引。而手动式显微角膜板层刀则需用手推进，当刀刃与负压吸引环外侧缘平齐时，踩下涡轮动力开关，同时用手直推或旋转推进，注意运行的速度要均匀，一般在 1～2 秒完成推进动作，中间不能有停顿。抵住停止器后，顺势撤回退出刀头，等刀头完全退出后，再停止负压吸引。角膜瓣的厚度与刀头推进速度有关,速度越快角膜瓣越薄。

9. 移除负压吸引环,用海绵吸除角膜瓣周围及结膜囊内的液体。将细头虹膜恢复器或灌洗钝针头插入角膜瓣下,向鼻侧(水平往复式,蒂位于鼻侧)或向上方(旋转式,蒂位于上方)掀开角膜瓣,暴露基质床面。良好的角膜瓣通常应符合下列几点:厚度 90～120μm,直径 8.0～10.0mm,角膜蒂长约 30 弧度,切面光滑,无破损。为保持角膜瓣内表面清洁,掀开角膜瓣时可将其自然折叠成"卷饼"状,使角膜瓣基质面返折。

10. 术者可在术前,事先将设计好的各项治疗参数输入控制激光机的计算机,也可在做角膜瓣的同时,助手输入治疗参数准备做激光切削,但要避免在忙乱中出错。在激光正式切削前应反复核实治疗参数及眼别,以确保准确无误。

11. 掀开角膜瓣后,令病人继续注视眼球固定指示灯,术者聚焦瞄准瞳孔中心,朝视轴方向适当调整激光切削中心(修正 Kappa 角)后开始做激光切削。

对于角膜较薄(中央厚度 <530μm)及欲矫正屈光力较高者(大于 −10.0D),或术前经计算角膜瓣下基质床厚度在临界值(250μm)者,掀开角膜瓣后应再次用 A 超角膜测厚仪测量角膜中央基质床厚度,根据实际厚度调整激光治疗参数,以确保术后角膜瓣下基质床厚度在 250μm 以上。测量后,超声探头所接触过的角膜基质床面应该及时用海绵吸干。

掀开角膜瓣后,病人所看到的眼球固定指示灯光源清晰度较差,这是由于相比附有泪膜的角膜表面,瓣下角膜基质床面不够光滑,可致光线散射而影响在视网膜上的成像质量。此时,应适当减弱照明灯亮度,使眼球固定指示光源清晰一些,便于病人注视。同时,适度的照明也有利于瞳孔保持自然大小,防止因光线过强造成瞳孔缩小移位。

切削过程中,应密切注意病人的眼位及头位,如有偏移,则应暂停激光切削及时加以调整。尤其应注意确保术眼始终正对并看清固定指示光源。准分子激光机安装有眼球被动及主动跟踪系统,前者在术眼偏移 0.3～0.5mm 时,令激光停止切削,后者则可在一定范围内,随眼球移动而跟踪切削。对于配合较差或有眼球不自主震颤的病人,可再次使用负压吸引环或使用镊子帮助固定眼球。另外,当切削面出现过多的水液或出血时还应随时用海绵吸除,以免形成中心岛或欠矫。同时,在角膜瓣直径较小或激光切削直径较大(如散光或远视治疗)时,应注意保护角膜瓣及蒂部不受激光切削,以免损伤角膜瓣或术后产生不规则散光。

12. 激光切削完成后,角膜基质床面及角膜瓣内面用平衡盐液稍作冲洗,然后用冲洗针头或无齿显微镊将角膜瓣复位,再将冲洗针头插入瓣下用 BSS 液轻轻冲洗,同时注意按所作标记对位。随后,用海绵吸除瓣缘溢出的水液,并在瓣上向周边作放射状轻柔按压,以消除皱褶,随后在空气中自然干燥。

13. 小心移除开睑器,注意勿触及角膜瓣以免移位,去除手术贴膜。结膜囊内点一滴广谱抗生素眼液和一滴糖皮质激素眼液。嘱病人眨眼,待确信角膜瓣没有移位、裂隙灯显微镜下检查角膜瓣下没有明显异物后点一滴人工泪液并盖上透明眼罩。对于术中有明显的角膜上皮破损者,术毕可戴绷带型角膜接触镜,第 2 天复查时取出。

需特别注意的是,在整个手术过程中,自病人躺在手术床上的那一刻起,术者就应主动不断地用平和、亲切的语调与他们进行交流,不断加以鼓励,使他们消除紧张焦虑情绪。病人良好的配合是手术成功的关键!

五、手术并发症及预防和处理

(一)术中并发症

1. 显微角膜板层刀相关并发症　术中并发症多与角膜瓣的制作有关。随着医师操作经验的积累以及显微角膜板层刀的不断改进,术中并发症尤其是严重并发症已变得越来越罕见。术中如遇角膜瓣制作不良,一般来说都应该立即复位角膜瓣,至少等 1～3 个月后再行 LASIK 手术或改为 PTK 去除角膜上皮及浅表瘢痕，然后再行 PRK 或行 TPRK。

（1）角膜瓣过薄及破损：角膜瓣过薄主要是指角膜瓣厚度不足 90μm，掀开有困难或发生破碎。

1）原因：①负压吸引不足。充血水肿的球结膜堵塞负压吸引环上的吸引孔造成假吸引、睑裂过小负压吸引环未与眼球紧密接触或电力不足，均可造成负压吸引不足；②使用加工不良的刀片或旧刀片，其刀刃较钝甚至有豁口，可造成角膜瓣过薄或厚薄不均，切割面不平整。

2）处理：立即复位角膜瓣，戴绷带型角膜接触镜一天，至少等 1～3 个月后再行手术。此时如勉强进行激光切削，可造成术后不规则散光并且角膜局部形成瘢痕（图 6-14）。

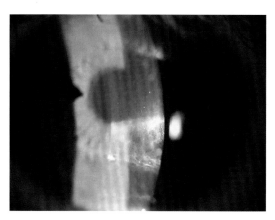

图 6-14　LASIK 术后角膜瘢痕

3）预防：当负压形成时，一定要观察到有瞳孔明显扩大征象、病人感觉指示灯光变暗或消失，或用 Barraquer 压平眼压计测量确认眼压升高达 65mmHg 以上，才推进显微角膜板层刀。否则就有可能造成角膜瓣过薄甚至破碎。因此，术者一定要使用新刀片或一次性刀头，安装刀片时除注意其方向正确外，还必须时刻牢记不损伤刀刃。

（2）"纽扣孔（buttonhole）"是指刀片部分切入角膜基质，而部分未切入，角膜瓣中央区变薄形成圆形或条状破孔。术前角膜曲率大于 48D 或曾进行过其他角膜手术如穿透性角膜移植术后，术中负压吸引力低或一味追求过薄的角膜瓣是产生"纽扣孔"的原因。其处理原则与角膜瓣过薄及破损相同。

（3）角膜瓣过小：理想的角膜瓣直径应该在 8.0mm 以上（略大于激光切削区直径），尤其是在作散光或远视矫治时，要求有更大的角膜瓣直径。当角膜瓣直径小于激光切削直径时，则为角膜瓣过小，其原因主要是负压吸引不足（与造成角膜瓣过薄的原因相同）及角膜前表面过平（曲率<40D）。

假如角膜瓣过小，一定不要随便采用缩小光学切削区的办法进行激光切削，以免术后产生眩光、光晕等并发症，而是应该将角膜瓣复位，1～3 个月后，根据情况选择再次制作新的角膜瓣或改成 PRK 或 LASEK 术式（角膜前表面过平）或 TPRK 术式。

（4）不完全角膜瓣：术中刀头运行过程中突然失去负压（往往造成瓣撕脱或不规则），或者在刀具的轨道或齿轮上有组织碎屑、睫毛、黏液甚至盐水结晶等，在显微角膜板层刀推进过程中造成"卡刀""跳刀"而使角膜瓣制作不完全，或角膜床面不平整形成"洗衣板"现象。因此，在进刀过程中一定要保证足够的负压，术前应充分清洁刀具，尤其是轨道或齿轮的缝隙处。假如所暴露的角膜基质床已超过光学治疗区，则可继续按常规完成手术，假如所暴露的角膜基质床未超过光学治疗区，则应回复角膜瓣，等 1～3 个月后再次手术，而不要勉强作激光切削，以免术后产生严重的不规则散光。

（5）角膜瓣蒂断离（游离角膜瓣）：其产生原因主要有：①小角膜或角膜前表面较平（中

笔记

央角膜屈光力小于 38D）；②刀头停止器安装或选择有误，刀头停止器作用距离大于角膜瓣直径；③未安装刀头停止器。

假如游离的角膜瓣大小及厚度符合要求，则不影响继续手术，可先将角膜瓣湿润保存于刀头原位或湿房内，待激光切削完成后，再将其复位而不需要缝合。复位时应正确识别角膜瓣的正反面，按原先标记仔细对位，术毕戴 1～2 天绷带式角膜接触镜。

（6）角膜瓣边缘出血：在 LASIK 术中最为常见，尤其是长期配戴角膜接触镜、角膜缘形成新生血管者。较大角膜瓣而较小的角膜、蒂位于鼻侧也容易发生上方角膜瓣边缘出血。对于出血较少，未进入激光切削区者，可先不做处理，等激光切削完毕后再将角膜瓣下出血冲洗干净。对于出血较多者，可在出血部位放置吸血海绵片，防止出血进入激光切削区（图6-15）。

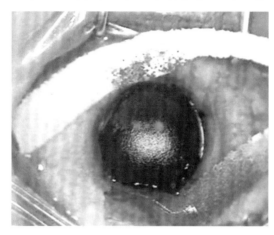

图 6-15　LASIK 术中角膜缘出血，出血部位放置吸血海绵片，防止出血进入激光切削区

（7）角膜瓣偏中心：角膜瓣较小且其中心显著偏离瞳孔中心或角膜中心，虽然光学切削区中心与瞳孔中心重合，也可产生术后不规则散光。放置负压吸引环时，要注意环中心与瞳孔中心或角膜中心重合，刚产生负压时，不要让负压吸引环移位。

（8）角膜上皮损伤：LASIK 术中角膜上皮损伤可导致术后眼部不适症状加重，视力恢复慢。还可增加术后弥漫性层间角膜炎（diffuse lamellar keratitis, DLK）以及角膜层间上皮细胞植入（epithelial ingrowth）的发生率。预防的措施有：①术前排除角膜上皮病变的病人，特别是当一眼术中已经发现有严重的角膜上皮损伤时，另一眼应改期手术或在征求病人同意后改为 PRK、LASEK 术式或 TPRK 术式；②术前应尽量减少点表面麻醉剂的次数及持续时间；③术前准备及眼部消毒时注意保护角膜上皮；④推进显微角膜板层刀前，角膜表面用 BSS 或人工泪液湿润。

对于术中角膜上皮损伤范围超过 3mm 者，术毕应戴绷带型角膜接触镜 1 天。同时可使用非甾体抗炎药（nonsteroidal anti-inflammatory drugs, NSAIDs）滴眼液，每天 2～4 次，以减轻症状。

（9）误装刀具造成角膜切穿：这是手术中发生的最为严重的并发症，尤其是在使用早期可调式显微角膜板层刀时，由于控制切割厚度的刀头脚板调整或安装有误，造成刀刃切入前房。目前专为 LASIK 设计的显微角膜板层刀通常为固定式刀头，避免了人为误差所可能产生的严重后果。

2. 准分子激光切削相关并发症

（1）激光治疗参数错误：数据输入人员粗心或操作失当，如将近视屈光度输入为远视屈光度、散光轴向数据错误等。开启激光前术者及技术人员应注意数据核对，在切削过程中通过显微镜随时观察激光切削形态。

笔记

（2）光学切削区偏中心（decentration）：光学切削区中心与视轴中心未重合，尤其是偏差在1mm以上者，可造成术后不规则散光、欠矫、眩光及单眼复视。

病人未注视指示灯光源、视轴偏离瞳孔中心过远即Kappa角大、术中瞳孔缩小偏移是产生光学切削区偏中心的主要原因。注意事项见手术步骤。

对于严重的光学切削区偏中心造成最佳矫正视力下降2行以上或有明显的视觉症状者，可行的补救措施是重新掀开角膜瓣，或不掀瓣（TPRK），在角膜地形图或波前像差引导下进行准分子激光个体化切削。

（3）不规则切削：激光束能量不均匀、角膜含水量不均匀、切削过程中产生的组织碎屑和"烟雾"可造成激光对角膜的不规则切削，或产生"中央岛（central island）"，影响术后视觉质量。因此在术前应检测激光能量分布；掀开角膜瓣前擦干边缘液体，掀开角膜瓣后避免在角膜床上滴水；切削过程中使用激光器附设的抽气或吹气装置。

（二）术后并发症

1. 角膜瓣移位或丢失

（1）原因：①术中角膜瓣下水液未完全排除致角膜瓣贴合不良；②术后早期尤其在24小时内病人用力揉眼，眼部受外伤，都可造成角膜瓣移位甚至脱落丢失；③蒂位于鼻侧的角膜瓣较蒂位于上方的角膜瓣更易移位。

（2）处理：假如发现角膜瓣有轻度移位，角膜瓣本身无明显水肿，则应即刻重新复位，注意充分脱水干燥，不需要缝合；假如角膜瓣移位脱落，并有明显的水肿，在复位后须用10-0尼龙线间断缝合固定，4～6周后拆线。万一发生角膜瓣脱落丢失，对于近视矫正病人可让暴露的角膜基质床面自然形成上皮面，如果没有明显的haze形成，也同样可获得满意的视力；假如有明显的haze形成，则应等稳定后根据剩余角膜厚度作PRK或PTK，个别病人需进行板层角膜移植。术后至少等一年以后，角膜地形图检查结果稳定，考虑再次屈光手术。

2. 角膜瓣皱褶（flap striae）

（1）原因：①角膜瓣偏薄或水肿，角膜瓣在水肿消退后遗留皱褶，多呈"篮缝样"或"龟背样"；②高度近视矫正术后由于中央角膜显著变平，角膜瓣与角膜床贴合不良更容易产生角膜瓣皱褶；③术中过度按压角膜瓣或海绵擦除水液时方向不正确；④术中角膜瓣干燥不够充分；⑤撤除开睑器时接触角膜瓣；⑥术后早期病人用力揉眼。

（2）临床表现：轻微的角膜瓣皱褶可无自觉症状，位于视轴区且较显著者其裸眼视力及最佳矫正视力下降；裂隙灯显微镜检查特别是后照法下可见角膜瓣上条形纹理，角膜瓣蒂位于鼻侧者多呈水平走向，而角膜瓣蒂位于上方者多呈垂直走向（图6-16）。

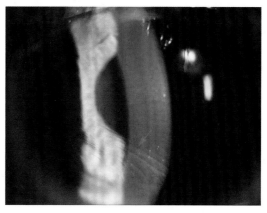

图6-16 LASIK术后角膜瓣斜形皱褶（箭头）

Probst 等将角膜瓣皱褶分为 3 级：Ⅰ级，裂隙灯显微镜下难以发现；或较显著的局部皱褶位于周边，裸眼视力及最佳矫正视力未受影响。Ⅱ级，细小平行皱褶，在裂隙灯显微镜下较容易发现；最佳矫正视力下降至 0.5～0.8；病人可有单眼复视症状。Ⅲ级，粗大的平行皱褶或"篮缝样"皱褶；最佳矫正视力低于 0.5；病人有视力模糊、单眼复视或眩光等症状。

（3）处理：①假如为Ⅰ级皱褶，仅是在裂隙灯后照法检查发现有轻微的角膜瓣皱褶，并没有影响视力，则可不作任何处理；②假如为Ⅱ级和Ⅲ级角膜瓣皱褶，并且位于光学区产生不规则散光，使最佳矫正视力下降，一旦发现应及早处理。方法为：重新打开角膜瓣，其基质面用低渗盐液（4ml BSS + 1ml 蒸馏水）浸泡 30～60 秒钟，使角膜瓣因水肿而展平；重新复位，瓣下冲洗；海绵吸干角膜瓣边缘，空气中干燥 5 分钟。对于持续时间长、严重且难以展平的角膜瓣皱褶，可将皱褶处局部角膜上皮刮除，戴绷带型角膜接触镜。极个别严重者，可与皱褶主轴向垂直在角膜瓣边缘用 10-0 尼龙线缝合 4～8 针，7～14 天后拆除。

3. 角膜瓣下异物残留

（1）原因：睑板腺分泌物、角膜切开刀具上的金属碎屑、手术布单上的棉丝、海绵碎渣以及睫毛等在术中被带入角膜瓣下，冲洗不彻底。

（2）处理：虽然个别位于周边的异物残留不会影响手术的效果，不需要任何处理，但有些也可引起角膜组织的炎症反应，局部浸润混浊和角膜瓣皱缩。少数情况下，如用药物不能控制炎症反应，则需打开角膜瓣，冲洗清除异物。

（3）预防：预防角膜瓣下异物残留的关键在于避免一切异物进入角膜瓣下：保持手术环境的洁净，不戴有滑石粉的手套，不用带棉丝的手术布单，避免将手术器械置于棉质布单上，所有器械在术前彻底冲洗干净。回复角膜瓣后，在瓣下作充分冲洗。

4. 弥漫性层间角膜炎（diffuse lamellar keratitis，DLK）　又称为非特异性弥漫性层间角膜炎（nonspecific diffuse interface keratitis）或撒哈拉综合征（Sahara syndrome）。

DLK 在 1998 年由 Smith RJ 首次报道，属于角膜板层屈光手术后非感染性、弥漫性层间炎症，可能与过敏性或毒性炎症性反应有关。其发生率报道不一，可达 1/（30～400）眼。多为散发病例，也可在同一批手术病人中集中出现。

（1）原因：DLK 的可能诱因为角膜层间异物残留，包括：手套上的滑石粉、刀具上的金属碎屑、润滑油、细菌内毒素（endotoxin）、激光切削后产生的物质、睑板腺分泌物及消毒液等。当角膜层间有残留物如黏液、白细胞、上皮细胞、金属颗粒、滑石粉或角膜瓣过薄、破损时，角膜细胞被激活的持续时间延长，愈合反应加重。在 LASIK 术后伤口愈合过程中，角膜组织内产生一些炎症介质，如蛋白溶解酶、前列腺素、过氧化氧自由基、羟基及细胞因子等可能导致角膜层间炎症反应甚至角膜组织自融。

（2）临床表现：通常在 LASIK 术后 1～6 天发生，个别迟发性者多与角膜上皮损伤、眼外伤、头面部及眼部炎症或感染等有关。可以无自觉症状或仅有轻微或中度眼部疼痛、异物感、畏光流泪；无明显的结膜充血或睫状充血；角膜基质内浸润弥散，局限于角膜瓣和角膜基质床之间，一般不向深层进展（与感染鉴别），无相应位置的上皮缺损；不伴有前房内炎症反应或反应轻（图 6-17）。

Linebarger 等（2000）将 DLK 分 4 级（表 6-1）。

表 6-1　DLK 的分级、处理及预后

分级	临床表现	处理	预后
第一级	局灶性灰色或白色颗粒，局限于角膜层间周边部，瞳孔区未受累，无眼部充血或前房炎症反应，视力正常	1% 醋酸泼尼松龙滴眼液，1 次 /1～2 小时，好转后减量，共 1 周	良好

笔记

续表

分级	临床表现	处理	预后
第二级	弥漫性角膜层间灰色或白色颗粒浸润,无眼部充血或前房炎症反应,视力正常	1%醋酸泼尼松龙滴眼液,1次/1~2小时,好转后减量,共1个月。口服泼尼松60~80mg/d,共5天	良好
第三级	弥漫性角膜层间灰色或白色颗粒浸润伴颗粒聚集,轻度结膜的睫状充血,无前房炎症反应,视力轻度下降	掀开角膜瓣,刮除聚集颗粒、做细菌培养试验,瓣下BSS冲洗,4~6小时后开始点1%醋酸泼尼松龙滴眼液,1次/1~2小时,好转后减量,共1个月	良好
第四级	弥漫性致密的角膜层间颗粒浸润,局部角膜水肿、角膜瓣皱褶或自融伴视力明显下降、眼睑水肿、轻度结膜的睫状充血和前房炎症反应	同上,假如1~2天内无好转,可再次掀开角膜瓣,用抗生素及糖皮质激素混合液作瓣下冲洗	可有局部角膜变薄、混浊及远视性改变

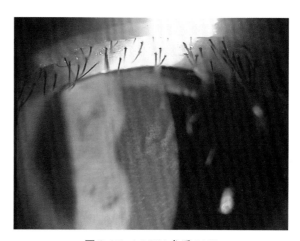

图 6-17　LASIK 术后 DLK

(3)鉴别诊断:①角膜瓣下感染;②角膜瓣下异物如睑板腺分泌物、纤维物等周围的浸润反应;③角膜瓣下上皮植入。其中与角膜瓣下感染进行鉴别最为重要(表6-2)。

表 6-2　DLK 与角膜瓣下感染的鉴别诊断

临床表现	DLK	角膜瓣下感染
疼痛	无或轻微	无或严重
结膜充血	少见	无或严重
角膜浸润	弥漫性,位于角膜层间	离散的病灶,可向深部蔓延
前房反应	少见	常有
糖皮质激素治疗反应	良好	可能恶化

(4)处理:第一级、第二级使用1%醋酸泼尼松龙滴眼液,1次/1~2小时,好转后减量,共1周至1个月左右,可同时口服泼尼松60~80mg/d,共5天。期间应注意反复或加重、注意合并感染;第三级、第四级应掀开角膜瓣,刮除聚集颗粒、做细菌培养试验,以排除感染。瓣下BSS冲洗,4~6小时后开始点1%醋酸泼尼松龙滴眼液,1次/1~2小时,好转后减量,共1个月。

(5)预防:①术前眼表面冲洗;②使用手术贴膜粘贴睫毛;③术中戴无滑石粉手套;④刀具、器械的清洗、消毒要及时,避免使用润滑油;⑤掀开角膜瓣前擦干结膜囊;⑥瓣下仔细冲洗;⑦术后12~24小时起使用糖皮质激素滴眼液,每天4次,持续5~7天。

笔记

5. 感染性角膜炎　为最严重的术后并发症之一，于 1995 年由 Nascimento 首次报道，其发生率约为 1/5000～1/1000。

（1）原因：角膜正常的解剖屏障破坏，致病菌直接侵入到角膜层间。LASIK 术后导致角膜感染的危险因素有：①疱疹性角膜炎；②眼附属器感染，如睑缘炎、泪囊炎；③睑内翻倒睫；④长期配戴角膜接触镜；⑤干眼伴持续性角膜上皮缺损；⑥外伤后角膜瓣移位或再次掀开角膜瓣治疗（如再次 LASIK 手术、角膜瓣下上皮植入的处理等）；⑦ HIV 感染；⑧其他因素，如术中不注意无菌操作、使用受污染的滴眼液或器械消毒不严格，可造成同一批手术病人集体感染；术后局部长期使用糖皮质激素滴眼液。

（2）临床表现：症状：视力下降、异物感、畏光、流泪、眼部疼痛、分泌物增多；体征：睫状充血或混合充血、角膜层间单个或多个白色浸润可蔓延至角膜瓣和角膜床深部、角膜水肿、上皮缺损、角膜瓣融解、前房反应与积脓。

诊断依据包括：LASIK 手术史、典型的症状和体征（裂隙灯检查）以及实验室检查如刮片染色（Gram，Giemsa 染色）、细菌培养（blood agar，chocolate agar，MacConkey agar，Sabouraud's agar，Thioglycolate broth）。

近年来报道 LASIK 后分枝杆菌性角膜炎（mycobacterial keratitis）有上升趋势。分枝杆菌（mycobacterium）为嗜酸杆菌，属于条件致病菌，广泛存在于不同温度和湿度条件下的周围环境中，也可以在健康人群的体表和体液如唾液、胃液等中检出，对于角膜的感染机制尚不清楚。LASIK 术后角膜分枝杆菌感染的特点为：①慢性及隐匿性病程；②起病晚（术后 2～8 周）；③对普通抗生素治疗不敏感。其特异的角膜病损特征有：浸润边缘不规则、羽毛状外观；雪花状或碎玻璃样白斑；卫星灶（图 6-18）。其诊断依据包括：①病史，起病时间 10 天～6 周（平均 20 天）；②典型的角膜病损；③实验室检查，刮片：Ziehl-Neelsen 抗酸染色，培养（Lowenstein-Jensen agar，Ogawa agar）。

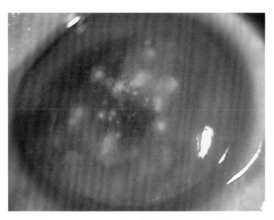

图 6-18　LASIK 术后分枝杆菌性角膜炎

（3）处理：由于 LASIK 术后感染病灶位于角膜瓣下，使用常规抗生素滴眼液治疗往往难以奏效，因此，一旦怀疑为术后感染，在尚未明确病原体前应及时使用 1～2 种广谱并且是加强浓度的抗生素如头孢唑林钠（cefazolin sodium，50mg/ml）＋阿米卡星（20mg/ml）联合市售浓度的广谱抗生素滴眼液如 0.5% 左旋氧氟沙星频繁点眼（1 次 /0.5～1 小时），24 小时不间断。暂时停用糖皮质激素滴眼液。

如感染进一步加重，则应：①掀开角膜瓣，刮除病灶，涂片染色，细菌培养＋药敏试验。②加有广谱抗生素的 BSS 如阿米卡星（10mg/ml）角膜瓣下冲洗。③ 1～2 种广谱并且是加强浓度的抗生素联合市售浓度的广谱抗生素滴眼液频繁点眼（1 次 /0.5～1 小时），24 小时不间断。等明确病原体后根据药敏试验结果及时调整抗生素。④避免或慎重使用糖皮质激素。⑤真菌感染或阿米巴原虫感染,按同类型的角膜炎治疗。⑥如感染难以控制则去除角膜瓣。⑦穿透性角膜移植。

(4)预防:①术前应积极治疗干眼以及眼睑、结膜或眼附属器感染;②预防性使用抗生素滴眼液(如 0.3% 氧氟沙星),每天 4 次共 3 天;③术前用 0.5% 聚维酮碘及 75% 乙醇消毒眼睑皮肤;④铺无菌手术巾,粘贴睫毛;⑤术中戴无滑石粉的消毒手套;⑥手术器械严格消毒,建议使用高温高压法消毒,注意严格的无菌操作技术;⑦角膜瓣下适度冲洗,使用带负压吸引孔的开睑器或引流条,避免结膜囊内液体反流至角膜瓣下;⑧每一个病人一把刀片;⑨术后早期戴透明的保护眼罩或防护镜,不得用力揉挤眼睛,避免眼部外伤。

6. 角膜瓣下上皮细胞内生(epithelial ingrowth)**或植入** 是指角膜上皮细胞从角膜瓣边缘在瓣下向中央生长或角膜瓣下种植的角膜上皮细胞在原位生长。绝大多数仅限局于角膜瓣边缘,不需要任何治疗。

(1)原因:①术前或术中角膜上皮损伤;②术后角膜瓣下炎症反应;③再次 LASIK 手术或外伤后角膜瓣移位。

(2)临床表现:裂隙灯显微镜下检查,角膜瓣下可见乳白色颗粒状或线状沉积,有时还可伴有角膜瓣边缘局部浸润,但多为自限性,范围小于 2mm,不会造成任何视力损害(图 6-19)。

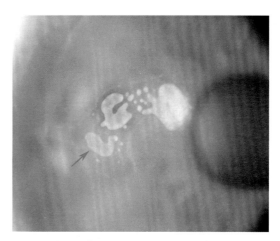

图 6-19 角膜瓣边缘角膜上皮细胞内生(箭头)

个别病例,尤其是术中有角膜上皮损伤,角膜瓣过薄、破碎或角膜瓣贴合不良移位者,术后容易形成较为严重的角膜瓣下上皮细胞植入,呈乳白色"树枝状"或"地图状"(图 6-20),侵及视区影响视力,也可产生明显的不规则散光(图 6-21)甚至角膜瓣自融。

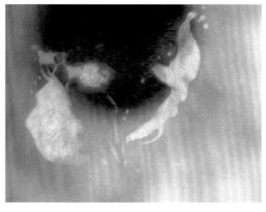

图 6-20 角膜瓣下上皮细胞植入呈"地图状"

笔记

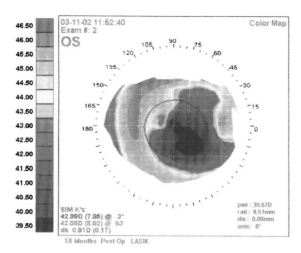

图 6-21　角膜瓣下上皮植入，角膜地形图显示不规则散光

Probst 等将角膜瓣下上皮植入分为 3 级，第 1 级：角膜瓣边缘细小灰白线，范围小于 2mm，边界清晰无进展；第 2 级：角膜瓣边缘较粗大灰白线，范围大于 2mm，伴有乳白色上皮细胞"巢"，边界模糊伴有角膜瓣边缘翻卷；第 3 级：角膜瓣下显著上皮细胞植入呈乳白色树枝状或地图状，角膜瓣边缘翻卷可伴有角膜瓣局部自融变薄。

（3）处理：局限无进展的角膜瓣边缘上皮细胞植入可不用处理。对于进行性上皮植入，造成不规则散光及视力下降者，应及早打开角膜瓣，在瓣下（角膜瓣侧和角膜床面）充分刮除植入并增殖的上皮细胞，然后仔细复位。对于复发者，在仔细刮除植入上皮后，可考虑在植入区域作 PTK，切削深度约 10μm。

（4）预防：术前避免过多使用表面麻醉剂或过度冲洗结膜囊以免角膜上皮水肿甚至脱落、避免术中手术器械损伤角膜上皮、避免用可能带有角膜上皮细胞的器械接触角膜瓣内侧面或角膜基质床面、避免角膜瓣贴合不良及移位。假如术中有角膜上皮破损，可在术后戴绷带型角膜接触镜，直至上皮愈合。

7. 角膜瘢痕　多见于角膜瓣过薄、不规则或脱落后，仍继续行激光切削。预防的关键在于术中制作良好的角膜瓣，一旦发生角膜瓣过薄或不规则，即应复位角膜瓣暂时停止手术。对于术后形成的角膜瘢痕，如角膜厚度足够且瘢痕较表浅，可于一年后行 PTK 术。

8. 干眼　是目前 LASIK 术后最常遇到的问题。从目前技术角度看，LASIK 术后早期出现干眼或干眼症状加重不可避免，如果加以重视，可以在一定程度上缩短病程或缓解症状。

（1）原因：①LASIK 制作角膜瓣时可切断角膜感觉神经，导致术后角膜感觉迟钝，反射性泪液分泌减少。研究表明，LASIK 术后即刻，角膜基质内神经纤维束减少约 90%，至术后 12 个月，仍只有术前的 50%。②负压吸引环损伤结膜杯状细胞，显微角膜刀损伤角膜上皮的微绒毛，导致术后泪膜黏附力下降。③术后角膜曲率改变，瞬目时睑结膜与角膜的贴附性减弱，影响泪膜的分布。④表面麻醉剂或长期使用抗生素滴眼液或含防腐剂滴眼液等的毒副作用。

（2）临床表现：通常 LASIK 术后 1～12 个月内出现干眼或原有干眼症状加重，眼部可有异物感或烧灼感，由于泪膜不稳定，视力常在一天之内波动，点人工泪液后可以改善视力或干眼症状。蒂位于上方的角膜瓣术后干眼症状比蒂位于鼻侧的角膜瓣明显而且持续时间较长。

（3）预防及处理

1）术前注意事项：主要在于排除一些较严重的干眼或有干眼潜在可能的病人。详细询问全身疾病史，如类风湿关节炎等；用药史如是否正在服用抗组胺类药或抗焦虑药；平时

笔记

有无眼干症状：眼睛异物感、经常充血，不能耐受角膜接触镜；在一天之间视力是否经常有波动。

术前与干眼相关的一般检查包括睑缘检查，注意有无睑缘炎；睑板腺功能，注意睑板是否肥厚、睑板腺开口是否堵塞；泪膜破裂时间、泪液分泌试验。特殊检查包括角膜地形图，观察角膜规则指数是否异常。对于较严重的干眼病人：有自觉症状、泪膜破裂时间少于 5 秒、Schirmmer I 试验（不用表面麻醉剂）5 分钟少于 5mm，伴角膜点状染色，不能做 LASIK。一般而言，凡是出现一个象限范围以上的角膜异常荧光素染色点病人，暂时均不适合做 LASIK。可先用人工泪液、泪点栓塞，并积极治疗睑缘炎及保持睑板腺开口通畅，等干眼症状及体征改善后再考虑做 LASIK。

2）术中注意事项：①角膜瓣大小：根据激光治疗范围适当选择角膜瓣大小，一般在 8～9mm；②角膜瓣蒂位置，蒂位于上方的角膜瓣由于同时切断角膜两侧的感觉神经，术后干眼症状比蒂位于鼻侧的角膜瓣眼明显而且持续时间较长；③启动显微角膜刀前用 BSS 或人工泪液湿润眼表面；④尽量减少表面麻醉剂使用次数，缩短作用时间。

3）术后处理：①术后即刻点不含防腐剂且较黏稠的人工泪液，术后前 4 小时尽量闭眼休息，2 天内尽量不用电脑。②人工泪液点眼，每天点 4～10 次，持续 3～6 个月。在术后第 1 周，尽量使用不含防腐剂的人工泪液。③临时性泪小点栓塞。④尽量避免长期使用糖皮质激素及抗生素眼药水（一般在术后一周内停药）。⑤术后早期，特别是 3 个月内因干眼可造成视力波动及屈光度不稳定，不能急于再次行 LASIK 术。此外，术后日常生活中应注意：将电脑显示屏置于视线下，保持垂眼看屏幕；避免通风口气流直吹眼睛；在干燥的环境下，尤其是冬季，注意室内增湿。

9. LASIK 所致的神经营养性上皮病变（LASIK-induced neurotrophic epitheliopathy，LINE）　发生率约为 1%～2%，术前存在干眼的病人，术后发生神经营养性角膜上皮病变的可能性更大。它是由于角膜感觉神经切断后出现的暂时性角膜上皮缺损，多位于角膜中、下方呈粗大的点状荧光素染色，应与病毒性角膜炎进行鉴别（图 6-22）。治疗方法同干眼，一般在术后 3～6 个月自愈，个别病程迁延可达 12 个月以上。

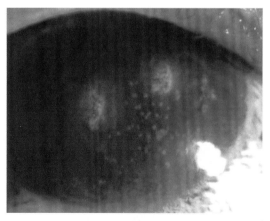

图 6-22　LASIK 所致的神经营养性上皮病变

10. 屈光回退（regression）　即术后随着时间的推移（数月甚至数年后），屈光力逐渐向术前同种屈光力转变，术后早期的裸眼视力及屈光力往往正常。

其发生机制尚不完全明确。回退幅度的大小与预矫治度数呈正相关，可能与较高屈光力激光切削矫治后，角膜瓣下残留角膜基质较薄，容易扩张有关；也可能与术后角膜上皮过度增殖、胶原沉积、角膜基质重塑（remodeling）有关。年龄 40 岁以上的近视病人，出现远期近视屈光力回退时，应考虑是否发生晶状体密度改变或白内障。

笔记

与 PRK 术后不同，糖皮质激素滴眼液对于 LASIK 术后回退无治疗作用。在设计 LASIK 手术激光切削参数时，应考虑屈光回退因素，在预矫屈光度相同的情况下，选择较大直径的切削区或使用带修边功能的多区切削，其术后的屈光回退率低于选择较小直径的切削区或单区切削。

对于近视性屈光回退者，早期可使用降眼压滴眼液，如 0.5% 噻吗洛尔，2 次 / 天。后期在除外角膜扩张的因素及屈光度稳定后，假如角膜厚度足够可以考虑再次 LASIK 手术。假如不适合再做手术，则应重新验光配镜。

11. 过矫（overcorrection）**和欠矫**（undercorrection）　即激光矫治结果与目标值相比偏高或偏低。

迄今为止，还没有一种确定的普遍适用的最佳 LASIK 激光治疗软件，即使是同一种激光机，不同的环境（温度、湿度、洁净度）和术者操作习惯，都会对治疗结果产生不同的影响。病人个体间也存在一定的差异。因此术者应根据自己的经验，参照厂家提供的治疗软件稍作调整后进行手术，以提高精确性。对于过矫、欠矫，可在屈光力稳定后（一般 3~6 个月后），重新揭开角膜瓣，再次作激光切削。如原先的角膜瓣质量差，则可在第一次手术 3 个月后再次制作角膜瓣。

12. 不规则散光　除了激光切削偏中心及不规则切削、中央岛（central island）外，形成不规则散光的原因还有角膜瓣下上皮植入，角膜瓣并发症及角膜膨隆（corneal ectasia）、继发性圆锥角膜。

术后角膜厚度不足 400μm 或角膜瓣下厚度不足 250μm。但也有少数病人在术后角膜及角膜瓣下厚度足够的情况下，发生角膜膨隆及继发性圆锥角膜，则多与术前即存在亚临床期圆锥角膜或有圆锥角膜遗传倾向有关。其临床表现为裸眼视力特别是矫正视力进行性下降，裂隙灯显微镜下可见角膜中央局部变薄隆起，呈圆珠状外观（图 6-23），角膜地形图检查发现不规则散光或角膜中央异常隆起（图 6-24，图 6-25）。

其治疗是配戴硬性角膜接触镜，在严重情况下需进行穿透性角膜移植手术。

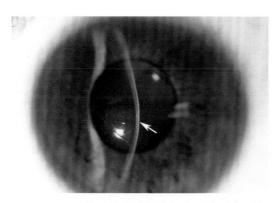

图 6-23　LASIK 术后继发性圆锥角膜，局部隆起（箭头）

13. 眩光（glare）、**光晕**（halo）**及单眼多视症**　眩光是指点光源（如灯泡）发散变形，感觉刺眼；光晕是指点光源周围出现同心环状光圈。

过高的矫正屈光力、过小的光学切削区、切削偏中心及暗光下瞳孔直径大，是术后产生夜间视力差和眩光、光晕的危险因素。这些病人术后高阶像差尤其是球差和彗差显著增加，甚至比术前增加几十倍。扩大光学切削区并增加过渡区，使其超过暗光下瞳孔直径，再加上精确的激光切削对位可改善术后视觉质量。随着眼球跟踪定位技术以及波前像差引导、角膜地形图引导等个体化切削技术不断完善，可显著提高视觉质量而最终消除术后眩光、光晕及单眼多视症。

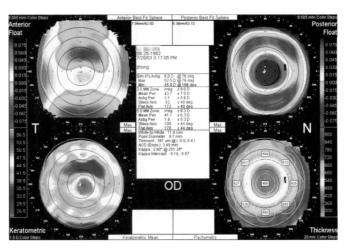

图 6-24 LASIK 术后继发性圆锥角膜，角膜地形图中央曲率显著增加

图 6-25 裂隙光扫描式眼前段检查系统显示 LASIK 术后继发性圆锥角膜

14. 层间积液综合征（interface fluid syndrome，IFS）　LASIK 术后，角膜瓣与基质床之间连接较疏松，存在潜在间隙。在长期使用糖皮质激素或青光眼导致眼压升高或角膜内皮细胞损害的情况下，房水可进入角膜层间，形成层间积液。此时视力下降，OCT 检查可以明确诊断（图 6-26，图 6-27）。治疗措施主要为停用糖皮质激素、使用降眼压药物。

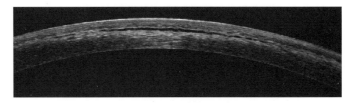

图 6-26 OCT 检查可见角膜瓣与基质床分离

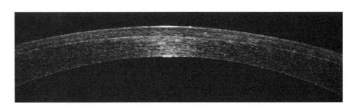

图 6-27 眼压降低后积液吸收、角膜瓣贴附

笔记

由于 IFS 与 DLK 在临床表现方面有相似之处，但发病机制与处理原则完全不同，临床上应注意两者的鉴别（表 6-3）。

表 6-3　DLK 与 IFS 的鉴别诊断

	DLK	IFS
病史	不明确，集体发生	激素使用时间较长、青光眼
病因	外因、内因，多种	眼压升高、内皮功能下降
炎症	是	否
起病时间	早：术后 1～6 天	晚：术后 2～4 周
刺激症状	有	无
视力	下降	下降
眼压	正常（显示偏低）	升高（显示正常或偏低）
屈光状态	远视性漂移	近视性漂移
治疗	局部及口服激素	停激素、降眼压
视力恢复	较缓慢	快速

15. 视网膜并发症　包括视网膜脱离、视网膜下出血及黄斑破孔等。在术前充分散瞳进行详细的眼底检查，对周边视网膜变性灶和裂孔用激光先行光凝，术后严密随访可减少视网膜脱离的发生。

16. 最佳矫正视力下降　通常用术后最佳戴框镜矫正视力（BSCVA）较术前下降 2 行及以上的眼数所占比例，来反映屈光手术的安全性，比例越高则安全性越差。LASIK 手术导致术后最佳矫正视力下降的原因主要有角膜瘢痕、角膜不规则散光、继发性角膜膨隆及圆锥角膜和视网膜病变如孔源性视网膜脱离、黄斑区出血或裂孔等。

六、术后随访、影响因素和转归

（一）术后反应

LASIK 术后 4 小时内，眼部有轻微异物感。如术后当晚眼疼明显，则应及时就诊以排除术后角膜瓣移位或炎症、感染的可能。

（二）术后随访及处理

术后第一天，去除透明眼罩检查裸眼视力、自动电脑验光。随后在裂隙灯显微镜下仔细观察角膜瓣的位置，瓣下有无浸润或异物。正常情况下，术后第一天，角膜瓣即应清亮，无水肿；瓣边缘上皮细胞已愈合。术后第一天开始点广谱抗生素及糖皮质激素滴眼液，每天 4 次，共持续 1～2 周。

术后 3 天、1 周、1 个月、3 个月、6 个月、1 年复查病人，主要检查视力、屈光状态、眼压、角膜形态及角膜地形图。如裸眼视力低于 0.5，欠矫或回退超过 1.00D，在残留角膜基质厚度足够、屈光状态及角膜形态已稳定的情况下，可考虑在手术 3 个月后，重新掀开角膜瓣，作补充加强激光切削（enhancement）。

（三）激光原位角膜磨镶术后的再次手术

是指 LASIK 术后，重新掀开原角膜瓣或用显微角膜板层刀再次制作角膜瓣后，用准分子激光在暴露的角膜床面切削以修正欠矫、过矫及不规则散光。

1. 适应证　LASIK 术后 3 个月以上，屈光状态稳定（随访期间每月屈光度变化幅度在 0.5D 以内）、角膜地形图检查结果已稳定，欠矫、过矫或散光达 1.00D 以上，裸眼视力 0.5 以下及病人本人要求提高视力及视觉质量者。手术前必须经本人同意，在再次手术同意书上签字。

2. 禁忌证   屈光力或角膜地形图检查结果不稳定,或屈光回退是由于角膜扩张、晶状体密度增高所致者。

3. 术前检查与评估   检查项目与第一次手术相同,应特别注意测量中央区角膜厚度,如根据第一次手术角膜瓣厚度及激光切削深度,按照当前预矫屈光度估算再次术后角膜瓣下保留角膜基质厚度将不足 250μm,则不应再次手术,或考虑改为表面切削,如 PRK、LASEK、TPRK,以免发生角膜膨隆及继发性圆锥角膜。需要注意的是,LASIK 术后,使用光学测量方法如裂隙光扫描眼前段检查系统测量角膜厚度会与实际值存在较大偏差,应该使用超声角膜测厚仪进行测量。

具有测量角膜后表面高度功能的裂隙光扫描眼前段检查系统对于 LASIK 术后再次手术前的评估具有重要意义,特别是在随访过程中可动态比较角膜后表面高度变化,假如后表面高度不稳定,有逐渐增加的趋势,则提示有角膜膨隆的可能,此时则不应该做再次手术。否则,不仅不能矫治残留屈光度,反而有可能发生继发性圆锥角膜。

此外,对于原手术记录资料不全者,可利用眼前段 OCT 扫描,分析原角膜瓣的厚度与形态,对于再次手术的方式具有指导意义。

4. 激光治疗参数的设计   对于因近视 LASIK 矫治后出现欠矫或回退者,近视激光治疗参数与第一次手术相同。对于年龄在 40 岁以上者,为避免术后阅读困难,可考虑主视眼完全矫正而对侧眼稍欠矫的方法,即所谓单眼视(monovision)。当然,对于病人是否接受单眼视方法,可在术前先用角膜接触镜模拟试戴;而对于因近视 LASIK 矫治后出现过矫者,远视治疗参数应比常规远视矫治参数减少约 20%～30%。对于伴有明显视觉症状如眩光、光晕、单眼多视者,应参考角膜地形图或像差仪检查结果,做角膜地形图或像差引导下的个体化切削。

5. 手术步骤   术前准备及麻醉方法与第一次手术相同。假如掀开角膜瓣确实有困难或第一次手术中角膜瓣制作不良(如瓣过薄或过小等),则可采用与第一次手术相同的方法即用显微角膜板层刀再次制作角膜瓣,但应注意再次制作的角膜瓣厚度稍大于原角膜瓣,以避免与原角膜瓣交错而形成不规则的角膜基质床面。多数情况下,可再次掀开原角膜瓣(甚至在术后若干年仍能掀开原角膜瓣),其方法是:

(1)在裂隙灯显微镜下仔细辨认原角膜瓣边缘,用手术记号笔在颞侧(蒂位于鼻侧者)或下方(蒂位于上方者)分别作沿角膜瓣边缘的弧形标记及横跨边缘的放射状标记。

(2)用扁平纤细的虹膜恢复器沿弧形标记轻轻刮除小片角膜上皮后,头部插入于角膜瓣下。

(3)将虹膜恢复器左右拨动前行,沿原角膜瓣边缘分离角膜瓣。

(4)用无齿显微镊掀起角膜瓣。用超声角膜测厚仪测量角膜瓣下基质床厚度,根据实际厚度修正激光切削量。

(5)准分子激光切削、后续操作步骤及术后处理与第一次手术相同。

术毕用广谱抗生素及糖皮质激素滴眼液点眼,一般每天 4 次持续 1～2 周。对于角膜瓣边缘有角膜上皮破损者,可戴绷带型角膜接触镜一天。与第一次 LASIK 相比,再次 LASIK 手术后的并发症如角膜瓣下上皮植入、感染等的发生率显著增加,因此对于双眼均需要再次行 LASIK 者,不主张像第一次手术那样双眼同时手术,而应该间隔一周以上,以确信无手术并发症后再行对侧眼手术。

七、眼部手术后的激光原位角膜磨镶术

LASIK 除能矫治常规的屈光不正外,还可以矫治眼部手术后新产生或残留的屈光不正。

（一）穿透性或板层角膜移植术后的激光原位角膜磨镶术

1. 适应证　穿透性或板层角膜移植术所致的角膜散光及伴随的屈光不正,角膜植片透明无排斥反应。

2. 手术时机　穿透性或板层角膜移植术后18个月以上,角膜缝线已全部拆除。

3. 注意要点　①对于超过4D的高度散光者,可考虑首先做散光性角膜切开术（astigmatic keratotomy,AK）矫治,再用LASIK矫治剩余散光;②对于角膜地形图检查有显著不规则散光者,可做角膜地形图引导下的LASIK（topography guided LASIK）;③由于角膜植片不规则,制作角膜瓣容易发生局部破损,在角膜厚度足够的前提下,应选择较厚的角膜瓣,也可考虑做表层切削如PRK、LASEK、TPRK等;④穿透性角膜移植术后,植片的角膜内皮细胞功能往往较差,影响基质内水液的排除。角膜瓣复位后,用海绵仔细擦干角膜瓣边缘水液,在空气中干燥的时间应稍长,以确保术后角膜瓣不发生移位;⑤术毕戴绷带型角膜接触镜1～2天。

（二）人工晶状体植入术后的激光原位角膜磨镶术

1. 适应证　白内障摘除人工晶状体植入术后以及有晶状体眼人工晶状体植入术后所致及残留的屈光不正。

2. 手术时机　术后3个月以上,屈光力已稳定。

3. 注意要点　对于因缝线所致的高度散光者,应先拆除缝线,屈光稳定后再用AK及LASIK矫治剩余散光。

（三）激光角膜表面切削术／乙醇法准分子激光上皮瓣下角膜磨镶术术后的激光原位角膜磨镶术

1. 适应证　PRK/LASEK术后欠矫或屈光回退,角膜中央厚度足够,无严重的haze。

2. 手术时机　术后12个月以上,屈光力稳定。

3. 注意要点　由于角膜曲率因第一次手术而发生改变（近视矫治术后角膜变平;远视矫治术后角膜变陡）,为避免角膜瓣相关并发症如游离角膜瓣、角膜瓣破损等,在制作角膜瓣时应根据当时角膜中央平均曲率选择合适的负压吸引环,并注意适当降低刀头的推进速度。

（四）放射状角膜切开术后的激光原位角膜磨镶术

1. 适应证　放射状角膜切开术（radial keratotomy,RK）术后欠矫或屈光回退。

2. 手术时机　术后24个月以上,屈光力稳定。

3. 注意要点　①根据中央角膜曲率变平程度选择相应的负压吸引环;②由于角膜放射状切口处较薄弱,掀开角膜瓣时注意避免角膜瓣破碎及角膜上皮破损。

（陈跃国）

第六节　前弹力层下激光角膜磨镶术

一、概述

角膜膨隆及继发性圆锥角膜是LASIK术后最严重的并发症之一,可严重影响矫正视力及病人的满意度,其发生原因,目前认为与角膜生物力学衰减,不足以抵御眼内压的作用有关。LASIK术后,角膜瓣对于维持角膜生物力学的贡献非常少,角膜形态的维持主要依赖于角膜瓣下基质床的厚度及其纤维强度。因此,LASIK术中制作尽量薄的角膜瓣,以最大限度地保留术后角膜瓣下基质床的厚度,是减少术后角膜膨隆及继发性圆锥角膜发生率的关键因素之一。

常规LASIK术中,角膜瓣的厚度平均为120μm。前弹力层下激光角膜磨镶术（sub-Bowman's keratomileusis,SBK）,即薄瓣LASIK技术,最早由Durrie于2007年在美国白内障

笔记

屈光手术年会上提出，是利用飞秒激光或机械式显微角膜板层切开刀，制作厚度介于90～110μm之间、直径约为8.5mm的角膜瓣，角膜瓣各径向的厚度均匀呈"平板"形、每次切割间的误差小于10μm。

与准分子激光表层角膜切削术相比，薄瓣LASIK具备常规LASIK术后反应轻、视力恢复快的优势。同时，在术后角膜生物力学上，薄瓣LASIK与准分子激光表层角膜切削术后相似，其结构比常规LASIK更稳定、干眼的发生率更低。

二、手术机制

在制作角膜瓣过程中所导致的角膜上皮损伤，是角膜伤口愈合反应的起始信号。受损的上皮细胞及其基底膜可释放出细胞因子，如白介素（IL）-1、肿瘤坏死因子-α（TNF-α）、骨成形蛋白（BMP）2和4、表皮生长因子（EGF）以及血小板衍生生长因子（PDGF）等。这些细胞因子可激活角膜的基质细胞，同时在炎症细胞的参与下，导致角膜基质细胞的凋亡、坏死与增殖。LASIK术后角膜瓣边缘所出现的"愈合线"，就是与角膜基质的这种修复过程相关。

与"厚瓣"LASIK相比，由于薄瓣LASIK准分子激光切削的角膜基质更靠近角膜上皮及基底膜，术后所导致的这些组织愈合反应可能更加显著，持续时间也可能更长。尤其当角膜瓣厚度薄至90μm以下时，有可能出现类似于表层角膜切削手术的角膜上皮下雾状混浊，即haze反应。同时，过薄的角膜瓣术中发生破损、穿孔的几率也会显著增加。因此，就当前的技术条件而言，厚度介于90～110μm之间的，均可算作薄瓣。实际操作过程中，并非要求角膜瓣厚度达到90μm或以下才算是真正的SBK。

三、适应证和禁忌证

与常规LASIK的适应证与禁忌证基本相同，尤其适合角膜偏薄又倾向于做LASIK者。

四、手术方法

与常规LASIK相同，但相对于"厚瓣"而言，薄瓣LASIK对于制作角膜瓣的设备有更高的要求，除改良的显微角膜板层刀外，目前越来越倾向于使用飞秒激光制作薄角膜瓣。

在角膜瓣下冲洗过程中不要太用力，不要反复冲洗，复位后在空气中充分自然干燥；此外，角膜瓣的复位要轻柔、自然。薄瓣LASIK术后更加容易形成角膜瓣皱褶，裂隙灯显微镜下可观察到较多的水平细纹。尽管在多数情况下并不影响病人的视力，但有可能影响其视觉质量，因此应尽可能避免。假如角膜瓣有水肿或上皮破损、松脱迹象，术后可以考虑戴绷带型角膜接触镜1～2天。

五、手术并发症及预防和处理

与常规LASIK相比，SBK的激光参数需要略加调整。假如沿用原来"厚瓣"LASIK的激光参数进行切削，术后有可能发生欠矫与回退。这跟角膜基质组织的密度分布有关：做薄瓣后，由于表层角膜组织更加致密，对于每个脉冲的激光能量接受相对减少，导致每一脉冲激光的切削效率降低。而且，根据术后伤口愈合的特点，越接近角膜上皮及前弹力层的基质，术后的组织增殖现象及反应越显著，甚至可出现类似于表层切削手术后的haze反应。因此，除适当调整准分子激光的治疗参数外，术后可适当延长使用糖皮质激素滴眼液的时间。

六、术后随访、影响因素和转归

术毕戴绷带型角膜接触镜者，术后第一天复查时，如裂隙灯显微镜下检查角膜上皮已修复，即可取除接触镜，按LASIK术后常规进行随访及用药。根据术后角膜反应情况，可适

二维码6-6
动画 前弹力层下激光角膜磨镶术（SBK）

二维码6-7
视频 前弹力层下激光角膜磨镶术（SBK）

笔记

当延长糖皮质激素滴眼液的使用时间,比如每天4次,逐周递减,共使用一个月。

总之,SBK结合了LASIK术后反应轻、视力恢复快与表层手术保持角膜生物力学完整性的优点,进一步提高了LASIK手术的安全性,也是今后LASIK手术的一个发展方向。

(陈跃国)

第七节 飞秒-准分子激光手术

一、概述

飞秒-准分子激光手术又称为飞秒激光辅助的准分子激光原位角膜磨镶术(femtosecond assisted-LASIK),简称为FS-LASIK,源于传统的LASIK手术,是在LASIK手术过程中,角膜板层瓣的制作由以往的机械性微型角膜板层刀改为利用飞秒激光来完成。其基本原理是飞秒激光可以聚焦在角膜特定的深度,在角膜基质层进行光照射后产生连续的气泡,气泡相互融合形成分离界面进而达到切割角膜的目的,在此术式中将角膜浅层和基质床分隔形成瓣膜后,再应用准分子激光在角膜基质床上进行切削完成屈光性切削,即FS-LASIK手术。飞秒激光制作的角膜瓣具有很高的可预测性和可重复性,且均一性和稳定性好,应用飞秒激光可以实现真正意义上的个体化瓣膜制作。即根据每只眼的特性,例如病人的屈光度、瞳孔直径、角膜直径等设计瓣膜的厚度、直径、中心位置、蒂的位置以及侧切的角度,个性化定制角膜瓣。

FS-LASIK手术是飞秒激光角膜屈光手术几种主要的模式之一,其他术式还包括:飞秒激光角膜基质环植入术(femtosecond intracorneal ring segments,femto-ICRS)、飞秒激光角膜基质透镜取出术和飞秒激光老视手术等等。近年来飞秒激光不仅应用在屈光性角膜手术、治疗性角膜手术如角膜移植等手术中,且拓展应用至白内障手术以及巩膜、小梁网等抗青光眼手术中。

二、手术机制

飞秒激光是一种脉冲宽度为飞秒量级的近红外激光,属超快激光。"飞秒"为时间单位,等于千万亿分之一秒(1×10^{-15}秒)。飞秒激光不仅脉冲时间非常短,且聚焦强度较大。因其具有超精度的显微机械加工作用,现被应用于眼科领域。目前临床用于角膜屈光手术的飞秒激光波长为1043~1064nm,此类激光可以精确聚焦于透明或半透明组织的内部,而不被周围组织吸收,所以对周围组织无明显的副作用。

飞秒激光对物质或组织的作用过程是通过光致破裂(photodisruption)作用来完成的。在此过程中,飞秒激光引起分子快速电离致组织破裂气化,形成激光对物质的光裂解(optical breakdown)。被气化的物质被称为等离子体(plasma)(图6-28)。随着等离子体向周围扩散形成空泡,最终该空泡爆破,达到切割组织的目的。

在手术过程中,飞秒激光束聚焦于角膜的特定深度,使角膜组织电离产生微等离子体空泡,空泡彼此间融合后爆裂(图6-29),随后在手术过程使用特殊器械,例如LASIK中的掀瓣器,终可将空泡间可能存在的组织桥连接彻底打断,形成组织的分离和切割。

FS-LASIK手术可使传统的LASIK手术的精确性和安全性得到较大提高。相对机械刀,飞秒激光制作角膜瓣更精确;角膜瓣的质量受角膜曲率、直径及厚度的影响较小,角膜的个体差异不会对飞秒激光角膜瓣的质量带来不可预测的影响。术中如发生负压吸引环失吸可以即刻重新扫描,即使形成不完全角膜瓣也不会导致严重的后果,可以再次行激光制瓣,极大地减少了病人手术的风险,并可以获得满意的效果。

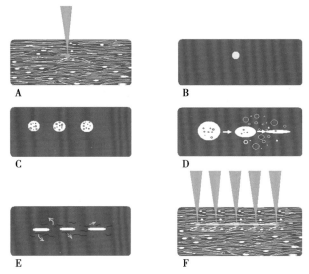

图 6-28　等离子体的形成：飞秒激光的作用下可使物质瞬息间形成等离子体

图 6-29　飞秒激光对组织的作用过程示意图
A. 聚焦；B. 多光子电离；C. 等离子体气泡形成；D. 空化、空泡
向内爆裂；E. 伴随冲击波的产生；F. 多个脉冲使组织分离

三、适应证和禁忌证

(一)适应证

1. 病人本人具有摘镜愿望，心理健康，对手术疗效具有合理的期望。

2. 年龄在 18 周岁以上的近视、散光病人(特殊情况除外，如具有择业要求、高度屈光参差、角膜疾病需行激光治疗等)；术前在充分理解的基础上，病人本人及家属须共同签署知情同意书。

3. 屈光度数相对稳定(连续 2 年，每年屈光度数变化不超过 0.50D)，一般为近视≤−12.00D，远视≤+6.00D，散光≤6.00D。

4. 角膜透明无薄翳或斑翳，角膜地形图检查形态正常，无圆锥角膜倾向。

5. 无其他眼部疾病和(或)影响手术恢复的全身器质性病变。

6. 经术前检查排除手术禁忌证者。

(二)绝对禁忌证

存在下列情况中任何一项者，不能接受手术：

1. 疑似圆锥角膜、已确诊的圆锥角膜或其他类型角膜扩张或变性。

2. 存在活动性眼部病变或感染。

3. 近期反复发作病毒性角膜炎等角膜疾病。

笔记

4. 重度干眼、干燥综合征；严重的眼附属器病变，如眼睑缺损和变形、严重眼睑闭合不全。

5. 未控制的青光眼。

6. 严重影响视力的白内障。

7. 严重的角膜疾病，如明显的角膜斑翳、角膜混浊、边缘性角膜变性、角膜基质或内皮营养不良或其他角膜疾病。

8. 未控制的全身结缔组织疾病或自身免疫性疾病，如系统性红斑狼疮、类风湿关节炎、多发性硬化等。

9. 已知存在焦虑、抑郁等严重心理、精神疾病。

10. 全身系统性疾病或精神疾病，如癫痫、癔症等致无法配合检查和手术的疾病。

11. 严重甲亢或甲亢性突眼。

12. 过高或异常的心理期望值。

（三）相对禁忌证

存在下列情况中一项者，在特殊情况下，与病人充分沟通和解释并采取相应措施后，可酌情手术：

1. 年龄未满 18 周岁。

2. 屈光度数不稳定（每 2 年屈光度数变化在 1.00D 或以上）。

3. 角膜过度陡峭（角膜曲率＞47D）或过度平坦（角膜曲率＜38D）。

4. 对侧眼为法定盲眼。

5. 超高度近视眼合并显著后巩膜葡萄肿、矫正视力＜0.3。

6. 角膜中央光学区存在云翳、较明显的角膜血管翳。

7. 角膜上皮及上皮基底膜病变，如上皮基底膜营养不良、复发性角膜上皮糜烂等。

8. 暗光下瞳孔直径≥切削区直径。

9. 眼底病变，如视网膜脱离、黄斑病变等。

10. 在术前视功能检查中发现的眼动参数明显异常，包括调节、集合等影响手术效果等参数。

11. 怀孕状态和产后哺乳期。

12. 眼压偏高但已排除青光眼、已控制的青光眼。

13. 轻度睑裂闭合不全、面瘫。

14. 轻、中度干眼。

15. 正在服用某些全身药物，如糖皮质激素、雌激素、孕激素、免疫抑制剂、抗抑郁药物（异维 A 酸、胺碘酮、左炔诺孕酮植片、秋水仙碱等）等。

以上仅做参考，随着对飞秒激光技术认识的不断深入及依据病人的具体情况可能会有所变化。

四、手术方法

（一）术前准备

包括术前宣教、固视训练和术前用药。建议角膜接触镜停戴时间：软性球镜为 1 周以上，软性散光镜及硬镜为 3 周以上，角膜塑形镜为 3 个月以上，或有明确证据表明角膜形态已稳定。术前 3 天使用抗生素滴眼液，每天 4 次，同时可选择性使用非甾体类抗炎滴眼液以减轻术后炎症反应。

（二）手术步骤

下面以某飞秒激光手术系统为例阐述手术步骤，其余治疗设备操作类似。

二维码 6-8
动画　飞秒激光辅助的准分子激光原位角膜磨镶术（FS-LASIK）

二维码 6-9
视频　飞秒激光辅助的准分子激光原位角膜磨镶术（FS-LASIK）

笔记

1. 输机 进入主界面,建立新病人档案,输入病人的基本资料及眼部数据,输入角膜瓣治疗参数:角膜瓣厚度、角膜瓣直径、侧切角度、蒂位置、角度及宽度(图6-30),同时依据不同手术设计选择合适的治疗包型号。

2. 安装负压吸引环 安装负压吸引环,激光扫描系统自检。

3. 对中心并启动负压吸引 嘱病人注视绿色亮点,医师通过手术显微镜来观察对中心和压平的过程,一般接触面达70%~80%时可启动负压吸引。

4. 飞秒激光扫描 当负压达到合适水平,踩下脚踏开始激光扫描,此期间脚踏不可松开。扫描完成后负压自动解除,移除负压吸引环。

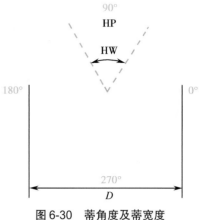

图6-30 蒂角度及蒂宽度
(HW=蒂宽度,HP=蒂位置,D=直径)

5. 掀启角膜瓣 利用边缘分离器掀开角膜瓣,可从接近蒂部的侧切处插进并轻分离,直至蒂部被完全分离后,向蒂的反方向小心分离瓣与基质床,直至瓣被完全掀开(图6-31)。

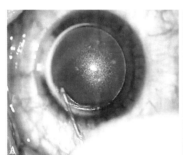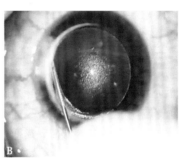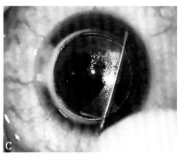

图6-31 FS-LASIK 掀瓣方法
A. 先在上方轻微分离边缘;B. 分离器顶端插入瓣膜根部;C. 水平分离瓣膜

6. 根据手术设计及输入参数行准分子激光切削,角膜瓣下冲洗及角膜瓣复位。

7. 抗生素及非甾体抗炎药局部点眼。

五、手术并发症及预防和处理

(一)术中并发症

1. 负压丢失(suction loss)

(1)原因:多见于病人精神紧张、焦虑,病人眼球突然转动,过多的泪液或水分积存,角膜吸引环的边缘或配件触碰到病人鼻部,治疗包型号选择不当等原因。

(2)处理:当层间扫描未完成而脱环时可立即重新制瓣,若层间扫描顺利,侧切未完成而脱环时,可重新负压吸引,仅进行侧切环节。若遇其他情况如扫描质量不佳,可推迟制瓣。也可改为表层手术。

(3)预防:术前充分宣教,争取病人合作。嘱病人不要随意移动眼位。术前仔细核对治疗包型号,术中结膜囊和角膜表面不要有过多的水分积存等。

2. 不透明气泡层(opaque bubble layer,OBL)

(1)原因:角膜前1/3基质的板层胶原纤维排列较为紧密,因此角膜瓣越薄越容易出现OBL,与飞秒激光扫描后产生的气泡不易扩散有关。激光能量不合适,例如过高或过低均可产生,角膜的致密程度、曲率等因素以及手术过程中启动负压吸引的时机等也是影响因素之一。

笔记

（2）分类及临床表现：

1）按发生时间分类：①早期型或硬性 OBL，常在激光能量偏高时出现（图 6-32）；②晚期型或软性 OBL，常在激光能量偏低时出现，也有一类是在完成扫描后数分钟后出现，被称为迟发型 OBL。

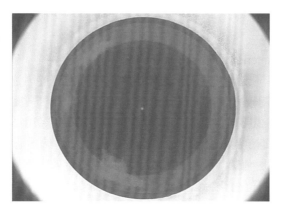

图 6-32　硬性 OBL

2）按发生部位分类：①中央型；②周边型；③瓣膜外缘型。

（3）处理：如发生于治疗区域以外，不需要特殊处理。如发生于治疗区域内，特别是瞳孔区域内，可以等待，直至 OBL 消失，通常需要 30～40 分钟左右，或可用棉签轻扫 OBL 处，使其向边缘散发或促进其吸收。

（4）预防：选择合理的激光参数，降低角膜吸引环与角膜接触瞬间作用力，较好地掌握启动负压吸引的时机。需要注意的是，瞳孔区的 OBL 可能会对准分子激光的切削率产生影响或干扰，或影响到准分子切削时的眼球追踪和虹膜定位。

3. 角膜瓣掀开（flap lifting）**困难**

（1）原因：主要与飞秒激光参数设置或激光状态有关。

1）能量过低或点间距、行间距过大，使得瓣膜与下方组织黏滞性较大，不易分离。

2）能量过高，产生非常明显的硬性 OBL，使得角膜组织无法分离或分离困难。

3）侧切时眼球出现移动或有水泡渗入，使得侧切不能完成或完成不彻底。

（2）处理及预防：合理的激光参数及能量的选择或使用特殊的手术器械帮助掀瓣（图 6-33）。

4. 角膜瓣不全（incomplete keratectomy）**及瓣穿孔**（buttonhole）

（1）原因：术前角膜基质存在缺陷，如角膜瘢痕等影响激光的穿透致组织分离不彻底。激光制瓣时，制瓣区域未全部压平。角膜瓣过薄，如 $<80\mu m$。手术操作失误或病人眼球的突然转动而导致角膜瓣不全或局部瓣穿孔。

（2）处理：小心复位角膜瓣，配戴绷带型角膜接触镜。如出现较大的伤口且在角膜中央区，等待伤口愈合及角膜平复至少数个月后再行手术。

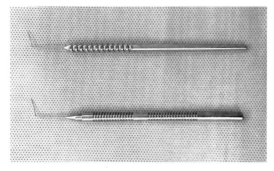

图 6-33　角膜瓣膜分离器

笔记

5. 气泡突破角膜上皮（epithelial breakthrough）

（1）原因：尚不明确，可能与角膜瓣过薄或前弹力层存在局部缺陷有关。

（2）处理：分离瓣界面时需小心谨慎，如气泡突破角膜上皮的范围直径＜1.5mm 且位于周边，可以继续手术，术毕配戴绷带型角膜接触镜，如气泡突破角膜上皮的范围较大造成较严重的角膜撕裂，且位置居中，则需暂停手术，配戴绷带型角膜接触镜，等待伤口愈合后再行手术。

6. 气泡穿入前房（anterior chamber gas bubble）

（1）原因：角膜吸引环施加到角膜上的作用力使得气泡通过周边角膜基质或经 Schlemm 管逆行进入前房。角膜瓣较大者（如 9.0mm）易发生。

（2）处理：等待 15～30 分钟，待气泡吸收后行准分子激光切削。发生前房气泡后，若气泡位于瞳孔区可干扰眼球追踪与定位，导致准分子激光发生偏中心切削。重复地快速动眼或用无菌手套的指尖轻压角膜可降低气泡表面张力，从而形成许多微小的气泡，从而降低影响瞳孔区眼球追踪与定位的几率。适当地降低手术区的照明亮度亦可提高瞳孔区眼球追踪与定位成功的几率。

7. 角膜上皮破损或剥脱

（1）原因：术眼角膜上皮功能不佳，长期配戴角膜接触镜者，手术中眼球的突然转动，过多滴用局部麻醉药等原因。

（2）处理：将上皮完好复位，术毕戴绷带型角膜接触镜，必要时绷带加压包扎。

8. 角膜瓣偏中心（flap decentration）

（1）原因：病人头位不正，角膜吸引环的放置位置偏中心，眼球突然转动致角膜吸引环移位等。

（2）处理：轻度的偏心对手术的直接临床效果影响不大，无需处理；明显的偏心可将角膜瓣复位或不要掀开角膜瓣，可重新制瓣或择期再行二次扫描。

9. 角膜瓣皱褶（flap fold）

（1）原因：角膜瓣偏薄，高度近视眼或较大的散光导致瓣与角膜基质床贴合不良，术中角膜瓣干燥不够充分，术后早期病人用力揉眼，术毕移除开睑器或手术贴膜时触碰到角膜瓣。

（2）处理：较小较细微的皱褶，无症状者不需处理，若视力受损者，瓣需重新复位。时间较久可刮除皱褶处角膜上皮，复位角膜皱褶处，处理后应用绷带型角膜接触镜压迫和保护。极严重者行角膜瓣缘缝合固定。

（3）预防：手术中角膜瓣复位时应认真、小心，特别是对高度近视者或较大的散光者。角膜瓣保持在中性水合状态，避免过度干燥。手术后取出开睑器时要小心，避免碰到角膜瓣。手术后嘱病人不要揉眼睛。手术复位偏薄角膜瓣者要仔细。

10. 角膜瓣下异物（foreign body）

（1）原因：睑板腺分泌物、手术单上的棉丝、棉签碎屑等被带入到角膜瓣下，手术器械上的金属异物的残留等。

（2）处理：位于角膜瓣周边的异物残留或可吸收细小异物不会影响手术效果，可暂观察。若异物引起角膜组织的炎症反应，药物不能控制，则需掀开角膜瓣，冲洗清除异物。

（二）手术后并发症

1. 弥漫性层间角膜炎（diffuse lamellar keratitis，DLK）　参见本书第六章第五节相关内容。

2. 角膜瓣下组织碎物（tissue fragment）

（1）原因：飞秒激光光爆破作用引起组织裂解，在机械性分离的过程中可产生部分角膜胶原组织的离断，这些游离于角膜瓣下的组织碎片将会残存于角膜瓣与角膜基质床之间，

笔记

在手术刚结束时，由于角膜的轻微水肿和角膜瓣下冲洗液的反光，通常不易被发现。

（2）临床表现：术后 1 天或数天复查时，裂隙灯下可见角膜瓣与基质床之间散在白色不透明异物。共聚焦显微镜检查可发现在角膜瓣厚度的角膜基质内有高反光的颗粒状物质。这类角膜组织碎片通常存于角膜瓣周边，一般不会影响病人的裸眼和最佳矫正视力。

（3）处理：极少量可观察，逐步吸收。较明显者可掀开角膜瓣进行瓣下冲洗。

3. 光敏综合征（transient light sensitivity syndrome，TLSS）

（1）原因：尚不明确，为飞秒激光特有的并发症。可能与早期飞秒激光角膜切削术平台所使用的高能量激光有关。

（2）临床表现：多在术后 2～6 周主诉畏光，也可发生在术后 6～12 周。裂隙灯检查无异常。

（3）处理：对糖皮质激素敏感，症状 1～2 周后消失。

4. 彩虹样眩光（rainbow glare）

（1）原因：可能与术中激光能量过高或激光的质量等相关，也可能与个体敏感性有关。与屈光不正度数、年龄及性别无关。飞秒激光爆破后形成格栅，由于光的折射、衍射及散射等影响，形成类似彩虹的不同颜色。

（2）临床表现：病人在黑暗的环境下注视白色光源时，可看到白色光周围有放射状彩色光带。客观检查无异常，不影响视力，但病人感到烦恼。一般症状随时间而消失。

（3）处理：不需要特殊处理，症状一般随时间推移逐渐减轻并消失。

5. 角膜上皮下雾状混浊（haze）

（1）原因：尚不明确。可能与某种炎性因子的释放相关，与个体差异有关。

（2）临床表现：裂隙灯下仔细观察可见角膜上皮下轻度混浊，程度可不同。病人一般无主观症状，视力一般不受影响。

（3）治疗：丝裂霉素、糖皮质激素治疗部分有效。

6. 感染（infection） 极少发生。

（1）原因：手术中制瓣以及基质暴露使角膜正常的解剖屏障破坏，致病菌直接侵入到角膜层间。危险因素有：疱疹性角膜炎，眼附属器感染，如睑缘炎、泪囊炎等，倒睫睑内翻，长期配戴角膜接触镜，干眼伴持续性角膜上皮缺损，术中不注意无菌操作，术后局部长期使用糖皮质激素，任何全身因素所致的身体抵抗力下降等。

（2）临床表现

1）症状：视力下降、异物感、畏光、流泪、眼部疼痛、分泌物增多。

2）体征：睫状充血或混合充血，角膜层间单个或多个白色浸润可蔓延至角膜瓣和角膜床深部，角膜水肿，角膜瓣融解，前房反应与积脓等。

（3）处理

1）根据临床表现特征，应用有效抗生素频繁点眼，分泌物刮片，做细菌培养加药物敏感试验。

2）暂停使用糖皮质激素。

3）全身应用抗生素。

4）必要时掀开角膜瓣，刮除病灶，做细菌培养加药敏试验，并做瓣下冲洗。

5）感染难以控制者则去除角膜瓣，做穿透性角膜移植。

7. 角膜瓣下上皮细胞内生或植入（epithelial ingrowth） 是指角膜上皮细胞从角膜瓣边缘在瓣下向中央生长或角膜瓣下种植的角膜上皮细胞在原位生长。

（1）原因：术前或术中角膜上皮损伤。或术中角膜瓣边缘的上皮细胞活化、增殖并长入角膜瓣和基质间隙或术中操作将角膜的上皮细胞带入到角膜瓣下。术后角膜瓣下炎症反

笔记

应,如特别是在较严重的 DLK 之后。二次手术的病人,因再次掀起角膜瓣会造成上皮的破损,如复位时对合不良可能也会引发角膜上皮的植入。

（2）临床表现:裂隙灯显微镜下可见角膜瓣下(以瓣的边缘为主)呈乳白色颗粒状或线状沉积,但多为自限性,范围多小于 2mm,一般不会造成视力损害。个别病例,尤其是术中角膜上皮损伤,角膜瓣破碎或角膜瓣贴合不良移位者,术后易形成较为严重的角膜瓣下上皮细胞内生,呈乳白色"树枝状"、"地图状"或"蜂巢状",若侵及视轴区可影响视力(图 6-34)。

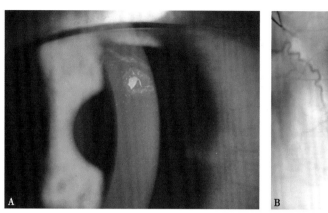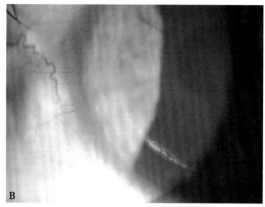

图 6-34 FS-LASIK 术后角膜上皮内生
A. 角膜瓣下的片状上皮内生;B. 角膜瓣边缘线状上皮内生

（3）处理

1）局限、无进展的角膜瓣下上皮细胞内生可密切观察。

2）出现进行性上皮植入,造成不规则散光及视力下降者或引起基质溶解者,应及早掀开角膜瓣进行处理。处理时小心掀开角膜瓣,在瓣下及基质床充分刮除植入并增殖的上皮细胞,然后仔细复位(图 6-35)。清除上皮既应包括基质床面,也应包括瓣膜的背面。

3）必要时借助准分子激光,应用 PTK 方法对增生的界面处进行清洁和处理。一般深度在 6～10μm。也可应用不同浓度的酒精覆盖增生的上皮处 20～40 秒,但要注意酒精的毒性,应及时冲洗,术后配合激素点眼。

4）操作时应小心,尽量避免因过多操作引发上皮的重新植入。复位时边缘要严密对合,并配戴角膜接触镜,否则易引起上皮的植入。

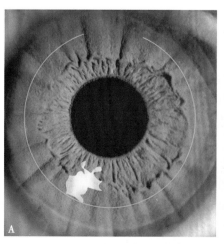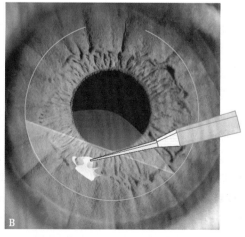

图 6-35 上皮内生及处理方法
A. 角膜瓣下上皮内生;B. 掀起角膜瓣,镊子夹除内生的上皮组织

8. 干眼（dry eye）

（1）原因：飞秒激光制作角膜瓣时神经的切断，反射性瞬目减少，手术后角膜曲率发生改变，影响泪膜的分布，术中负压吸引破坏了杯状细胞，导致泪膜成分的变化等。

（2）临床表现：通常 LASIK 术后 1～12 个月出现干眼或原有干眼症状加重，眼部可出现异物感或烧灼感，也可表现为角膜上皮点状糜烂等。由于角膜神经纤维可以在一定时间内再生，大多数病人在 6 个月左右干眼症状有所缓解。

（3）治疗：大多数病人随手术时间的延长和神经的逐步恢复症状会有所缓解并消失，早期可应用不含防腐剂的人工泪液，症状严重者可应用泪点栓或湿房镜。

9. 神经营养性上皮病变（LASIK-induced neurotrophic epitheliopathy，LINE）　指 LASIK 手术后以角膜上皮点状糜烂为临床特征的特异性角膜上皮病变，也称点状角膜上皮病变（punctate epithelial keratopathy）。LASIK 手术后 2%～6% 会发生此现象。

（1）原因：术中制作角膜瓣时角膜神经受损，角膜知觉下降，手术后瞬目次数减少等原因，使角膜上皮细胞局部受损。

（2）临床表现：通常发生于双眼。泪液分泌正常。在角膜表面的下方或下 1/3 处角膜上皮点状糜烂（图 6-36），荧光素染色阳性。一般于 LASIK 手术后数天～数周出现，部分可自限。术后 6 个月左右消失。术前患有干眼或睑缘炎者更容易出现。

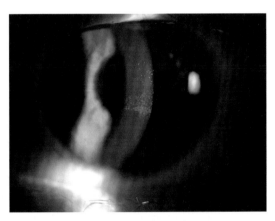

图 6-36　神经营养性上皮病变

（3）治疗：使用不含防腐剂的人工泪液或膏状物，任何眼药的防腐剂可能会加重此病症。严重者可暂时性放置泪点栓或绷带式角膜接触镜。有些病人对环孢素敏感。注重眼睑的清洁，应用抗生素眼膏等治疗睑缘疾病等也是治疗的另一重要环节。

10. 无菌性角膜浸润（sterile infiltration）　指在角膜手术区域发生的局限性非感染性炎症。角膜屈光手术后角膜浸润相对不常见但可能因误诊导致严重的后果，特别是需要与感染性角膜炎进行鉴别。

（1）原因：通常与慢性睑缘炎、慢性睑板腺功能障碍、全身感染或自身免疫性疾病（如风湿性关节炎）相关，术前存在角膜炎症者更易发生。

（2）临床表现：

1）症状：视力正常或轻度下降，可有异物感、畏光、流泪，分泌物不多。

2）体征：结膜充血不明显，角膜层间单个或多个白色浸润，角膜瓣区域更常见，如在边缘可出现疼痛、睫状充血等，通常无前房反应。

（3）治疗：医师应认识到无菌性角膜浸润的重要性，这样可以避免不必要的侵入性操作。FS-LASIK 术后再次掀瓣有角膜上皮缺损的风险，特别是在距初次手术 6 个月或以上，可能引发 DLK，增强了无菌性炎症反应的过程。但在高度怀疑感染性角膜炎的情况下，则

笔记

需再次掀瓣做细菌学培养。无菌性角膜浸润的治疗包括局部频点或应用渗透性好、作用强的糖皮质激素,辅以抗生素类滴眼液治疗眼睑炎症等,必要时口服激素且逐量递减亦可。

六、术后随访、影响因素和转归

1. 术后应用广谱抗生素滴眼液和糖皮质激素滴眼液。糖皮质激素滴眼液可根据第二天复查情况酌情使用,一般从每天 4 次开始,每两周递减一次直至停药。

2. 人工泪液每天 4 次,一般应用 1~3 个月。

3. 一般要求术后第 1 天、1 周、1 个月、3 个月、6 个月、1 年分别随访检查,此后可每 6 个月检查一次。随访检查项目包括:

(1)常规眼科检查:裸眼远、近视力、最佳矫正视力、屈光检查,眼压、角膜荧光素染色、裂隙灯显微镜检查角膜情况,角膜切口愈合情况等。高度近视者应定期检查眼底。

(2)角膜地形图检查:观察切削位置,K 值,评估角膜前、后表面形态高度,监测角膜有无扩张。

(3)必要时行相关特殊检查,如像差、对比敏感度、眩光视力、角膜敏感度及角膜知觉等检查。

(王 雁)

第八节 单纯飞秒激光手术

一、概述

飞秒激光小切口角膜基质透镜取出术(femtosecond small incision lenticule extraction,SMILE)是当前我国主流手术之一。激光技术的快速发展使我们对角膜远期安全性有更高的追求。飞秒激光"all-in-one"技术代表了屈光手术发展的一个重要方向。

单纯飞秒激光术式根据切口大小及是否掀开角膜前基质瓣/帽,可分为飞秒激光基质透镜切除术(femtosecondlenticule extraction,FLEx),又称飞秒激光透镜切除术、飞秒激光角膜透镜切除术;以及飞秒激光小切口角膜基质透镜取出术(SMILE),又称飞秒激光小切口透镜切除术、飞秒激光小切口角膜透镜取出术、飞秒激光小切口角膜微透镜取出术、飞秒激光小切口基质透镜取出术等。FLEx 是 SMILE 的过渡,初学者学习 SMILE 前往往先学习FLEx,后过渡至 SMILE。

2010 年,Sekundo 等首次报告了利用单纯飞秒激光技术矫正近视散光的临床研究结果,提出 FLEx 矫正近视散光具有良好的有效性、安全性、预测性和稳定性。2010 年,周行涛教授开展了国内首例 FLEx 手术和首例非边切软件辅助的 SMILE 手术。SMILE 按照目标矫正屈光度数和角膜帽的深度进行参数设置,通过飞秒激光按照预设的参数在角膜层间实施两次不同深度的扫描,再通过分离取出透镜。

二、手术机制

(一)飞秒激光透镜切除术(FLEx)

通过取出飞秒激光制作的基质透镜实现改变眼屈光状态的角膜屈光手术。飞秒激光脉冲聚焦在直径约为 3μm 的角膜组织,精确度在 1μm 左右。吸引锥镜(cone)固定眼球,压平镜头将角膜保持一定弧度,飞秒激光以螺旋方式按照设计的点间距、光斑大小、角膜瓣厚度和预设矫正的屈光度数,在角膜基质层间实现两次扫描,切出一个基质透镜,相当于切除一个透镜式的角膜组织,掀开角膜瓣,分离并取出该片状角膜组织,将角膜瓣复位即可完成手

笔记

术。飞秒激光基质透镜切除术（FLEx）与飞秒激光小切口角膜基质透镜取出术（SMILE）的飞秒激光扫描是一致的，飞秒激光基质透镜切除术的第一步：激光扫描完成前中基质内的透镜扫描，在基质内按照所设计形状扫出一个微透镜；第二步：制作角膜瓣，类似于经典 LASIK 术中使用微型角膜刀制角膜基质瓣；第三步：打开角膜瓣并将扫描成形的微透镜取出，将角膜瓣复位（图6-37）。

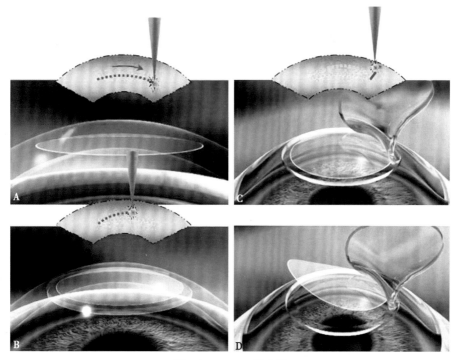

图6-37　FLEx模式图

A. 飞秒激光扫描透镜后表面；B. 飞秒激光扫描透镜前表面；C. 制作边切口；D. 掀开角膜瓣，将透镜取出

（二）飞秒激光小切口角膜基质透镜取出术（SMILE）

飞秒激光在角膜基质层间进行两次不同深度的扫描，分别为切削透镜和制作角膜帽（cap），与 FLEx 所不同的是角膜帽的边缘仅仅作 2～4mm 弧形边切，即一个跨度较小（约 2 个钟点）的周边小切口。通过小切口分离并取出透镜式片状角膜组织，整个过程不掀开角膜帽。小切口术式不存在角膜瓣，以帽（cap）替代瓣（flap），用角膜帽替代 SMILE 术中的角膜前板层（图6-38）。

熟练掌握 SMILE 的常规步骤后，经验丰富的手术医师可进一步尝试 SMILE 连续撕镜技术（continuous curvilinear lenticulerrhexis，CCL），包括二步法 CCL 和一步法 CCL。通过减少及简化透镜分离的手术步骤，SMILE-CCL 技术可以减轻透镜铲对角膜组织的分离侵扰，改善透镜边缘完整性，同时减少手术时间，提高效率，使病人的术后即刻的角膜水肿程度更轻，视力更快地恢复，提高手术疗效与病人满意度。

可以看出，SMILE 的第一步与 FLEx 完全一致，第二步扫描形成 2～5mm 的边切口，第三步不需要掀开角膜瓣，只要通过小切口将扫描成形的微透镜取出。

FLEx 分出透镜式片状角膜透镜组织，用显微镊子取除。SMILE 分离透镜的前后表面后，由切口伸入显微镊子取出或撕除透镜式层间组织。

SMILE 完整、精确的基质组织透镜制作，只从微小切口处取出，避免对角膜上皮及前基质的过多的干扰，提高手术安全性的同时，角膜愈合良好。飞秒激光矫正低度近视所需切除透镜较薄，经小切口取出透镜的技术需要经过一段学习曲线。

笔记

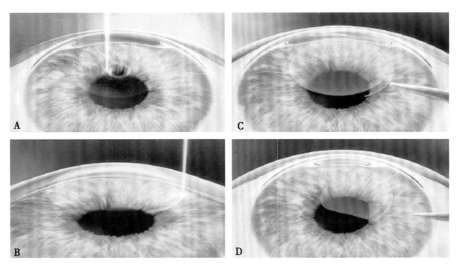

图 6-38 SMILE 模式图

A. 飞秒激光扫描透镜后表面；B. 飞秒激光扫描透镜前表面；C. 制作边切口（该切口比 FLEx 小）；D. 将透镜从小切口中取出

三、适应证和禁忌证

（一）适应证

1. 年龄在 18 岁以上的各类近视、散光病人，本人有通过 SMILE 手术改善屈光状态的愿望，心理健康，对手术疗效有合理期望。

2. 屈光状态相对稳定（每年近视变化不超过 0.5D）。范围：近视 −1.00～−10.00D，散光≤−3.00D。

3. 经术前检查排除手术禁忌证；角膜透明无云翳或斑翳；角膜地形图检查形态正常，无圆锥角膜倾向；角膜最薄点厚度一般不低于 480μm。无其他眼部疾患和（或）影响手术恢复的全身器质性病变。

4. 特殊职业易受外伤或对抗性运动的近视病人包括如军人、运动员。轻度眼球震颤、睑裂和（或）角膜直径相对较小的病人也是 SMILE 适应证。

（二）绝对禁忌证

1. 严重心理、精神疾病人。

2. 近视或近视散光进行性发展或不稳定，严重弱视。

3. 圆锥角膜或可疑圆锥角膜的病人；角膜膨隆或其他角膜变性的病人；中央角膜厚度 <480μm。严重角膜疾病、明显的角膜斑翳、角膜混浊、边缘性角膜变性、角膜基质或内皮营养不良；眼外伤、角膜移植术后、放射状角膜切开术后或系统性角膜疾病。

4. 重度干眼、干燥综合征。

5. 存在活动性眼部病变或感染。

6. 严重的眼附属器病变如眼睑缺损、变形、严重眼睑闭合不全；甲亢性突眼。

7. 未控制的青光眼病人。

8. 先天性白内障、外伤性白内障或其他晶状体混浊疾病等严重影响视力者。

9. 存在全身结缔组织疾病或自身免疫性疾病者，例如系统性红斑狼疮、类风湿关节炎、多发性硬化、甲亢等。

（三）SMILE 相对禁忌证

1. 年龄未满 18 岁；屈光度不稳定者（每两年屈光度变化在 1.00D 或以上者）。

2. 角膜相对较薄的病人；角膜过度陡峭（角膜曲率 >48D）或过度平坦（角膜曲率 <38D）；

笔记

角膜存在云翳、薄翳者。

3. 暗光下瞳孔直径≥光学矫正区的直径。

4. 存在明显眼底病变,例如视网膜脱离病史、黄斑病变等病人。

5. 高眼压、已控制的青光眼。

6. 轻、中度干眼,轻中度睑裂闭合不全。

7. 怀孕和哺乳期的女性病人;糖尿病;正在服用某些全身药物如糖皮质激素、雌激素、孕激素、免疫抑制剂等。

四、手术方法

1. 滴入无菌性麻醉眼液2次,每次1滴。

2. 按常规铺手术巾,必要时粘贴睫毛,开睑器开睑,保持角膜滋润。

3. 核对一次性无菌治疗包(treatment package,TP)包内为负压吸引环,正常连接于激光发射窗口和治疗控制面板上。

4. 选择治疗模式,根据治疗屏幕的治疗程序,开始治疗步骤。

5. 确认头位摆正,让病人注视上方绿色注视光,术者借助手术显微镜和操纵杆进行准确对位。

6. 通过调整,使水印恰好位于负压环上接触镜的中央,达约80%～90%左右启动负压。扫描前务必确认正确的对中心和吸引。

7. 开始激光扫描。扫描透镜层、透镜边、帽层、边切口。

8. 分离帽边切口。

9. 分离透镜分离出透镜边,通常情况下,建议先分帽 - 透镜层面,再分透镜 - 基质床层面。透镜取出后确认角膜基质透镜的完整性。

10. 对合边切口,必要时适当冲洗。

二维码6-10 动画 飞秒激光小切口角膜基质透镜取出术(SMILE)

二维码6-11 视频 飞秒激光小切口角膜基质透镜取出术(SMILE)

五、手术并发症及预防和处理

(一)术中并发症

1. 角膜帽缘撕裂或切口处角膜上皮破损 可因角膜帽厚度过薄、角膜切口过小、病人眼球突然转动或器械操作不精细等原因造成。处理:①轻度的切口边缘的撕裂将其平整对合,不需要特殊处理,较明显者需将裂开处严密闭合,避免术后角膜上皮的植入。必要时术毕放置一绷带式角膜接触镜。②如发生角膜上皮破损,术毕将上皮平复,放置一绷带式角膜接触镜,避免角膜上皮的植入。

2. 角膜基质透镜分离困难 可以是由激光能量异常、"黑区"或角膜组织的异常结构等原因造成的角膜帽下方(透镜与角膜帽贴附处)或透镜下表面分离困难。处理:①调整分离方向,从不同角度、不同方位轻轻分离;②使用特殊的分离器械,小心分离;③如预计较难分离,且不能找到正常组织结构时建议暂放弃手术。

3. 负压脱失 由角膜表面水分过多或病人固视不良或眼睛突然转动等原因引起在手术激光扫描过程中负压脱失,可致使激光扫描自行终止,可能会影响手术的正常进行。一旦出现负压的丢失可有几种处理方案如下:

(1)激光进行微透镜底部切割进程小于10%的情况下,可以重新开始扫描。此时,机器会自动弹出是否进行快速重启的选择菜单,选择继续,原始治疗方案不做任何修改。

(2)如果激光扫描微透镜底部治疗大于10%,且接近中轴区时建议暂将SMILE手术终止,数周后再择期手术。

(3)如果已完成透镜底部扫描,在侧切透镜时中断,可以从侧切重新开始继续扫描或将

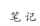

笔记

透镜侧切的直径缩小 0.2～0.4mm。

（4）如果已完成透镜底部的扫描且侧切完成，可选择单纯重新制作帽（cap）或改行 FS-LASIK 等其他手术方式。注意重新吸引时要与原中心对位且基本在原平面，如不能且如果激光扫描中止在瞳孔区内，建议放弃手术。

4. 角膜基质透镜撕裂或组织残留 由于激光能量异常、透镜过薄或手术操作不规范等原因导致的透镜撕裂，或透镜组织取出不全。处理：

（1）当透镜边缘有撕裂时或不规则时，容易局部组织出现断裂，而出现组织残留，应十分小心，良好的手术技巧可避免组织残留。

（2）如果出现组织残留，原则上应取出，特别是在光学矫正区域。

（3）但如果仅是在边缘的极小条带（例如长在 1～2mm 以内，宽在 1mm 内）可以观察。

5. 角膜基质透镜偏中心 当病人存在较大的 Kappa 角或病人注视不良时或对位不良均可发生。处理：

（1）如果出现偏心对位，在没有正式治疗前，可以将负压失掉，重新对位再吸引。

（2）如果刚开始扫描，尚远离瞳孔中央区，可暂停激光发射，重新对位。

（3）如果已完成大部分切割，但发现偏心明显，可暂不取出透镜，一定时间后重新进行手术。

（4）较明显的偏心可以进行修正手术例如地形图引导的手术或波前像差引导的手术。

6. 角膜帽下异物 结膜囊冲洗不干净或冲洗时将异物带入，也可由于过多器械操作导致颗粒状金属异物残留。处理：应用乳酸钠林格液从切口处进入囊袋内冲洗，冲洗完毕后注意切口的复位。

7. 寻找角膜基质透镜困难 可因角膜透镜过薄或手术操作不熟练不规范等原因。处理：杜绝盲目探寻透镜，可用 SMILE 手术分离钩仔细寻找微透镜的边缘，或将手术显微镜上放大观察倍数或打开附置的裂隙灯，确认透镜边缘。也可用前节 OCT 测量角膜的厚度及观察手术扫描痕迹，辅助找寻微透镜边。不能找到透镜边缘务必暂停手术或改期手术。

8. 角膜帽损伤 由于病人眼球突然转动或操作不慎或力度过大，导致器械刺透角膜帽，也可与角膜帽过薄和透镜较难分离等因素有关。处理：尽量使破损部位角膜严密对位，放置一绷带式角膜接触镜，避免角膜上皮植入。

9. 非切口处角膜中央上皮缺损 术中表面麻醉剂的使用或病人自身角膜上皮健康状况如角膜基底膜营养不良等，导致术后立即出现的角膜上皮片状缺损或剥脱。处理：轻者可不予处理。片状者亦可放置绷带式角膜接触镜或加压包扎，辅以促进上皮愈合类药物。

10. 不透明气泡层（OBL） OBL 通常产生于角膜层间，其产生与飞秒激光的光致破裂机制相关，水蒸气和 CO_2 聚集于板层间隙，也可深达后部角膜基质。处理：在分离透镜时一定要小心，不要使用过于锐利的器械，也不要过力分离，避免造成错层分离或形成夹层，避免过多的骚扰组织影响手术后的恢复。边缘 OBL 时，要小心分离，避免残留组织。如有离断，注意取出透镜的完整性。

11. 角膜基质内扫描区"黑斑" 在激光扫描时，角膜基质可出现于扫描区域的暗区，形同黑斑，一般是激光不能扫描到的区域。常见原因为眼睑睑板腺分泌物或结膜囊内异物附着于角膜或接触镜表面，或激光输出的异常等。处理：

（1）一旦发现较大面积黑斑出现，建议将负压停止，中断继续扫描。寻找可能的原因并予以排除。

（2）扫描区黑区的出现会使透镜的分离难度增加，分离一定要仔细、小心，过力的分离可能会使器械尖端穿透角膜表面，使角膜表面不规则愈合甚至形成瘢痕或斑翳，可造成透镜的撕裂。

笔记

（3）已形成较大面积的黑区应暂停手术。

（二）SMILE 术后并发症及处理

1. 弥漫性层间角膜炎（DLK） 对于 SMILE 手术后发生的 DLK，临床也表现为非感染性弥漫性角膜帽（cap）下炎性细胞浸润，发生时间为手术后 24 小时，表现为细小的白色颗粒样混浊。处理：

（1）皮质类固醇激素局部点眼。

（2）必要时行层间冲洗。

（3）密切追踪随访，根据病情变化及时更改治疗方案进行治疗。

（4）注意与点状角膜病变或感染性角膜炎等鉴别。

2. 早期视觉不良现象 根据现有文献，SMILE 术后视觉质量令人满意。但在术后早期，"薄纱"或"薄雾状"视物不清与角膜反应、层级水肿有关，可逐渐消失。眩光与术后早期角膜轻度水肿和高阶像差增加相关，角膜修复以及主观适应与补偿会减轻或消退，个别与瞳孔直径较大或个体敏感性等相关。

3. 角膜基质层间 haze 角膜基质层间的雾状混浊 haze。此类混浊不同于表层切削术的角膜上皮下混浊，多程度较轻，且较快消失。处理：①局部适当点用较低浓度的皮质类固醇激素；②观察：随着时间的推移，角膜基质层间 haze 会逐渐消退。

4. 感染 SMILE 感染几率小，但角膜基质囊袋内一旦感染，处理难度增加。围术期局部抗生素滴眼液的预防性使用及术中手术器械的严格消毒和无菌操作至关重要。

5. 屈光回退或欠矫过矫 少数屈光度数较高者、术前屈光度数不稳定者或特殊个体可发生术后屈光回退或欠矫、过矫。处理：随访，屈光度数完全稳定的情况下，必要时补矫手术。可选择表层手术。也可选择板层手术进行补矫，如用专门软件飞秒制作角膜瓣，再在基质床进行准分子激光切削。

6. 视力恢复延迟 由于病人个体差异、手术操作或激光性能稳定性等原因诱发术后早期角膜水肿等愈合反应，可引起术后早期视力恢复延迟。处理：

（1）随访：术后早期出现的视力恢复延迟，随时间会恢复，需要耐心随访 4～8 周。

（2）对症：角膜水肿等可适当应用皮质类固醇激素滴眼液或非甾体类抗炎滴眼液等。

7. 小切口处上皮岛或上皮植入 可能由于切口边缘的上皮细胞活化、增殖所致。处理：观察，必要时药物或手术干预。

8. 角膜帽微皱褶 在前弹力层下浅层基质出现的微皱褶（图 6-39），相干光断层成像（OCT）中可见前弹力层高反光带呈起伏波状。处理：①若皱褶未对角膜的光学特性产生明显的影响，且无视觉症状者，可不予干预；②若造成泪膜和角膜前部光学面的破裂时，可使用人工泪液。

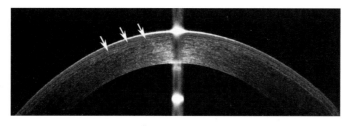

图 6-39 SMILE 术后角膜帽前弹力层微皱褶示意图（白色箭头）

9. 干眼 较少发生，多在术后早期，且恢复相对较快。由局部用药，睑板腺体功能异常或既往存在的干眼引起。处理：可采取睑板腺热敷、按摩及局部应用无防腐剂的人工泪液等。

10. 其他 可能出现的未知的角膜或眼部其他并发症在继续观察和探讨中。术前术后的规范处理，有助于规避可能发生的并发症。

六、术后随访、影响因素和转归

SMILE 术后处理包括广谱抗生素滴眼液和糖皮质激素滴眼液的应用以及手术后定期复查。

1．告知病人如遇术眼异常情况应及时就诊。

2．糖皮质激素滴眼液使用期间应密切监测眼压。术后激素用药以梯度递减为好。激素滴眼液可按照每天 6、5、4、3、2、1 次，每两天减一次直至停药。

3．人工泪液每天 4 次，可应用 1～3 个月。

4．随访期与检查项目推荐术后第 1 天、7 天、1 个月、3 个月、6 个月、1 年随访检查，此后可每 6 个月检查一次。随访检查项目包括：

（1）常规眼科检查：裸眼远 / 近视力、最佳矫正视力、眼压、泪膜破裂时间（BUT）、角膜荧光素染色、裂隙灯显微镜检查角膜情况。术后 6 个月应散瞳三面镜检查眼底。

（2）屈光检查：综合验光、像差检查。

（3）角膜地形图检查：评估角膜前、后表面形态，检测角膜膨隆。

（4）术后第 3 个月和 6 个月可检查角膜厚度。

（5）对比敏感度及眩光对比敏感度检查。

（6）40 岁以上检测晶状体密度变化情况。

（周行涛）

二维码 6-12
扫一扫，测一测

参 考 文 献

1. 王雁，赵堪兴. 飞秒激光屈光手术学. 北京：人民卫生出版社，2014.

2. 中华医学会眼科学分会角膜病学组. 激光角膜屈光手术临床诊疗专家共识（2015 年）. 中华眼科杂志，2015，51（4）：249-254.

3. Reinstein DZ, Archer TJ, Gobbe M, et al. Accuracy and reproducibility of artemis central flap thickness and visual outcomes of LASIK with the Carl Zeiss MeditecVisuMaxfemtosecond laser and MEL 80 excimer laser platforms. J Refract Surg, 2010, 26（2）：107-119.

4. Kitzmann AS，Bourne WM，Patel SV. Confocal microscopy of a femtosecond laser LASIK flap before separation. Am J Ophthalmol, 2007, 143（4）：691-693.

5. Munnerlyn CR，Koons SJ，Marshall J. Photorefractive keratectomy: a technique for laser refractive surgery. Journal of Cataract & Refractive Surgery, 1988, 14（1）：46-52.

6. Reinstein DZ，Archer TJ，Gobbe M, et al. Epithelial thickness in the normal cornea: three-dimensional display with artemis very high-frequency digital ultrasound. J Refract Surg，2008，24（6）：571-581.

7. Reinstein DZ，Archer TJ，Gobbe M. Epithelial thickness up to 26 years after radial keratotomy: three-dimensional display with artemis very high-frequency digital ultrasound. J Refract Surg，2011，27（8）：618-624.

8. Fadlallah A，Fahed D，Khalil K, et al. Transepithelial photorefractive keratectomy: Clinical results. J Cataract Refract Surg, 2011, 37（10）：1852-1857.

9. 徐婧，李莹，王忠海，等. 经上皮准分子激光角膜切削术治疗近视的临床疗效. 中华眼视光与视觉科学杂志，2015，17（12）：717-721.

10. Sekundo W，KunertKS，Blum M, et al. Small incision corneal refractive surgery using the small incision lenticule extraction（SMILE）procedure for the correction of myopia and myopic astigmatism: Results of a 6-month prospective study. British Journal of Ophthalmology, 2011, 95（3）：335-339.

11. Shah R，Shah S，Sengupta S, et al. Results of small incision lenticule extraction: All-in-one femtosecond laser refractive surgery. Journal of Cataract Refract Surgery, 2011, 37（1）：127-137.

笔记

12. Aug M，Tan D，Mehta JS，et al. Small incision lenticule extraction（SMILE）versus laser in-situ keratomileusis（LASIK）：Study protocol for a randomized，non-inferiority trial. Trial，2012，13（1）：75.

13. VisuMax Laser Keratome SMILE option，User Manual，2011.

14. Luo J，Yao P，Li M，et al. Quantitative analysis of micro-distortions in Bowman's layer using optical coherence tomography after SMILE among different myopic corrections. Journal of Refractive Surgery，2015；31（2）：104-109.

15. Han T，Zheng K，Chen Y，et al. Four-year observation of predictability and stability of small incision lenticule extraction. BMC Ophthalmology，2016，16（1）：149.

16. Qian Y，Huang J，Wang X，et al. Corneal power distribution and functional optical zone following small incision lenticule extraction for myopia. Journal of Refractive Surgery，2015，31（8）：532-538.

17. Zhao J，He L，Zhou X，et al. Diffuse lamellar keratitis after small-incision lenticule extraction. Journal of Cataract Refractive Surgery，2015，41（2）：400-407.

18. Zhao Y，Li M，Yao P，et al. Development of the continuous curvilinear lenticulerrhexis technique for small incision lenticule extraction. Journal of Refractive Surgery，2015，31（1）：16-21.

19. Miao H，Tian M，Xu Y，et al. Visual outcomes and optical quality after femtosecond laser small incision lenticule extraction：An 18-month prospective study. Journal of Refractive Surgery，2015，31（11）：726-731.

20. Li M，Zhao J，Miao H，et al. Mild decentration measured by a Scheimpflug camera and its impact on visual quality following SMILE in the early learning curve. Investigative Ophthalmology and Visual Science，2014，55（6）：3886-3892.

21. Li M，Zhou Z，Shen Y，et al. Comparison of corneal sensation between small incision lenticule extraction（SMILE）and femtosecond laser-assisted LASIK for myopia. Journal of Refractive Surgery，2014，30（2）：94-100.

22. Dong Z，Zhou X，Wu J，et al. Small incision lenticule extraction（SMILE）and femtosecond laser LASIK：Comparison of corneal wound healing and inflammation. British Journal of Ophthalmology，2013，98（2）：263-269.

23. Yao P，Zhao J，Li M，et al. Micro-distortions in Bowman's layer following femtosecond laser small incision lenticule extraction observed by Fourier-Domain OCT. Journal of Refractive Surgery，2013，29（10）：668-674.

笔记

第七章

非激光角膜屈光手术

本章学习要点

- 掌握：放射状角膜切开术的手术机制和基本原理；角膜基质环植入术的手术机制、适应证、禁忌证；角膜胶原交联术的手术适应证、禁忌证、手术步骤及术前、术后随访内容；角膜切开松解术、角膜层间镜片术的手术原理、手术适应证、禁忌证、手术步骤及注意事项。
- 熟悉：放射状角膜切开术的注意事项；角膜基质环植入术的术前检查、手术并发症及预防和处理；角膜胶原交联术的手术原理及手术并发症的处理；角膜楔形切除术、角膜表层镜片术的手术原理及手术适应证。
- 了解：放射状角膜切开术的来源；角膜基质环植入术的手术方法；角膜胶原交联术在临床上的联合手术及基础研究；角膜原位磨镶术的手术原理及手术适应证。

关键词 角膜 切开 植入 交联

第一节 放射状角膜切开术及其改良术

一、概述

放射状角膜切开术（radial keratotomy，RK）是一种在角膜光学区外的旁周边部做若干条（8～16 条）非穿透性放射状松解切口（深度达角膜厚度的 80%～90%），从而间接改变中央角膜弯曲度，在眼内压的作用下使角膜中央前表面相对变平，屈光力降低，达到减少或完全矫正近视的方法。

RK 自 1974 年在国际上开始应用于临床，我国于 1978 年相继开展，在手术方式上进行了验证和变革。

1980 年，美国国立眼科研究院建立专项基金进行 RK 的前瞻性评估（prospective evaluation of radial keratotomy，PERK），以评价 RK 的有效性、安全性、可预测性和稳定性。在 PERK 研究中，使用超声角膜厚度测量仪测定旁中央角膜厚度，在角膜缘用 45° 金刚石刀，做 8 条由中央向周边的离心状切口。手术的光学区限于 3mm、3.5mm 或 4mm，对应于低、中、高度近视（从 −2.00～−8.00D）。对于起加强作用的重复手术（在初次手术的 8 条切口间再做 8 条切口），则有其特殊的要求。

此后 RK 又经改良优化：即在经典 RK 基础上，扩大角膜光学区、减少放射状切口条数（一般 4～6 条）和缩短切口长度（从 3.5mm 或者 4.0mm 大小直径光学区到 7.0mm 直径光学区），称为"迷你"RK（minimally invasive radial keratotomy，mini-RK）。

笔记

　　然而,无论何种RK,其手术原理和操作决定了它的矫正近视效果有限、预测性和准确性缺乏临床满意率,特别是存在角膜切口潜在破裂的危险性。因此,随着激光角膜屈光手术的普遍开展,目前RK在临床上基本已被取代。

二、手术机制

　　RK以保留角膜中央光学区,在光学区外的角膜旁周边部做若干条深层非穿透性放射状松解切口,使该区域组织张力减低,在眼内压的作用下向前隆凸,而角膜中央相对变平,屈光力降低,达到矫正近视的目的(图7-1);治疗近视散光者,则在放射状角膜切开的基础上联合在光学区外两侧对应的角膜高曲率子午线上做横形、弧形或者梯形松解切口进行矫正。

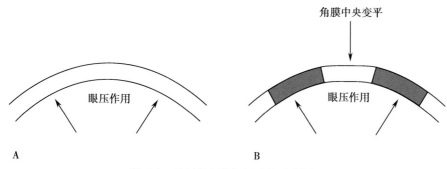

图7-1　放射状角膜切开术的手术原理
A. 手术前;B. 手术后

三、适应证和禁忌证

　　RK是一种高度选择性手术,筛选时需要严格掌握适应证和禁忌证。

(一)适应证

　　1. 年龄　18~45周岁。18周岁以下者近视往往不稳定,且角巩膜组织也较软,手术效果不理想。

　　2. 屈光状态　≤-6.00D的中、低度近视,并且近2年内屈光状态稳定。

　　3. 矫正视力　>0.5。

　　4. 长期配戴角膜接触镜者,球性软镜应停戴1~2周,散光软镜和硬性透气性角膜接触镜应停戴3~4周,角膜塑形镜应停戴3个月以上。

　　5. 心理正常者。

　　6. 自愿接受手术病人。

　　7. 下列眼科检查参数符合要求者　①角膜曲率40~46D;②角膜中央厚度≥460μm;③眼轴长度<27.5mm;④角膜硬度系数≥0.7;⑤角膜直径≥11mm;⑥眼压≥10mmHg。

(二)禁忌证

　　1. 眼部有活动性炎症,如睑缘炎、结膜炎、角膜炎和泪囊炎等。

　　2. 其他眼病,如圆锥角膜、严重眼干燥症和青光眼等。

　　3. 影响伤口愈合的全身病,如胶原病变、糖尿病等。

　　4. 对侧眼视功能不全或丧失者。

　　5. 进行性近视者。

　　6. 从事对抗性强的,有潜在触碰眼睛的职业工作者,如拳击、篮球、跳水等。

　　7. 心理障碍者。

笔记

以上适应证和禁忌证基本同目前 PRK 的适应证和禁忌证。主要区别点在于本手术的适应屈光范围更低；从事有潜在眼球受外力冲击的职业工作者尤为禁忌。

四、手术方法

RK 系在正常、透明的角膜上进行的极其精细的眼显微手术，为了取得满意的治疗效果，需要严格的手术前检查筛选、精良的手术仪器设备、合理的手术方案设计、规范的手术操作和认真的术后复查处理等。

（一）术前检查

RK 术前需要认真进行以下眼科检查：

1. 裂隙灯显微镜及眼底等常规眼科检查项目，以排除不适宜 RK 的眼部疾病。

2. 视力　包括远、近裸眼视力和最佳矫正视力。

3. 屈光状态　包括电脑验光、检影验光和自然瞳孔下放松调节后的显然验光，确定预期矫正的近视屈光力。

4. 角膜曲率　使用角膜曲率计检查，有条件时使用角膜地形图。

5. 角膜厚度　必须使用超声角膜测厚仪。

6. 眼轴长度　A 型超声测量仪。

7. 眼压　最好使用压平眼压计，或用非接触式眼压计。

8. 确定优势眼。

9. 角膜直径与瞳孔直径。

10. 其他　有条件还可做以下检查：角膜内皮细胞、角膜知觉检查、对比敏感度、双眼视功能、泪膜等。

（二）手术方案设计

根据上述检查结果，并结合病人的年龄、性别和职业等综合考虑进行 RK 的方案设计，以决定光学区大小、放射状角膜切口的条数和切口深度。存在多种手术方案设计软件和计算图表，如将检查参数输入电脑，应用 RK DataMater 程序选择光学区大小、切口数目和切口深度等。部分术者根据自己的经验总结出若干计算图表，如表 7-1。同时，需对病人的屈光力、年龄、角膜厚度甚至眼压、角膜直径和性别综合考虑后决定手术量，避免盲目套用。

表 7-1　放射状角膜切开术计算图表

屈光力（D）	年龄（岁）	第一次切口条数	加深切口条数	光学区（mm）	切口深度（%）
−1.00	20	8	–	5.00	85
	40	8	–	6.00	85
−1.50	20	8	–	4.50	85
	40	8	–	5.00	85
−2.00	20	8	–	4.00	95
	40	8	–	4.50	95
−2.50	20	8	–	3.50	95
	40	8	–	4.00	95
−3.00	20	8	–	3.25	95
	40	8	–	4.00	95
−3.50	20	8	–	3.25	95
	40	8	–	3.50	95
−4.00	20	8	8	3.00	95
	40	8	–	3.50	95

续表

屈光力（D）	年龄（岁）	第一次切口条数	加深切口条数	光学区（mm）	切口深度（%）
-4.50	20	8	8	3.00	95
	40	8	-	3.25	95
-5.00	20	8	8	3.00	95
	40	8	4	3.25	95
-5.50	20	8	8	3.00	95
	40	8	4	3.00	95
-6.00	20	16	16	3.00	95
	40	8	8	3.00	95

注：

1. 角膜曲率<42D，光学区减少0.25mm；角膜曲率>46D，光学区增加0.25mm。

2. 眼压<12mmHg时，光学区减少0.25mm；眼压>19mmHg时，光学区增加0.25mm。

3. 当光学区达最小限度即3mm时，才采用周边加深切口。加深切口时，将刀刃长度加长0.05mm，从光学区边缘1.5mm处开始加深，直到周边。

（三）术前准备

1. 手术前3天常规用抗生素滴眼液点眼，每天3～4次，必要时每天冲洗结膜囊。

2. 手术前1天冲洗泪道。

3. 手术前30分钟服镇静止痛药，以减轻紧张心理和术中止痛。

4. 手术前30分钟点缩瞳眼药水缩瞳，瞳孔缩小可以减轻手术显微镜的强光刺激，且有利于确定角膜光学区中心。

（四）手术操作步骤

1. 消毒、铺巾　同一般眼内手术。

2. 麻醉　作角膜表面麻醉，必要时加作眼轮匝肌麻醉。

3. 调整钻石刀的深度　放射状角膜切开术的效果与所用的金刚石刀的质量和刀刃调校的深度密切相关，故应选用刀刃锋利、高质量的钻石刀。角膜切口越深，矫正效果越好，但为防止手术中切穿角膜，一般刀刃的深度微调是将刀尖转伸出金刚石刀足板外，以角膜光学区外缘最薄处超声角膜测厚值的90%～95%深度为准。调校好刀刃深度，应将刀尖缩回刀筒里，以免不慎碰坏，在做角膜切口时再将刀刃伸出。

4. 开睑器开睑，必要时采用缝线法开睑。

5. 确定角膜光学中心　嘱病人注视手术显微镜同轴光源，此时术者通过同光路手术显微镜可以见到角膜前表面的反光点，即为角膜光学中心。用中心定位器或者其他钝性器械轻压标记角膜反光点。初学者也可以用亚甲蓝等染色剂作标记。

6. 中央视区定位　用多齿眼球固定环或者弓形双齿镊固定眼球，以光学中心标记点为中心，用中央视区标记器垂直轻压角膜定中央视区（图7-2）。加压时不要旋转标记器，以免损伤前弹力层，术后留下瘢痕。如果中央视区标记发生偏移，要重新标记，否则，术后将产生散光、眩光等并发症。

7. 标记放射状角膜切口　选择合适切口条数的切口标记器标记切口位置，标记时以光学中心标记点为中心，向下垂直轻压角膜，留下清晰压痕。如果合并散光切口，则作相应横形、弧形或者梯形松解切口标记。

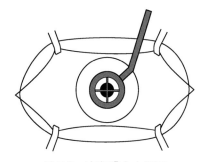

图7-2　定角膜中央视区

8. 作角膜切口　利用已经调校好的金刚石刀，根据放射状角膜切口的标记线作角膜切

笔记

口。切开方向和顺序有不同方法:顺切法,切开方向由中心(视区环形压痕内缘)切向周边角膜缘(距角巩膜缘内 0.5mm),也叫"美式离心法",这种方法安全、容易掌握,但是容易伤及角膜缘血管网而出血;逆切法,切开方向由周边角膜缘切向中心,也称"苏式向心法",这种方法切口深度准确,但是较难掌握,操作不当切口容易误入角膜光学区(视区)甚至并发角膜微穿孔。

切开顺序从角膜最厚处开始,并且在同一子午线上对称切开,这样可以使在同一子午线上切开时保持眼压一致,切口深度均匀,不容易产生散光。切开时要先用棉签吸干角膜表面泪液,以使压痕标记清晰显示,以顺切法沿放射状角膜切口标记线缓慢均匀滑动运刀,始终保持刀刃与角膜表面相互垂直,足板平贴角膜表面(图 7-3)。

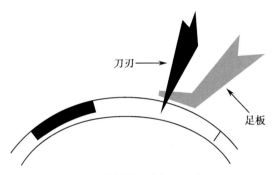

图 7-3 放射状角膜切开示意图

如需在周边部角膜加深切口时,可在光学区直径 5mm 或 6mm 处(预先做好标记)开始加深。也可分段分别加深,如先从 5mm 加深至 7mm,再从 7mm 加深至 9mm。必须注意,在切开角膜时,如果发现切口有水珠冒出或者"泉水样"涌出现象,则表明发生了角膜微穿孔,应立即停止运刀。若观察到前房仍保持正常或者稍微变浅,稍等片刻后前房恢复正常,则可继续手术;若前房变浅,长时间不能恢复正常,则表明发生了角膜较大穿孔,需终止手术,包眼,等前房恢复后再择期手术;若角膜变平坦,房水不断流出,前房长时间不能恢复,则需要 10-0 尼龙线缝合 1~2 针,以后再决定是否手术。

如近视合并散光,角膜切开的原则如下:在角膜曲率大的陡峭径线上加做对称横切口;切口设计必须正确标记散光轴向;横切口越长,则矫正量越大,但切口不宜和放射状切口相交叉,否则易致更大散光;横切口距中央视区越近,矫正量越大,但必须在中央视区直径 5mm 以外,否则夜间瞳孔散大时切口进入视区,产生眩光或影响视力。

9. 检查和冲洗切口 在所有切口完成后,用切口扩张器小心伸进切口,探测切口深度、长度是否满足要求。如切口较浅则补充加深,切口较短则补充延长。然后用平衡液或者生理盐水逐条冲洗切口,使切口内残留的血液和角膜上皮冲洗干净。

10. 包眼 术毕结膜下注射丁胺卡那霉素 0.2ml 和地塞米松(dexamethasone)2.5mg,以预防感染和减轻术后反应,为减轻注射时或注射后疼痛,可在药液中加入 2% 的利多卡因(lidocaine)0.5ml。加眼垫包扎术眼。

(五)术后处理
术后可用睫状肌麻痹剂以减轻睫状肌痉挛所致的疼痛。如术中有穿孔或者浅前房,应点 1% 阿托品,并加压包扎,连续给予广谱抗生素 5 天。术后可用止痛镇静剂 1~2 天。术后一周内有异物感、轻微怕光与流泪等刺激症状,戴墨镜可以减轻症状。术后点用抗生素滴眼液和糖皮质激素类滴眼液,激素滴眼液点用 3 个月,第一个月 3 次 / 天,第二个月 2 次 / 天,第三个月 1 次 / 天。

笔记

五、手术并发症及预防和处理

（一）术中并发症

1. 角膜微穿孔和穿孔　发生了角膜微穿孔，应立即停止运刀，微小穿破可在数分钟内自行封闭，稍等片刻后前房恢复正常，则可继续手术；若前房变浅，长时间不能恢复正常，则表明发生了角膜穿孔，需终止手术，包眼，等前房恢复后再择期手术；若角膜变平坦，房水不断流出，眼压下降，前房长时间不能恢复，则需要 10-0 尼龙线缝合 1～2 针，2～3 周后拆除缝线，以后再决定手术。预防角膜微穿孔和穿孔要认真检查角膜厚度和仔细调校金刚石刀的合适深度，在运刀时用力均匀，不倾斜，另外要不断提高手术操作熟练程度。

2. 切口歪扭　主要因操作不熟练、切开刀质量问题以及切口痕迹不清晰等引起。因此要不断提高手术操作熟练程度，选择高质量的钻石刀，保持角膜稍干，以便看清切口痕迹，切开时手的运动位置不应有障碍。

3. 切口进入视区或者超越角膜缘　多因医师操作经验不足引起，也有在作切口延长时手术刀遮挡了医师的视线，使其看不清楚切口标记所致。

（二）术后并发症

1. 感染　感染发生率很低。发生感染时眼局部给予广谱抗生素滴眼液和眼膏，必要时全身给药。手术前常规点药、治疗术眼原有炎症以及手术严格无菌操作是预防感染的关键。

2. 眩光及视力波动　几乎所有病人术后早期都出现此症状，通常在 6 个月内消失。此症状是由于角膜水肿、眼压波动、低照明条件下瞳孔放大、放射状角膜瘢痕形成以及不规则散光所致，切口数多且光学区小者眩光更为明显，严重者可能难以消退。减轻此症状主要应严格掌握手术适应证，尽量保留较大的中央光学区或者采用 mini-RK。

3. 欠矫与过矫　过矫相对少见，随时间推移会逐渐减轻。术后欠矫比较常见，早期发现欠矫，可作加压包扎并用糖皮质激素滴眼液点眼，以后可考虑再手术。永久性的欠矫和散光是此类手术后遗留的主要问题，也是病人视觉质量差和对术后视力不满意的并且要求补矫治疗的主要原因。

目前再次补矫手术需要注意的问题有几点：

（1）详细检查病人眼部情况特别是角膜的曲率、屈光度、角膜厚度。

（2）用角膜地形图、Orbscan 或 Pentacam 前房成像系统排除角膜膨隆。

（3）补矫手术时机至少在此手术后两年以上。

（4）补矫手术的方法包括表层激光角膜屈光手术（如 PRK、LASEK 和 Trans-PRK）和板层激光角膜屈光手术（如 LASIK 和 SBK）。两种手术比较：①安全性：表层激光角膜屈光手术操作简单，对角膜和眼球不施加压力，因此创伤小，较为安全；板层激光角膜屈光手术需要再次制作角膜瓣，由于角膜原有瘢痕形态和条数差异，因此制作一个光滑完整的角膜瓣存在风险。②稳定性：板层激光角膜屈光手术术后屈光状态稳定性好于表层激光角膜屈光手术。③有效性：板层激光角膜屈光手术后视觉质量和视力优于表层激光角膜屈光手术。④主要并发症：表层激光角膜屈光手术出现角膜上皮瓣下雾状混浊（haze）（图 7-4）的比例较高，术后眼局部需要长期（3 个月）点糖皮质激素滴眼液，存在发生激素性并发症可能；板层激光角膜屈光手术主要是角膜瓣的并发症，特别是碎瓣、不完整瓣，甚至有角膜瘢痕裂开的可能，需要比常规板层激光角膜屈光手术操作更加慎重。目前，国内外一致认为不建议飞秒激光制作 RK 后的角膜瓣。

4. 切口破裂　角膜切口破裂是最严重的并发症，主要为眼球受外力冲击损伤引起，需立即抢救。预防主要在于术后应避免对抗性较强的剧烈活动，如拳击、足球、篮球等，必要时早期戴眼罩保护。

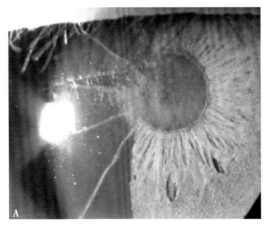
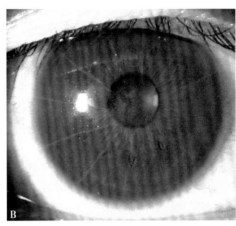

图 7-4 放射状角膜切开术后再次 PRK 手术 haze 示意图

A. PRK 术前；B. PRK 术后

5. 眩光和敏感度下降 眩光（glare）是指视野中由于不适宜亮度分布，或在空间或时间上存在极端的亮度对比，以致引起视觉不舒适和降低物体可见度的视觉条件。视野内产生人眼无法适应之光亮感觉，可能引起厌恶、不舒服甚或一时丧失明视度。在视野中某一局部地方出现过高的亮度或前后发生过大的亮度变化，由于术后角膜周边瘢痕程度不一致，病人在夜间此种症状较为明显。RK 后在明视觉高频率条件下对比敏感度下降，主要见于瞳孔较大、角膜透明区较小和术后早期病人，一般尚在正常范围。在暗视觉下，对比敏感度下降较多。对比敏感度下降与术后角膜像差增加有关，一般 6 个月后逐渐恢复正常。

六、术后随访、影响因素和转归

RK 术后要定期进行随访复查，一般为术后第 1 天、1 周、2 周、1 个月、3 个月、6 个月、12 个月以及 2 年随访，以了解手术的恢复情况，及时处理并发症。随访复查项目包括病人主观症状、角膜情况、屈光状态和视功能等。

1. 眼刺激症状 术后 1～2 天疼痛较明显，可以服用止痛片缓解，个别严重者可持续4～5 天。术后畏光一般持续数周，主要与切口处上皮损伤、基质水肿以及炎症等有关。点用抗生素滴眼液和糖皮质激素滴眼液后将逐渐好转，同时戴墨镜可以减轻症状。

2. 角膜情况 角膜切口处上皮在术后 1～2 天内完全愈合，角膜水肿则可持续数周，以后逐渐消退。放射状角膜切口瘢痕则一直存在。

3. 屈光状态 放射状角膜切开术后屈光状态的变化趋势一般是术后早期出现轻度的过矫，这是因为早期角膜水肿和切口本身的作用使切口裂隙较大，中央角膜暂时变平较明显所致。随着角膜水肿的消退和切口瘢痕的形成，中央角膜变平减弱，屈光状态向近视"漂移"，作用大的出现近视欠矫（>-1.00D），发生率在放射状角膜切开术中超过 20%，其原因还和本身角膜扁平、眼压低、光学区大和切口深度不够等有关。术后过矫（>+1.00D）发生率文献报道差异很大，低至 0.8%，高达 20% 以上，主要与手术操作问题、个体差异和角膜结构特点不同有关。

美国的 PERK 研究还显示，约 20% 的病人术后几年出现屈光状态向远视"漂移"现象。术后早期屈光状态还存在波动现象，主要与眼压的波动有关，术后 6 个月～1 年以后屈光状态才趋稳定。此外，放射状角膜切开术后散光的变化也是个焦点，它与下列因素有关：原有散光未完全矫正致残留散光；手术引起新的散光，有报道发生率达 34%；不规则散光，为角膜表面粗糙不平所致。

4. 视力 放射状角膜切开术后视力的变化趋势与屈光状态的变化趋势有一定关联性。

笔记

术后早期由于屈光状态暂时过矫,病人视力不满意,尤其看近物不清和阅读疲劳甚至困难,即存在"早花"现象。随后视力随屈光状态恢复正常而提高,如果出现近视欠矫,视力会持续下降。此外,在几年内特别是在术后 6 个月～1 年以内,许多病人有视力波动现象,欠矫者,晨间视力好;正视及过矫者日间视力较好。视力波动现象可能与正常的眼压波动、角膜组织完整性、角膜厚度变化以及眼睑的持续压迫等有关。角膜切口愈合稳定后,视力波动现象即可消失。

5. 眩光 放射状角膜切开术后许多病人既有光晕样眩光,也有光散射眩光,它多发生在夜间视物时,术后早期最明显,一般持续数周～数月。它由角膜水肿、眼压波动、低照明条件下瞳孔放大、放射状角膜瘢痕形成以及不规则散光所致,切口数多且光学区小者眩光更为明显,严重者可能难以消退。

6. 角膜敏感度 放射状角膜切开术后角膜敏感度在早期呈下降趋势,最明显部位在联合散光治疗的横切口处。术后 6 个月～1 年后逐渐恢复。

(李　莹)

第二节　角膜胶原交联术

一、概述

角膜胶原交联术(corneal collagen cross-linking,C3R,CXL)是近年来兴起的一种治疗原发或继发性角膜膨隆、感染性角膜炎及大泡性角膜病变等角膜疾病的新疗法。它应用光化学原理来增加角膜强度,阻止角膜病变进展而现已被广泛应用于临床。

早在 1978 年,Cannon 和 Foster 就提出,角膜胶原之间交联的异常可能是导致圆锥角膜的原因。但直到 2003 年才由 Wollensak 报告将角膜胶原交联用于治疗圆锥角膜。2004 年,Wollensak 和 Spoerl 又提出运用巩膜交联可以治疗病理性近视,开辟了胶原交联技术在眼科治疗的新领域。大量研究表明,通过角膜胶原交联治疗后,角膜强度增加,形态稳定,可有效阻止或延缓角膜膨隆的发展。近些年来,这一治疗技术在欧洲国家得到广泛开展。同时在传统角膜交联术的基础上,出现了高能量加速角膜交联技术、电离导入核黄素跨上皮胶原交联以及联合角膜屈光手术等方法。动物实验表明,经交联治疗后,角膜胶原纤维直径比术前加粗,且在前部角膜基质表现更为显著,抵抗胃蛋白酶、胰蛋白酶及胶原酶消化作用的能力大大增加,同时角膜基质细胞和上皮细胞凋亡数量也增加。

二、手术机制

角膜基质主要由大量规则排列的胶原纤维组成,正常情况下,这些胶原纤维与相邻胶原之间存在着相互连接,为角膜基质提供一定的机械强度。而在角膜膨隆的病人中,胶原间的相互连接减少,角膜机械强度减弱。角膜胶原交联术可增加胶原间的相互连接,从而达到增强角膜强度的目的。

角膜胶原交联术利用核黄素(维生素 B_2)作为光敏剂,在紫外线作用下产生单线态氧(singlet oxygen,$1O_2$)和活性氧(reactive oxygen species,ROS),诱导胶原纤维的氨基之间发生化学交联反应,进而增加角膜机械强度、滞后量、阻力因子等生物力学特性。此外,胶原交联还可增加胶原纤维的直径、提高角膜对多种降解酶的抵抗作用。

角膜胶原交联术包括两个步骤,第一是核黄素渗透到角膜胶原内;第二是紫外线照射治疗。为使核黄素有效渗透,一般情况下去除中央部分角膜上皮。紫外线有效照射,避免局部辐照过强导致组织损伤或辐照过低而降低疗效。在标准治疗程序下,约 90% 紫外线能

笔记

量被角膜前部400μm的组织所吸收，使浅层300μm的角膜硬度增加。

角膜胶原交联术引起的眼组织反应还包括术后早期的角膜基质水肿、浅部神经损伤、角膜细胞形态和分布改变，甚至少量内皮细胞损伤。神经损伤通常引起角膜知觉下降，需0.5～1年方可恢复正常水平。

三、适应证和禁忌证

（一）适应证

1. 原发或继发性圆锥角膜　早中期原发性圆锥角膜，角膜厚度大于400μm，角膜无瘢痕，以及角膜屈光手术后继发性圆锥角膜是临床上最常见的手术适应证。

2. 感染性角膜炎（真菌、细菌、阿米巴等）。

3. 大泡性角膜病变。

4. 透明性角膜边缘变性。

5. 联合角膜屈光手术。

6. 其他。

（二）禁忌证

1. 角膜厚度最薄点低于400μm　因紫外线可导致角膜内皮细胞及其他眼内组织损伤，因此不宜按标准程序行角膜胶原交联术。可在术中应用低张溶液使角膜水肿，达到正常厚度后再进行交联治疗。

2. 疱疹性角膜炎既往史　紫外线可能激活病毒，导致病毒复发或角膜基质溶解。

3. 活动性眼部炎症。

4. 严重眼表病变（如干眼等）。

5. 中央角膜白斑　由于视力受白斑影响为主，交联治疗并不能提高矫正视力。

6. 自身免疫性疾病。

四、手术方法

角膜胶原交联术的经典方法（去上皮法）：

手术前检查角膜交联治疗仪的能量和光斑是否符合要求。

1. 滴表面麻醉药，刮除中央直径约8mm范围的角膜上皮。

2. 滴0.1%核黄素液（含20%右旋糖酐），每3分钟滴一次，共30分钟（或更久），应在裂隙灯下用钴蓝色光观察，以确定核黄素已进入前房。

3. 交联治疗仪紫外光源距角膜1～5cm照射角膜中央30分钟（波长370nm，辐照度3mW/cm^2），照射过程中每3分钟滴上述0.1%核黄素液一次。

4. 治疗结束后滴抗生素眼药水，戴绷带型角膜接触镜。

经典方法耗时较长（单眼治疗约1小时，双眼治疗约1.5小时），并发症发生几率高。近年来多项研究对上述方法进行了改良，例如加大核黄素液的浓度以缩短总治疗时间，跨上皮角膜交联，角膜层间核黄素导入以及增加激光照射能量以缩短照射时间（比如能量为10mW/cm^2，照射时间为9分钟）等。

2004年，美国的Boxer-Wechler和意大利的Pinelli提出了保留角膜上皮的方法，第一步用丁卡因破坏角膜上皮细胞间的紧密连接，其余步骤同经典方法。2014年，Bikbova和Bikbov采用离子导入核黄素跨角膜上皮交联治疗圆锥角膜取得了良好的临床疗效。保留上皮术后病人舒适度较经典去上皮法有所提高，且减少了上皮除去所带来的并发症（比如感染、上皮延缓愈合、haze等）。除跨角膜上皮或去除角膜上皮导入核黄素外，近年来又出现直接将核黄素引入角膜基质的方法，比如角膜基质环植入术隧道内注入核黄素、LASIK

二维码7-1
动画　角膜
胶原交联术

二维码7-2
视频　角膜
胶原交联术

笔记

术后圆锥角膜病人掀开角膜瓣后角膜基质和瓣浸润核黄素以及小切口切开角膜,虹膜恢复器分离角膜层间后注入核黄素、SMILE 手术后基质囊袋内注入核黄素等,核黄素浸泡时间与紫外线照射方法同经典方法。

五、手术并发症及预防和处理

角膜胶原交联术问世虽已近 15 年时间,但其长期并发症仍不十分明确。文献中报告的并发症包括:

1. 术后角膜刺激症状 包括异物感、畏光、流泪和程度不定的术眼疼痛。规范术中操作、改进手术方法、配戴绷带式角膜接触镜、术前术后使用非甾体类滴眼液可以减轻术后角膜刺激症状。

2. 角膜基质水肿 发生率约 70%,为暂时性,角膜上皮愈合后在数周内逐渐消退。

3. 角膜上皮愈合不良 多见于有眼表疾病和特应性疾病(如结缔组织病、自身免疫性疾病等)。羊膜遮盖有助于促进上皮愈合。

4. 角膜雾状混浊 术后早期几乎所有病人都可见不同程度角膜雾状混浊,多数在一年内逐渐消退。圆锥角膜的严重程度(3～4 期)、角膜厚度(<420μm)及角膜曲率最大 K 值(>55.0D)是 CXL 术后出现 haze 的危险因素。

5. 无菌性角膜浸润和角膜融解 糖皮质激素治疗有效,可用地塞米松滴眼液,每天 4 次,角膜浸润多于四周内消退。

6. 弥漫性层间角膜炎(DLK) 可见于 LASIK 术后的病人,频繁滴糖皮质激素滴眼液有效,必要时可做层间冲洗。

7. 感染 由于紫外线有杀菌作用,所以术中感染机会不大。因暴露角膜基质面积较大,术后早期预防性使用抗生素和密切随访十分重要。交联术后角膜细菌、真菌、病毒、棘阿米巴感染均有报道。

8. 术后角膜内皮细胞损伤 角膜厚度低于 400μm 是 CXL 术后发生角膜内皮损伤的重要因素,但并不是唯一的危险因素。角膜厚度低于 400μm 者可给予低渗溶液造成角膜肿胀,达到安全厚度后再行交联治疗,以减少角膜内皮细胞的损伤。

六、术后随访、影响因素与转归

术后戴角膜绷带式角膜接触镜至上皮愈合,在此期间应密切随访,防止感染的发生。滴抗生素和糖皮质激素滴眼液 1～2 周。术后早期疼痛明显可给予止痛药。若发现无菌性角膜浸润或严重的雾状水肿,适当延长糖皮质激素滴眼液使用时间。

圆锥角膜及联合角膜屈光手术病人跟踪随访,术后 7 天、1 个月、3 个月、6 个月、12 个月的裸眼视力、最佳矫正视力、屈光度(球镜度、柱镜度和等效球镜)、角膜上皮愈合时间、眼压等。定期行眼前节生物分析检查(包括角膜最薄点厚度、角膜前表面最大曲率值、角膜前、后表面高度等)、角膜生物力学特性检测(角膜滞后量、角膜阻力因子等)、眼前节相干光断层成像(OCT)(角膜厚度及角膜层间分界线的位置)、激光角膜共焦显微镜、角膜内皮镜等。

大量的临床研究显示角膜胶原交联术后 0.5～1 年,病人裸眼视力、最佳戴镜矫正视力、屈光度、角膜前表面最大曲率值及角膜前、后表面高度均有显著改善;角膜应力增强;角膜曲率相对稳定,该方法可有效阻止角膜膨隆的发展。Wollensak 和 Seiler 团队的临床研究证实角膜胶原交联术后,治疗眼的 K_{max} 值平均下降 2.01D,等效球镜平均下降 1.14D。若角膜膨隆继续发展,可再次行角膜胶原交联术、深板层角膜移植或穿透性角膜移植术。

针对感染性角膜疾病、大泡性角膜病变等,已有研究证实角膜胶原交联术有抑菌,促进

笔记

角膜上皮修复及溃疡的愈合；改善病人疼痛、畏光等不适的作用，但尚需大规模的前瞻性临床实验进行验证，观察远期效果。

七、联合手术

另有临床研究报道，角膜地形图引导下的 PRK 联合角膜胶原交联术、PRK 联合角膜基质环植入再联合角膜胶原交联术、眼内人工晶状体植入术联合角膜交联术、飞秒激光或角膜板层刀制瓣辅助的 LASIK 手术的同时联合角膜胶原交联等手术也相继开展，在临床上用于同时解决屈光问题和角膜膨隆问题方面均取得了很好的疗效。飞秒激光小切口基质透镜取出（SMILE）联合层间核黄素注入，再进行角膜胶原交联手术，对于早、中期的圆锥角膜也取得了良好的临床效果，时间和能量如同常规角膜交联手术。对于联合手术，先选择角膜胶原交联术还是角膜屈光手术，角膜胶原交联术联合何种角膜屈光手术，角膜屈光手术中准分子激光切削的参数及紫外线照射的参数等均有待进一步的临床研究。

（薛劲松）

第三节　角膜基质环植入术

一、概述

角膜基质环（intrastromal corneal ring segments，ICRS）植入术属于角膜屈光手术。1978 年，Reynolds 首先提出通过在角膜旁中央区制作一个放射状切口并植入基质环以重塑角膜形状的概念。第一代 ICRS 的设计为 360° 的圆环，之后改进为一对 150° 弧长的基质环片段，材料为聚甲基丙烯酸甲酯（polymethyl methacrylate，PMMA）。该治疗方法于 1999 年通过美国 FDA 认证，获准应用于临床，最初应用于矫治中、低度近视。2004 年，美国 FDA 批准 ICRS 用于矫正圆锥角膜引起的近视及散光，尤其适用于那些无法用框架眼镜或是角膜接触镜矫正的圆锥角膜病人。ICRS 能使这些病人的视功能得以一定程度的维持并延缓接受角膜移植的时间。ICRS 还可用于治疗 LASIK 术后角膜膨隆，能降低这些病人的近视度数并提高裸眼视力，但是长期的临床疗效有待进一步的研究证实。

二、手术机制

ICRS 植入术的原理是通过在旁中央区的角膜层间 2/3 深度植入由 PMMA 材料制成的一对半环或一个圆环使该区角膜局部隆起，使角膜中央区变扁平，屈光力减弱，从而达到矫正近视的目的。

角膜基质环作为一个被动的空间元素，在植入旁中央角膜实质层后，使角膜层间分离，缩短了角膜前表面的弧长。屈光矫正的效应与基质环厚度直接相关。角膜弧长缩短的净效应使中央角膜变平从而矫正了近视。当环厚度增加，角膜层间分离也加大使中央角膜变得更平从而使近视的矫正量也随之增加。

这种效应可以通过下面简单的实验看到：在两张纸间插入一支铅笔，就看到上层纸的缩短效应（图 7-5）。

同理，在旁中央角膜实质层中植入基质环后，前表面的角膜弧长缩短。下面的示意图进一步说明了这个效应（图 7-6）。

环的厚度与角膜中央变平量之间有一近似线性的关系。环厚度每增加 0.05mm 可以增加 0.75D 的矫正效果。表 7-2 是环的厚度与矫正屈光力的换算表。

笔记

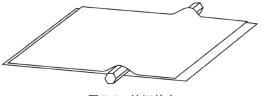

图 7-5　缩短效应

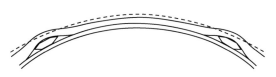

图 7-6　角膜前表面弧长缩短示意图

表 7-2　环厚度与矫正屈光力的换算表

环厚度（mm）	预期矫正（D）	推荐范围（D）
0.210	−0.75	−0.500～−0.875
0.230	−1.00	−1.000～−1.125
0.250	−1.30	−1.250～−0.500
0.275	−1.70	−1.625～−1.750
0.300	−2.00	−1.875～−2.125
0.325	−2.30	−2.250～−2.500
0.350	−2.70	−2.625～−2.750
0.375	−3.00	−2.875～−3.125
0.400	−3.40	−3.250～−3.500
0.425	−3.70	−3.625～−3.875
0.450	−4.10	−4.000～−4.250

上述换算表仅为指导作用，矫正效果与环厚度有关，有研究表明，对于中低度近视病人，植入 0.35mm 以下厚度基质环的预期结果比 0.35mm 厚度基质环要更佳。同时矫正效果也与环曲率半径有关，半径越小，矫正量越大。此外，矫正效果满意度也受到病人的年龄、职业、期望值等的影响。

三、手术方法

手术步骤：

1. 消毒铺巾，局麻。

2. 角膜中央标记　11mm 直径的定位器置于角膜缘，轻压定位器在角膜中央留下凹痕，标记笔在 Sinskey 钩的钝头上涂上甲紫，在角膜几何中心做标记。

3. 手术切口和隧道标记　标记笔在切口和隧道标记器与角膜接触的面涂上甲紫，切口标记置于角膜 12 点钟位置，中心与角膜上已有标记的几何中心重合，把标记器轻轻与角膜接触，做好基质环和角膜 12 点放射状切口位置的标记，移开标记器。注意观察标记周边离角膜缘至少有 1mm 以保证隧道不达角膜缘，如果标记的任一处过于靠近角膜缘，则必须重新定位角膜几何中心，整个手术过程参照新的几何中心（图 7-7A）。

4. 测量切口处角膜厚度　在放射状切口标记处用超声测厚仪测量角膜厚度。

5. 制作切口　确认钻石刀长度设在切口处角膜厚度超声测量值的 68%（或者不超过 0.41mm），切口长度与放射状切口标记长度相当（图 7-7B）。

6. 制作隧道口　基质分离器头端朝向角膜中心，垂直插到切口底部，保持分离器与切口底部接触并向一侧旋转分离器手柄直到分离器头与角膜板层平行，进行角膜层间钝性分离，制成的隧道口宽度与切口长度一致。将分离器头转向另一侧以同样的方式分离，两侧的隧道口要保证在角膜同一层面。分离完成后插入隧道引导器（图 7-7C）。

笔记

7. 放置负压吸引环 将负压吸引环放置在角膜缘,定位由套入负压环内圈的切口和隧道标记器确定。标记器中央孔应与角膜中心标记吻合,启动负压吸引,负压吸引环轻压眼球以保持固定位置,移开负压环内圈的切口和隧道标记器(图7-7D)。

8. 制作隧道 维持负压环的位置和吸引力,在环的内圈中套入顺时针的隧道分离器,使分离器的头端到达离切口约1~2个钟点的位置,插入顺时针隧道引导器,进入隧道内1mm,旋转隧道分离器使其头部顺势通过引导器后面进入隧道内1~2mm后暂停,退出引导器,再继续旋转隧道分离器,分离角膜层间直至接近下方角膜6点钟位置,回旋分离器退出隧道。用同样的方法制作另一侧逆时针隧道(图7-7E)。

9. 植入基质环 手持角膜基质环植入镊,前端与角膜基质环放置盒的平面垂直,镊子轻轻地夹住角膜基质环中段的内外两侧,环体卡入镊子头端的凹槽时即可夹出角膜基质环。根据盒子上的箭头提示把环的一端插入左侧或右侧的隧道口中。然后逐渐调整镊子的位置直至环全部植入隧道。用镊子或Sinskey钩把环调整到正确的位置,环的外缘应与隧道标记器的标记一致。重复上述操作植入另一段基质环。用平衡液冲洗切口处的碎屑(图7-7F)。

10. 缝合切口 轻轻抚平切口,使切口边缘相互靠近,如果切口闭合不佳,可用11-0或10-0尼龙缝线缝合,缝合的深度要达到切口的深度,线结埋入角膜。

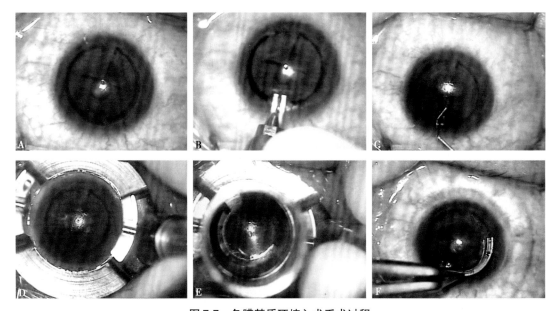

图7-7 角膜基质环植入术手术过程

A. 做角膜切口和隧道标记;B. 制作角膜切口;C. 制作角膜隧道切口;D. 负压吸引;E. 制作角膜层间隧道;F. 植入基质环

四、适应证和禁忌证

(一)适应证

1. 进展性圆锥角膜。

2. 无法耐受角膜接触镜。

3. 角膜激光切削术后的角膜扩张。

4. 角膜放射状切开术后的角膜形态不规则。

5. 穿透性角膜移植术后的角膜形态不规则。

6. 透明边缘角膜变性。

7. 角膜外伤后的形态不规则。

笔记

8. 角膜厚度较薄的近视或散光。

矫正近视的适应证：

1. 年龄 > 21 岁。

2. 等效球镜度在 −5.00D 以内（散光在 −1.00D 之内）。

3. 角膜曲率在 40～49D 之间。

4. 中央角膜厚度 > 480μm 及周边角膜厚度 > 570μm。

5. 有接受屈光手术的主观愿望。

6. 屈光度数稳定，近一年内近视度数改变不超过 0.50D。

治疗圆锥角膜的适应证：

1. 视力进行性损害，无法通过框架眼镜或是角膜接触镜矫正获得有效的视力，影响日常生活的病人。

2. 年龄 ≥21 岁。

3. 中央角膜透明。

4. 预计植入角膜基质环处的角膜厚度 ≥450μm。

5. 除了角膜移植无其他方法能提高视力。

有文献提示对于 LASIK 术后的角膜扩张，当视力进行性下降超过 2 行及以上且分级为 4 级的病人适合植入 ICRS，而无视力损害且分级为 1 级的病人不推荐植入 ICRS。

（二）禁忌证（有以下任一情况者）

1. 眼压 > 21mmHg。

2. 角膜平均曲率 > 75D。

3. 有内眼手术史。

4. 严重的眼部外伤史。

5. 复发性角膜上皮糜烂。

6. 角膜营养不良。

7. 角膜移植术后角膜植片偏心。

8. 葡萄膜炎。

9. 糖尿病视网膜病变。

10. 自身免疫性疾病或严重过敏体质。

11. 局部或全身有活动性感染。

12. 孕妇或是哺乳期女性。

13. 心理不健康，过分关注机体不适者。

五、术前检查

1. 视力检查。

2. 显性验光和睫状肌麻痹验光确定屈光状态。

3. 暗室瞳孔直径。

4. 排除任何晶状体的硬化和混浊。

5. 裂隙灯下仔细检查排除角膜的不规则和其他异常。

6. 散瞳下用直接或者间接检眼镜检查评估视神经和眼底。

7. 眼压测量。

8. 角膜地形图检查。

病人检查应该在术前 30 天内完成。配戴软性角膜接触镜术前至少停戴 2 周，配戴硬性透气性角膜接触镜（RGP）至少停戴 4 周。

笔记

六、术后处理

术后透明眼罩遮盖,点滴抗生素和糖皮质激素滴眼液及人工泪液,一天4次,连续7天。

七、手术并发症及预防和处理

1. 角膜上皮缺损 范围小于2mm×2mm者,一般在术后一天愈合;范围大于2mm×2mm者,可能发生丝状角膜炎,可采用清创术、高渗盐水(5%氯化钠盐水)或者绷带式角膜接触镜。

2. 角膜感染 如果进展缓慢,应局部和全身用广谱抗菌药物,如不能控制则要考虑取出基质环。及时发现,诊断和治疗,可以避免严重的并发症和后遗症。

3. 散光 散光超过1.00D,要寻找散光的原因,如因缝线过紧诱发的散光,当缝线拆除后,散光将随时间而逐渐消失。

4. 角膜变薄 角膜基质环植入过浅的病人可出现,通常是深度少于30%。一旦发现角膜基质环植入过浅必须尽快取出,可重新制作隧道,植入角膜基质环。

5. 角膜基质环偏心 包括垂直和水平偏心。垂直偏心与术中中心标记不清、隧道不完全、角膜基质环未植入到位、术后病人用力揉眼和基质环在隧道内移位等有关。水平偏心与角膜基质隧道偏心,负压吸引环放置位置不正确或者制作隧道时负压吸引中断、病人用力揉眼、上方隧道过大致环在隧道内移位等有关。垂直和水平偏心都可以取环后重新定位植入。

6. 眩光和星芒 与病人瞳孔直径偏大、角膜基质环偏心等有关。部分病人随时间推移症状自然消除,长期无法消除者取出基质环。

7. 角膜沉淀物 基质环孔处沉淀物,一般术后3~6周出现,位于角膜基质环上端的孔内出现乳白色物质,成分是蛋白聚糖、胶原和角质纤维等。隧道内的沉淀物,一般在术后3~12个月出现。由于沉淀物不位于角膜中央区,因此不影响视力。

8. 角膜血管翳 与术前配戴接触镜、切口过大累及角膜缘血管、切口愈合不良等有关。可以局部用激素类药物,如果不能阻止,可考虑用激光治疗。

9. 欠矫或过矫 可以根据病人的屈光状态,更换更薄的或者更厚的环。

八、基质环取出和更换

(一)适应证

1. 病人术后随访3个月以上,不满意裸眼视力或屈光状态。

2. 睫状肌麻痹验光等效球镜度与预期矫正相差±1.00D。

3. 显性验光等效球镜稳定。

(二)操作步骤

1. 消毒铺巾,局麻。

2. 如果基质环植入时间短,可用Sinskey钩或其他类似器械分开原切口。

3. 钻石刀调整到术前在裂隙灯或者光学检查厚度相应的深度。作一1.8mm长的切口(切口的位置必须尽量接近原切口的位置),通过角膜上皮和实质达角膜基质环深度的水平。

4. 用基质分离器、Sinskey钩再次制作隧道口暴露原来的隧道接近基质环的上端。

5. 用Sinskey钩清理整个基质环周围的碎屑和长入的纤维。把Sinskey钩插入基质环上端的孔中,从角膜隧道切线方向拉出基质环。

如果上述方法不成功推荐使用下面的方法:

1. 轻轻按摩角膜表面使基质环与周围组织分离。

2. 持续的牵拉基质环使其与周围组织分离。

3. 钝性的器械或Sinskey钩探入隧道,沿着基质环的周围使角膜组织与角膜基质环相分离。

笔记

4．上述方法仍未能奏效，最后的一种方法是在切口附近再做一个切口或在环的下端下方做切口，从下方切口来帮助取出角膜基质环。

5．在隧道内转动角膜基质环使其上端到切口位置。用角膜基质环镊子夹住环从切口位置取出。清洗隧道和切口内碎屑。

如果需要植入新的角膜基质环，继续前述的植入步骤。如果不植入，则缝合切口。

九、飞秒激光辅助基质环植入

角膜基质环植入过程中手工制作角膜隧道容易出现角膜上皮缺损、穿孔、基质环植入过浅或脱出等并发症。飞秒激光能够实现高精度的角膜切割，可以精准控制 ICRS 植入中隧道的制作。与手工制作隧道相比，飞秒激光切割得更加均匀，ICRS 植入后更加稳定。同时飞秒激光创伤较小，并发症更少，病人术中不适感更轻且术后恢复更快。而在视力和屈光结果上，飞秒激光辅助与常规手工制作隧道这两种方法并无差异。尽管飞秒激光辅助基质环植入术总体并发症更低，但也存在环移位与脱出的缺点。

总之，与传统的手工制作隧道相比，飞秒激光制作隧道的学习曲线更短，切割更精准，隧道深度均匀，理论上术后对屈光结果的预测性和视觉质量应该更佳，但仍需要进一步的研究支持。

十、联合手术

高度屈光不正的病人在植入基质环后，角膜形态变得更规则，但残留的屈光不正需要联合其他方法来矫正。常见的有框架眼镜或角膜接触镜。但并非所有病人都能耐受角膜接触镜，他们更愿意通过手术方式来矫正，如有晶状体眼人工晶体植入术，尤其适用于 ICRS 后残留高度屈光不正的病人，能较好地恢复视力。同时，环曲面（toric）有晶状体眼人工晶状体可以有效矫正高度散光。

角膜胶原交联术（corneal collagen cross-linking，CXL）是另一项手术选择。CXL 与 ICRS 不同的是，ICRS 能较好地改善角膜的不规则散光，而 CXL 可以使角膜硬度提高 4.5 倍，同时增加胶原纤维的直径，从而更好地长期控制圆锥角膜的进展。相比单独植入 ICRS，ICRS 植入联合 CXL 能更有效的降低角膜陡轴和平均 K 值。其中的机制可能是简单的累加效应，也有可能是在基质环区会积聚更多的核黄素，从而该区的交联效果会得到增强。Coskunseven 等探索了用 ICRS 植入和紫外线 / 核黄素 CXL 治疗圆锥角膜的先后顺序及其疗效，结果发现 ICRS 植入后行 CXL 较 CXL 后行 ICRS 植入更能改善圆锥角膜的病情，其原因在于 CXL 术后角膜会变得更硬，更难被 ICRS 变平。因此，如果要联合两种方法，应先行 ICRS 植入，后行 CXL。也有研究者在同一天进行 ICRS 植入并行 CXL 术，发现单独的 ICRS 和联合 CXL 的 ICRS 治疗 LASIK 术后的角膜扩张均是安全有效的，但两者孰优孰劣需要进一步研究证实。

（王勤美）

第四节　其他角膜屈光手术

一、角膜松解切开术

（一）手术原理

150 多年前，Graefe 最早描述了角膜切开对散光的影响，而 1890 年 Lans 等提出角膜松解切开术（corneal relaxing incision，CRI），又称为散光性角膜切开术（astigmatic keratotomy，AK）。手术原理是根据"弹性半球原理"，在角膜曲率陡的径线上切开角膜实质层后，该径线

笔记

角膜曲率变平,而与其垂直径线的曲率相应变陡,称为"偶联效应"(coupling effect)。手术径线屈光力下降的量和与之垂直径线屈光力增加的量之比称为偶联比。如果偶联比为1,术后等值球镜不变。由于 AK 简单、安全、有效,即使目前准分子激光手术成为主流角膜屈光手术,其仍有存在的价值。

手术效应与切口形式、深度、长度、光学区大小及病人年龄等相关。一般来说,光学区越小(即切口越靠近瞳孔中央)、切口越长、年龄越大,则偶联比越大,矫正效果越明显。AK 有许多不同的术式,如平行垂直切口、平行垂直合并放射状切口、横切口、弧形切口及斜方形切口等,临床常用的有横切口和弧形切口(图 7-8)。不同的切口设计所引起的偶联比不同,小于 3mm 的短横切口偶联比接近 1,而长的横切口偶联比约为 2∶1,可引起术后屈光度向远视方向漂移。弧形切口的偶联比接近 1,对术后等值球镜影响较小。实际临床应用中应根据病人具体情况作出设计,一般采用 6～8mm 光学区,切口深度为角膜厚度的 95%,长度不超过 60°。

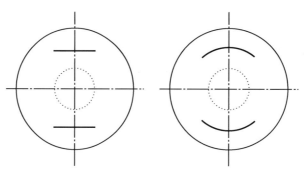

图 7-8　角膜松解切开术常用切口方式

随着飞秒激光在眼科临床的广泛运用,近年来开展飞秒激光辅助的白内障手术系统可以行散光性角膜缘松解术(limbal relaxing incision,LRI)治疗(图 7-9),术前将角膜曲率、最大曲率轴向、术源性散光大小及轴向等数据输入计算软件,进行 LRI 设定,包括切口的弧长、深度、轴位等,在前节 OCT 联合导航系统指引下,LRI 可以精确制作切口,与手工切口相比,LRI 更加准确、稳定,较少手术并发症。

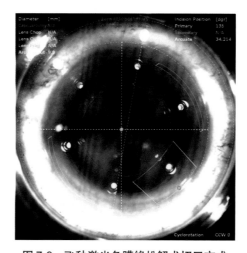

图 7-9　飞秒激光角膜缘松解术切口方式

(二)适应证

2.00～3.00D 以内的轻度散光。最常用于矫正穿透性角膜移植术后的角膜散光,但也用于矫正白内障术后和各种屈光手术后轻度角膜散光,或作为屈光白内障手术中对散光处理的必要步骤等。

笔记

（三）手术步骤

1. 根据合适的参数表（表7-3）设计手术方案。

2. 表面麻醉下进行手术。

3. 确定光学区 以视轴为中心，用环钻或光学区定位器在角膜上皮面作一浅压痕。

4. 确定散光轴 用手术角膜计确定散光轴，确定陡峭径线和平坦径线；根据所需矫正的散光度数以陡峭径线为中心用亚甲蓝标记所需切开角膜的长度。

5. 调整钻石刀 按所需切开的深度将钻石刀调好，切开深度应为角膜切开区域最薄处厚度的95%。

6. 用固定镊子或巩膜固定环固定眼球，按亚甲蓝标记线在陡峭径线角膜光学区两边各作一弧长为30°～90°的弧形切开。

7. 冲洗切口 用平衡液冲洗切口内上皮细胞、血液及纤维组织碎屑，以免术后创口愈合不良。

8. 戴绷带型角膜接触镜。

表 7-3 Lindstrom 弧形角膜松解切开术参数表

年龄（岁）	预期矫正度数（D）				
	45°×1* 30°×2	60°×1	90°×1 45°×2	60°×2	90°×2
20	0.80	1.20	1.60	2.40	3.20
30	1.00	1.50	2.00	3.00	4.00
40	1.20	1.80	2.40	3.60	4.80
50	1.40	2.10	2.80	4.20	5.60
60	1.60	2.40	3.20	4.80	6.40
70	1.80	2.70	3.60	5.40	7.20
75	1.90	2.85	3.80	5.70	7.60

注：* 切口的弧长及条数

光学区为7mm。偶联比为1:1

（四）并发症

AK手术并发症包括欠矫、过矫、角膜穿孔、不规则散光及角膜感染等。由于欠矫的处理远比过矫简单，在设计手术方案时应采取相对保守的原则。

二、角膜楔形切除术

（一）手术原理

该手术最早是于1894年由荷兰学者Lans提出的，手术方法是切除一条或一对新月性的楔形角膜组织，然后将伤口缝合，用于矫正角膜高度散光（图7-10）。其原理也是基于"弹性半球原理"，但与松解切开相反，角膜楔形切除术（wedge resection）缩短手术径线和半球半径，使该径线变陡，与之垂直的径线相应变平，其比例也是2:1。例如，切除宽度为0.1mm的楔形角膜组织，可产生手术径线上曲率增加0.67D，与之垂直的径线曲率减少0.33D。因此，切口位于角膜曲率扁平的径线。矫正效应取决于所切除楔形角膜的宽度。由于伤口缝合的张力很大，拆线必须至少在术后1～2年，否则会大大降低手术效应。由于这些缺点，临床上应用并不广泛。角膜楔形切除术后角膜变形较明显，视力恢复慢。

（二）适应证

主要用于治疗高于10D的角膜散光，特别是角膜移植术后或角膜外伤后的超高度散光。

笔记

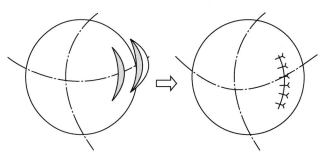

图 7-10   角膜楔形切除术

（三）手术方法

1．球后或球周麻醉，必要时作上、下直肌牵引缝线固定眼球。

2．以原角膜植片瘢痕为界或用光学区定位器确定光学区。

3．在角膜平坦径线光学区上，作一 90° 弧长的角膜切开，而后在光学区外作角膜组织的楔形切除，深度为所测角膜最薄处厚度的 95%，切除宽度由所需矫正的散光量决定。

4．用 10-0 尼龙线间断缝合角膜，缝合深度应达后弹力膜，在手术角膜计下调整缝合松紧度，使达到 1/3～1/2 的过矫。

（四）并发症

除欠矫、过矫外，术中还可能发生切穿角膜，但仍可继续手术。术后常见的并发症是切口裂开，多因缝合不良或过早拆线所致。

三、角膜磨镶术

（一）手术原理

角膜磨镶术（keratomileusis）由哥伦比亚学者 Barraquer 于 1963 年提出，用于高度近视、高度远视和无晶状体眼的治疗。手术方法是用微型角膜刀将前角膜基质切下一片可控厚度及可控直径的游离角膜片（治疗近视时，角膜片的直径为 7.25mm，厚度为 0.25～0.3mm；治疗远视时，角膜片的直径为 8.50～8.75mm，厚度为 0.40～0.45mm），而后将角膜片置于微型冷冻车床的冷盘上冷冻，按所需矫正的屈光状态将其切削成不同屈光度的凸镜或凹镜，再按原标记缝回角膜床（图 7-11）。

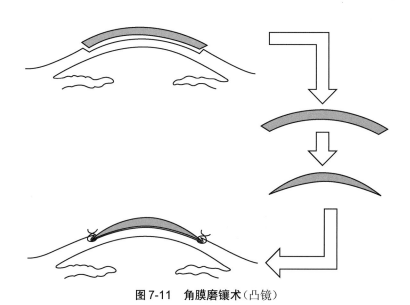

图 7-11   角膜磨镶术（凸镜）

笔记

角膜磨镶术尽管已经提出了几十年，但由于此项手术需要价格昂贵的微型冷冻车床和微型角膜刀，手术技术较复杂，具有一定的风险性，且术后恢复期长，手术结果也不尽如人意，世界上仅有少数几家医院开展此项手术。

（二）适应证

自体角膜磨镶术可用于治疗 −15.00D 以下的近视和治疗 +5.00～+12.00D 左右的远视或无晶状体眼，异体角膜磨镶术可矫正较大屈光力的近视或远视。对于伴有角膜中央浅层混浊的无晶状体眼病人，异体角膜磨镶术是一种安全、有效的手术方法。

（三）手术方法

1. 手术在局部麻醉下进行。

2. 在角膜中周部上皮面作一表浅的、放射状的刮痕，作为角膜组织片放回原位的标志。

3. 以视轴为中心，用气动固定环固定眼球。

4. 可控深度的微型角膜刀进行角膜切除术（矫正近视时，切除深度为 0.25～0.30mm，矫正远视时，切除深度为 0.40～0.45mm）。

5. 将所切除的板层角膜片置于微型冷冻车床的模盘上，按所需矫正的屈光不正度数切削加工角膜组织镜片。若为异体角膜磨镶术，则从供体眼上钻取与所切除患眼板层角膜片等大的全厚角膜，用微型冷冻车床切削成所需度数的角膜组织镜片。

6. 角膜组织镜片复温后，将它按原标记放回角膜床，间断缝合 8 针后，连续缝合角膜组织镜片于原位。

（四）并发症

欠矫及过矫、层间异物残留、上皮植入、上皮糜烂或溃疡、角膜组织镜片破损及偏中心等。

四、角膜层间镜片术

角膜层间镜片术（keratophakia）也由 Barraquer 提出，用于治疗高度远视和无晶状体眼的屈光不正患眼，该手术是用微型冷冻车床按所需矫正的屈光力切削出的异体角膜镜片（仅由角膜基质组成，直径约为 6.0mm，厚度为 0.2mm），植入受眼的角膜基质层内，达到矫正屈光不正的目的。与角膜磨镶术一样，由于其手术设备要求高，手术技术复杂而未能广泛开展。

角膜层间镜片术是在角膜基质内植入异质的镜片（图 7-12），通过改变总的角膜屈光指数和曲率，即植入比角膜基质屈光指数大的角膜基质内镜片达到改变角膜屈光状态的目的。镜片的制作材料的要求较高，应具有良好的组织相容、无毒、屈光指数大等特点。人们做过许多尝试，从早期的特殊玻璃、甲基丙烯酸甲酯和聚丙烯聚合物到目前研究出的聚偏氟乙

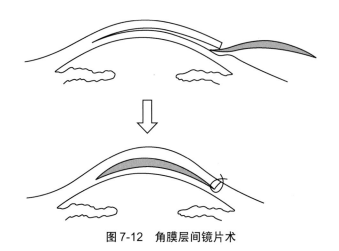

图 7-12 角膜层间镜片术

烯、水凝胶、亲水性丙烯酸等聚合材料。随着层间植入物的生物性能提高与手术技巧的不断改进，角膜层间镜片术取得了一定的进展。

近几年出现的聚偏氟乙烯小孔角膜嵌入环（corneal inlay）通过小孔成像原理，增加景深，提高近、中距离裸眼视力，单纯治疗或联合 LASIK 手术矫治老视，具有安全有效、可重复定位、可逆等优点，在临床上取得了良好的效果。自体角膜基质透镜植入术，创新性的应用飞秒激光 SMILE 模式去除病人近视眼中的角膜基质组织，植入远视眼的基质囊袋中，改变角膜中央曲率，增加角膜中央的屈光度，起到主动性矫正远视的作用，其安全性、手术准确性及可预测性有待进一步的临床研究观察。

五、角膜表面镜片术

（一）手术原理

角膜表面镜片术（epikeratophakia）由美国学者 Kaufman 于 1979 年提出，1980 年 Weiblin 等报道了用角膜表面镜片术治疗无晶状体眼的临床结果，以后相继有文献报道用角膜表面镜片术治疗近视、远视和圆锥角膜。角膜表面镜片术的手术方法是将供体角膜用微型冷冻车床切削加工成具有不同屈光力的凸镜、凹镜和平镜（凸镜的直径为 8.5mm，凹镜的直径为 8mm，平镜直径为 9mm），然后将所切削的角膜组织镜片移植于去除了上皮的受眼角膜上（图 7-13）。角膜表面镜片术是在角膜镜片术和角膜磨镶术的基础上发展起来的，它较前两种手术有更多的优点：①中央角膜不受侵犯，且手术时不需要使用微型角膜刀，使手术技术更为简单和安全；②角膜表面镜片易于去除，是一种可逆性的手术；③手术操作更为简单，不需要特殊的手术器械；④施行角膜表面镜片术易于掌握。

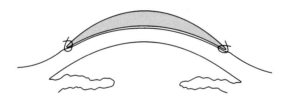

图 7-13　角膜表面镜片术（凸镜）

（二）适应证

随着人工晶状体手术技术的发展和成熟，角膜表面镜片术的适应证逐渐缩窄。目前此项手术的主要适应证是治疗早期圆锥角膜。

（三）禁忌证

1．严重眼干燥症、兔眼、眼睑闭合不全等影响角膜上皮愈合的眼病。

2．未能控制的青光眼，眼前部葡萄膜炎。

3．角膜内皮功能已接近引起大泡性角膜病变的临界值。

（四）手术方法

1．球后或球周麻醉。

2．利用显微镜同轴光源确定光学中心。

3．用浸有 40mg/ml 可卡因的棉片置于角膜表面 4～5 分钟，然后去除角膜上皮。

4．角膜环形板层切开。

5．沿环形角膜切开处向外作宽约 1mm 的板层分离。

6．缝合角膜表面镜片，并将镜片翼边嵌入。

（五）并发症

包括术中切穿角膜、术后角膜上皮化障碍、角膜上皮植入、翼边嵌入不良、欠矫、过矫及散光等。必要时可更换表面镜片。

笔记

六、原位角膜磨镶术

（一）手术原理

1986 年，Ruiz 报告了近视性原位角膜磨镶术（keratomileusis in situ），用于治疗高度近视。这种手术的要点是用微型角膜刀切削出一片游离角膜瓣后，在已暴露的角膜床的基质层进行第二次切削，切除部分角膜组织，然后再将游离角膜瓣缝回原位。通过控制第二次切削的面积和深度，获得不同的屈光矫正量。这种手术避免了角膜磨镶术中需将游离角膜片进行冷冻切削的问题，使病人的术后恢复期缩短，并且增加了所能矫正的近视度数。后来，Avalos 则发现游离角膜瓣可以不需缝合而复位，减少了手术源性角膜散光的发生，且缩短了手术时间。

在安全性、准确性和可预测性方面，原位角膜磨镶术仍然不是一种理想的手术。虽然1994 年 Ruiz 发明了自动板层角膜刀，提出了自动板层角膜成形术（automated lamellar keratoplasty，ALK），这种手术本质上也是一种原位角膜磨镶术，但由于手术设备的改进，使手术相对简单而安全。它的特点是切削出的角膜瓣非游离性，在鼻侧保留一个蒂，手术结束将角膜瓣复位时，不需缝合角膜瓣。

与传统的角膜磨镶术相比，ALK 是一种安全、有效的手术方法，但仍然存在可预测性较差和准确性不够理想的缺点，尤其在近视性 ALK 手术中，第二次切削时，难以准确地对准角膜光学中心，常导致手术源性散光。目前，这一术式已被激光原位角膜磨镶术（LASIK）所取代。

（二）适应证

自动板层角膜成形术可用于矫正 +1.50～+7.50D 的远视和 -2.00～-20.00D 的近视。散光低于 1.00D。

（三）手术方法（以 ALK 为例）

1. 近视性原位磨镶术

（1）表面麻醉下手术。

（2）作光学中心标记。

（3）用吸引环固定眼球，检查眼压应大于 65mmHg，防止吸引环松脱。

（4）湿润角膜表面，选用合适的角膜厚度板，制作带蒂角膜瓣。

（5）翻转角膜瓣后，根据近视度数，查表确定厚度板及切削直径，作第二次（光学性）切削。

（6）角膜瓣复位，用平衡盐溶液冲洗角膜层间，并确保角膜瓣无移位或扭曲。

2. 远视性原位角膜磨镶术　远视性原位角膜磨镶术较为简单，仅需根据所需矫正的屈光力查表确定角膜瓣的直径和厚度，对角膜作一次切削，而后将角膜瓣复位即可。由于眼压的作用，使切削区角膜向前突，产生矫正远视的作用。

（四）并发症

手术并发症包括矫正视力下降、欠矫、过矫、角膜瓣移位、脱失、屈光性切削偏中心、不规则散光、上皮植入和基质内表面混浊等。

（王　铮　薛劲松）

二维码 7-3
扫一扫，测一测

参 考 文 献

1. Cannon DJ，Foster CS. Collagen crosslinking in keratoconus. Investigative ophthalmology & visual science，1978，1（17）：63-65.

2. Hovakimyan M，Guthoff R，Knappe S，et al. Short-term corneal response to cross-linking in rabbit eyes assessed by in vivo confocal laser scanning microscopy and histology. Cornea，2011，30（2）：196-203.

笔记

3. Mencucci R，Marini M，Paladini I，et al. Effects of riboflavin/UVA corneal cross-linking on keratocytes and collagen fibres in human cornea. Clinical & experimental ophthalmology，2010，38（1）：49-56.

4. Varley GA，Huang D，Rapuano CJ，et al. LASIK for hyperopia, hyperopic astigmatism, and mixed astigmatism: a report by the American Academy of Ophthalmology. Ophthalmology，2004，111（8）：1604-1617.

5. Mita M，Waring GOt，Tomita M. High-irradiance accelerated collagen crosslinking for the treatment of keratoconus: six-month results. Journal of cataract and refractive surgery，2014，40（6）：1032-1040.

6. Vinciguerra P，Randleman JB，Romano V，et al. Transepithelial iontophoresis corneal collagen cross-linking for progressive keratoconus: initial clinical outcomes. Journal of refractive surgery（Thorofare，NJ：1995），2014，30（11）：746-753.

7. Theuring A，Spoerl E，Pillunat LE，et al. Corneal collagen cross-linking with riboflavin and ultraviolet-A light in progressive keratoconus. Results after 10-year follow-up. Der Ophthalmologe：Zeitschrift der Deutschen Ophthalmologischen Gesellschaft，2015，112（2）：140-147.

8. Galvis V，Tello A，Carreno NI，et al. Small-incision lenticule extraction and corneal collagen crosslinking in keratoconus. Journal of cataract and refractive surgery，2016，42（3）：506.

9. Graue-Hernandez EO，Pagano GL，Garcia-De la Rosa G，et al. Combined small-incision lenticule extraction and intrastromal corneal collagen crosslinking to treat mild keratoconus：Long-term follow-up. Journal of cataract and refractive surgery，2015，41（11）：2524-2532.

10. Rapuano CJ，Sugar A，Koch DD，et al. Intrastromal corneal ring segments for low myopia：a report by the American Academy of Ophthalmology. Ophthalmology，2001，108（10）：1922-1928.

11. Alió J，Salem T，Artola A，et al. Intracorneal rings to correct corneal ectasia after laser in situ keratomileusis. J Cataract Refract Surg，2002；28（9）：1568-1574.

12. Fleming JF，Wan WL，Schanzlin DJ. The theory of corneal curvature change with the Intrastromal Corneal Ring. CLAO J，1989，15（2）：146-150.

13. Assil KK，Barrett AM，Fouraker BD，et al. One-year results of the intrastromal corneal ring in nonfunctional human eyes. Intrastromal Corneal Ring Study Group. Arch Ophthalmol，1995，113（2）：159-167.

14. Brenner LF，Alió JL，Vega-Estrada A，et al. Indications for intrastromal corneal ring segments in ectasia after laser in situ keratomileusis. J Cataract Refract Surg，2012，38（12）：2117-2124.

15. Ruckhofer J，Stoiber J，Alzner E，Grabner G，Multicenter European Corneal Correction Assessment Study G. One year results of European Multicenter Study of intrastromal corneal ring segments. Part 2：complications, visual symptoms，and patient satisfaction. J Cataract Refract Surg，2001，27（2）：287-296.

16. Kubaloglu A，Sari ES，Cinar Y，et al. Comparison of mechanical and femtosecond laser tunnel creation for intrastromal corneal ring segment implantation in keratoconus：prospective randomized clinical trial. J Cataract Refract Surg，2010，36（9）：1556-1561.

17. Ratkay-Traub I，Ferincz IE，Juhasz T，et al. First clinical results with the femtosecond neodynium-glass laser in refractive surgery. J Refract Surg，2003，19（2）：94-103.

18. Pinero DP，Alió JL. Intracorneal ring segments in ectatic corneal disease - a review. Clin Exp Ophthalmol，2010，38（2）：154-167.

19. Ucakhan OO，Kanpolat A，Ozdemir O. Contact lens fitting for keratoconus after Intacs placement. Eye Contact Lens，2006，32（2）：75-77.

第八章

屈光性晶状体置换术

本章学习要点

- 掌握：屈光性晶状体置换术的原理；白内障摘除联合人工晶状体植入术的适应证和禁忌证；飞秒白内障概念和三个步骤；飞秒白内障手术的并发症及处理原则。
- 熟悉：屈光性晶状体置换术与其他屈光手术的差异；合理选择屈光手术方法的原则；人工晶状体计算及选择；复杂病例人工晶状体屈光度数计算和选择；飞秒白内障手术机制；飞秒白内障手术的适应证与禁忌证。
- 了解：屈光性晶状体置换术的术中、术后并发症及其处理；飞秒白内障手术方法及手术步骤。

关键词 晶状体置换 高度近视 白内障 飞秒

第一节 白内障摘除与人工晶状体植入

一、白内障手术简史

尽管人们认识白内障已有几千年的历史，并探索了各种解决方法，但手术治疗仍是目前唯一有效的方法。白内障手术发展史，按手术方式的进步主要分为以下三个阶段。

第一阶段：白内障摘除术。第一例白内障手术可追溯至公元前 600 年出现的白内障针拨术，当时还没有足够的眼解剖知识作为指导，相关并发症很多，如：误伤眼内组织、刺破晶状体囊等。1753 年，在针拨术出现了 2000 多年后，诞生了第一例传统白内障囊外摘除术，该术式在初期暴露出许多问题，如皮质残留较多引起炎症反应及虹膜后粘连、瞳孔阻滞等。1760—1860 年间，出现了白内障囊内摘除术，即将整个晶状体取出眼外，该术式既可解除白内障对入眼光线的遮挡，又大大减少了因皮质残留而引起的并发症，因此在当时被广泛推广。但该术式由于不保留晶状体后囊，术后黄斑囊样水肿、视网膜脱离等并发症增多。20 世纪 80 年代，随着显微手术技术和闭合注吸系统的应用，白内障囊内摘除术逐步被现代白内障囊外摘除术所取代。在显微镜及辅助器械的帮助下，晶状体囊破裂、皮质残留等并发症大大减少，手术安全性显著提高。但是，以上白内障术式都仅仅是摘除混浊的晶状体，未植入晶状体的替代物，术后无晶状体眼处于高度远视状态，视觉效果很差。

第二阶段：现代白内障囊外摘除联合人工晶状体（intraocular lens，IOL）植入术。1949 年，Harold Ridley 首次为白内障摘除病人植入了 IOL，由此，IOL 设计和材料不断改进和发展。IOL 的诞生也极大地推动了现代白内障囊外摘除技术的应用与推广。由于 IOL 植入的位置与晶状体生理位置接近，手术后病人的视力得到了提高，但在该阶段，白内障手术切口较

笔记

173

大，宽约 12mm，术后散光大，所以该阶段手术目的仅仅是复明。

第三阶段：小切口白内障摘除联合 IOL 植入术。20 世纪 90 年代以后，随着白内障超声乳化技术的应用及 IOL 材料和设计的改良，白内障手术切口不断缩小，由 12mm 逐步缩小至 2～3mm，手术后散光小、视功能恢复快。为了减小超声乳化带来的眼部热损伤，近年来又相继出现激光乳化技术、飞秒激光辅助白内障摘除技术等，进一步提高了手术安全性。白内障病人也不再满足于术后看得见，更希望看得清楚、舒服、持久。临床及病人的需求不断推动新型 IOL 设计与开发，从硬质 IOL 向可折叠 IOL、从单焦点 IOL 向多焦点 / 可调节 IOL、从球面 IOL 向非球面 IOL、复曲面 IOL（Toric IOL）逐步过渡，显著改善了病人术后功能性视力，白内障手术因此也逐步从复明手术过渡到屈光性手术。

二、白内障手术如何实现从复明手术到屈光手术的转变

屈光手术是指通过手术方式改变眼的屈光状态，使病人达到相对满意的视觉效果。白内障摘除联合 IOL 植入技术发展至今，除具有消除眼球光学通路障碍的作用外，也明显具备了屈光手术的一般特征，即：安全性、有效性、准确性、稳定性及最小损害。

1. 安全性 白内障手术从肉眼下操作过渡到显微镜下操作，从 12mm 左右大切口缩小到 3mm 以下小切口甚至微切口，从有热损伤的传统超声乳化发展到无热损伤的冷超声乳化以及眼内黏弹剂的使用，最大限度地减少眼球的损伤，把手术并发症降到最少。

2. 有效性 白内障手术在解决复明问题的同时，也兼具矫正屈光不正的功效。通过 IOL 度数选择，可以矫正术前的近视、远视和散光；对于要求术后兼顾裸眼远、近视力的病人，可以选择多焦点或可调节 IOL，以保证在不影响远视力前提下，有效改善视近功能；对合并角膜散光者，根据其散光大小及轴向，通过选择角膜切口位置、联合角膜松解切开术、选择 Toric IOL 等方法来有效解决。在解决以上低阶像差的基础上，对已知合并较大角膜高阶像差（如球差）的病人（如既往曾行角膜屈光手术），或暗光下瞳孔直径较大的病人，选择非球面、消球差的 IOL，可有效降低高阶像差对视觉的影响，提高术后功能性视力。

3. 准确性 白内障术前对术眼眼轴长度、角膜曲率、前房深度等生物学指标的准确测量，以及选用合适的 IOL 计算公式，是为病人选择合适 IOL 类型及度数的先决条件。随着检查仪器的临床普及（如：IOL-Master、Pentacam、波前像差仪等），极大地提高了术前测量的准确性。此外，随着 IOL 计算公式的不断改良，人工智能的引入，有更多的公式可供选择，IOL 度数计算准确性有了很大提高。

4. 稳定性 现代小切口或微切口白内障手术由于手术时间短、创伤小，IOL 光学性能稳定，大多数病人术后 1～2 个月即达相对稳定的屈光状态。此外，居中的连续环形撕囊及 IOL 囊袋内植入也是保证术后屈光状态稳定性的关键因素之一。

5. 最小损害 在解决白内障的同时，将眼内其他解剖结构损害降至最低。缩小手术切口，如 2.0mm 以下角膜隧道切口，将角膜创伤降至最低；使用眼内黏弹剂和降低超声能量等，将眼内损伤降至最低；通过不需要注射的表面麻醉方法将病人痛苦降至最低，同时避免了因眼部注射带来的一系列并发症。

在病人对视觉质量期望值不断提高的情况下，白内障手术无论从技术、设备、耗材、IOL 材料及设计等方面均取得很大改进，该手术因此逐渐步入屈光手术范畴。

三、白内障手术的术前检查

常规术前检查包括全身检查和眼部检查。

1. 全身检查 目的主要是筛查严重心脑血管疾病、糖尿病、急慢性感染性疾病等。发现异常全身情况必要时应请相关科室会诊，以评估全身疾病对手术的影响。

笔记

2. 眼部检查 主要包括:

(1)裸眼视力及矫正视力、光定位及色觉。

(2)眼压。

(3)外眼检查:排除眼部及颜面部急慢性炎症、睑内翻、睑闭合不全等影响手术及术后恢复的疾病,应于白内障手术前先期解决以上疾病。

(4)内眼检查:包括裂隙灯、检眼镜检查,了解眼前后节情况,评估白内障混浊程度及其对视力的影响程度。

(5)眼部特殊检查:A超、B超、角膜曲率、角膜内皮计数是必查项目,为病人选择合适的IOL度数,并了解角膜内皮细胞功能及玻璃体、眼底情况;对于合并高度近视、黄斑疾病病人,建议采用IOL-Master测量眼轴长度,必要时与A超和B超结果对比,以保证IOL度数选择相对准确性,对角膜散光较大病人,应采用不同方法重新测量,如角膜地形图:Orbscan Ⅱ、Pentacam、Sirins等,以便指导手术方案设计。

四、白内障手术的适应证

随着观念的改变和技术的进步,白内障手术的适应证有逐步扩大趋势,而当白内障手术作为屈光手术进一步推广后,更理想的手术效果、更低的并发症发生率和更快捷舒适的手术过程,将进一步扩大该手术的适应证。

1. 各种类型白内障引起视力和(或)视功能下降,影响正常工作和生活时,即可进行手术。手术时机目前以矫正视力低于0.5时较合适。也可根据术者的技术水平和病人的要求综合考虑确定手术时机。

2. 为矫正屈光不正、屈光参差,需要摘除晶状体并植入IOL。

3. 因白内障引起其他并发症,如:晶状体源性青光眼,或白内障混浊程度影响其他眼病诊治时,如眼底疾病需行眼底血管造影或激光治疗时,可考虑先行白内障摘除术。

4. 美容原因 如部分患眼虽已无光感,但混浊晶状体导致白瞳,影响美容时可摘除白内障。

五、白内障摘除手术方法

(一)白内障囊内摘除术

白内障囊内摘除术(intracapsular cataract extraction,ICCE)是将晶状体完整摘除的手术方法。

该手术因手术切口大,玻璃体脱出、视网膜脱离等并发症发生率较高,且无后囊,无法行IOL囊袋内或睫状沟植入。因此该术式现已很少采用。

(二)白内障囊外摘除术

白内障囊外摘除术(extracapsular cataract extraction,ECCE)是将晶状体前囊膜(部分)、皮质和核摘除,保留晶状体囊袋的手术方法。

该手术保留了晶状体后囊,减少了对眼内结构的干扰和破坏,减少了玻璃体前移脱出、视网膜脱离和黄斑水肿等并发症,同时也避免了术后因玻璃体前移与角膜内皮接触所致的角膜内皮损伤,并为后房型IOL植入准备了条件。

(三)超声乳化白内障摘除术

超声乳化白内障摘除术(phacoemulsification)为囊外摘除术的一种。

该术式切口小,不需缝合,术源性角膜散光小,切口愈合快,视力恢复迅速。是目前最常用的白内障手术方式。

(四)"冷超声乳化"和微切口白内障摘除术

传统超声乳化(简称超乳)方式存在产热问题,对连续超乳时间较长者,超乳头产热会引起不同程度眼前节热损伤，如角膜切口灼伤引起切口闭合性差、散光大等。为解决如上问题，手术技术及设备上已有很大改进，如扭动超乳模式和高频脉冲超乳模式等均将超乳产热降到最低，故称为"冷超乳"。由于超乳头不产热或热量极低，不需要隔热套管，进水管被独立出来改为注水手柄，因而大大缩小了超乳头直径，也相应缩小了手术切口（可达2.0mm以下），意味着微切口白内障手术时代的到来。

（五）飞秒激光辅助白内障手术

飞秒激光在眼组织的切割与分离中具有精确性高的优点，已成功应用于屈光手术领域，近几年已在白内障手术领域开展。临床观察发现，飞秒激光可以完成角膜切口，有效控制截囊的大小、居中，并能将核分割成不同大小，最终使得超声乳化的能量尽可能少用或不用。这一技术的成功，预示着白内障手术将更加精准快捷安全，而高端人工晶状体植入后的效果也会更加理想。

六、人工晶状体植入术

白内障摘除术后的眼球称为无晶状体眼（aphakia）。无晶状体眼由于缺少晶状体而使眼的总屈光力减少，也即处于高度远视状态，需要植入一个适度的凸透镜才能恢复眼的正视状态。IOL的发明和眼内植入解决了无晶状体眼的屈光问题。

（一）人工晶状体的发展概况

从1949年11月Harold Ridley首次发明和植入了世界第一例IOL至今，IOL已经历了60多年，其间通过不断地克服IOL植入的两个主要问题——IOL偏位和后发性白内障，经过了6代的改进，从最早的Ridley后房型IOL，到第二代的早期前房型IOL，第三代虹膜支撑型IOL，再到后来的第四代新型前房IOL，以及随后的第五代J型襻后房型IOL、第六代C型襻IOL，IOL经历了"从后房至前房，再回到后房"的过程，而材料上，也历经了由最早的聚甲基丙烯酸甲酯（polymethyl methacrylate，PMMA）硬性IOL到如今的各种软性IOL，在此基础上又设计出了许多具有特殊功能的IOL，如：可调节IOL、多焦点IOL、非球面IOL、黄色IOL、变色IOL和矫正散光的Toric IOL等，每一次变革与改进都推动着白内障手术技术的发展。

（二）人工晶状体类型

虽然IOL的品种越来越多，但到目前为止，国际上仍无统一的IOL分类法。严格说，IOL只有两种固定方法：依靠葡萄膜（虹膜或睫状体）固定和囊袋内固定。但实际上，临床上主要将其分为前房角固定、虹膜固定、睫状沟固定和囊袋内固定。而按光学部分所在位置又可分为虹膜前型（前房型）、虹膜平面型和瞳孔后型（后房型）IOL。

1. 前房型人工晶状体 IOL完全位于虹膜前并由房角组织支撑者为前房型IOL（anterior chamber intraocular lens，AC IOL）。早期的AC IOL为闭合襻AC IOL（图8-1），20世纪80年代后期一种前房型IOL（弹性开放襻AC IOL）问世，其特征是IOL襻只有一端附于晶状体光学部，另一端呈游离状态（图8-2）。因继发大泡性角膜病变及青光眼，目前极少使用。

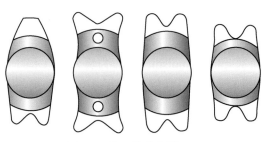

图8-1 第一代前房型IOL

笔记

2. 后房型人工晶状体　后房型 IOL 指以睫状沟或囊袋为支撑点的 IOL,它具有其他类型 IOL 无可比拟的优点,其中包括:最佳的生理位置;与角膜相距较远,故角膜内皮失代偿发生率明显降低;排除与虹膜受损伤相关的严重并发症;保存正常的生理性瞳孔等,是目前临床广泛使用的一种类型,常根据材料不同分为硬性 PMMA IOL 和软性折叠 IOL。

(1)PMMA 硬性人工晶状体:分一体式和三体式。

因 PMMA 硬性 IOL 需要大手术切口,目前已较少使用。

(2)软性可折叠人工晶状体:随着小切口超声乳化白内障手术的普及,应运而生的软性折叠 IOL 能够通过小切口(3mm 以下)植入眼内,材料的生物相容性更好,是目前 IOL 的主流。软性 IOL 的材质各有不同,硅凝胶、水凝胶及亲水性、疏水性丙烯酸酯。从构型上,也有三体式(图 8-3)和一体式(图 8-4)之分。

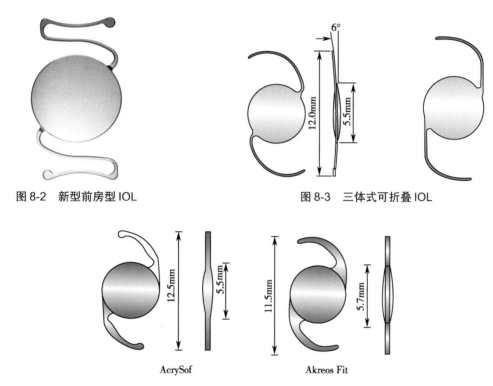

图 8-2　新型前房型 IOL　　　　　图 8-3　三体式可折叠 IOL

AcrySof　　　　　　　Akreos Fit

图 8-4　一体式可折叠 IOL

白内障的治疗摘除晶状体之后植入单焦点人工晶状体能够恢复病人的远视力,但是由于单焦点晶状体不能够提供足够的近视力,因此当病人进行近距离工作时往往需要配戴较低度数的远视镜片,一定程度上降低了病人术后的生活质量。目前解决这个问题的方法主要有可调 IOL 以及多焦点 IOL 等方法。

多焦点 IOL 根据衍射和折射的光学原理,经过晶状体的光线产生两个或多个焦点,使得远处和近处物体均能聚焦于视网膜上,从而使病人获得良好的裸眼远近视力以及由近及远的视力范围,可减少病人对眼镜的依赖。

可调节人工晶状体是自身具有一定调节功能的单焦点人工晶状体,其在睫状肌收缩致晶状体囊袋松弛和玻璃体压力增大时,通过柔软的易向前弯曲的襻关节,向前传导力量以使人工晶状体光学部前移,从而产生类似晶状体调节时前表面向前房突出的效果,引起人工晶状体焦点改变,提高人工晶状体有效的视近能力,同时保持最佳远视力。其调节功能依赖于睫状肌的正常生理功能以及白内障摘除术后晶状体囊袋解剖结构的完整性。

3. 虹膜支撑型人工晶状体　虹膜支撑型 IOL 是指以虹膜为支撑点的 IOL。对于各种

笔记

原因引起的晶状体脱位、医源性晶状体囊膜缺失和眼外伤后的无晶状体眼病例来说，虹膜支撑型 IOL 仍不失为一种选择。目前，应用较多的是虹膜夹型 IOL（图 8-5）、PMMA 材料。但前房型晶状体对角膜内皮细胞可能造成的是不可逆转的后果，如引起严重的角膜水肿和失代偿，甚至有报道术后 10 年角膜内皮细胞计数下降高达 45.15%。因此对于该晶状体的选择需慎重。临床使用中有将该晶状体从虹膜后面夹持固定在虹膜上，减少了夹持在虹膜前的并发症。

（三）人工晶状体屈光度数测算

术前准确的 IOL 屈光度数测算并合理选择成为术后恢复良好视功能的关键。而准确预测 IOL 屈光度取决于术前准确的生物学测量和 IOL 屈光度数计算公式的正确选择。

1. 术前生物学测量

（1）眼轴测量：眼轴长度是指从角膜顶点到黄斑中心凹的距离。A 超生物测量是传统的眼轴测量方法。A 超所测得的眼轴是从角膜前表面至视网膜内界膜的距离，临床上有接触式及浸入式两种方法：接触式 A 超由于检查时接触角膜，测量值的准确性及可重复性往往因不同程度地压陷角膜（0.14～0.33mm）而下降，其结果与检查者的操作密切相关（图 8-6）；浸入式 A 超避免直接接触压迫角膜，比接触式 A 超有更好的精确性和可重复性，但因其操作比较烦琐，目前国内仍以接触式 A 超检查为主。

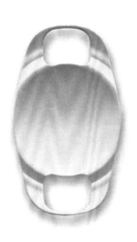

图 8-5　虹膜夹型 IOL

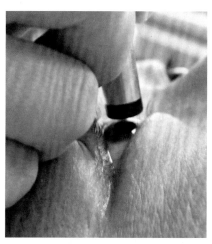

图 8-6　接触式 A 超

光学生物测量仪 IOL-Master 成为眼轴测量的新方法（图 8-7，图 8-8）。它基于部分光相干干涉测量原理，测量眼轴长是从泪膜前表面到视网膜色素上皮层之间的距离，包括了视网膜中心凹的厚度，是真正意义上的视轴。其测量具有更好的精确性和可重复性，尤其是对前房深度的测量，准确性和重复性均较 A 超好。

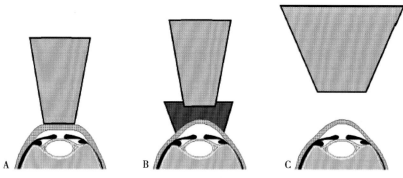

图 8-7　三种眼轴测量方法示意图

A. 接触式 A 超；B. 间接浸润式 A 超；C. 光学生物测量

Lenstar LS900 是近几年的一种新的光学生物测量仪,基于光学低相干反射测量技术,具有良好的分辨率和精确性,一次测量可以提供包括眼轴、角膜中央厚度、角膜曲率等较多临床参数。光学生物测量仪测量过程非接触、操作简单便捷、不受操作人员技术影响,对于后巩膜葡萄肿、黄斑病变病人的测量更加准确。但是,在成熟期或过熟期白内障,屈光介质混浊程度较大的情况下,测量光线不能通过,使得光学生物测量仪无法测量,因此其并不能完全替代传统的超声检查。

(2)角膜曲率测量:角膜屈光力测量误差也是造成 IOL 度数测算误差的一个重要因素。研究表明,角膜屈光力 0.50D 误差可引起术后 0.50D 的屈光误差。目前有多种方法可测量角膜曲率,包括手动角膜曲率计(图 8-9)、自动角膜曲率计(图 8-10)、角膜地形图仪(图 8-11)、Pentacam 三维眼前节分析仪(图 8-12)、IOL-Master 等。手动角膜曲率计为国际公认的准确性和重复性较好的方法,测量范围为角膜中央区 3mm,测量时病人的配合以及检查者熟练的操作可降低角膜曲率测量误差。角膜地形图可以更直观地反映角膜的全貌,提供角膜前、后表面曲率的信息,对不规则散光及有角膜屈光手术史的病人测量更准确。

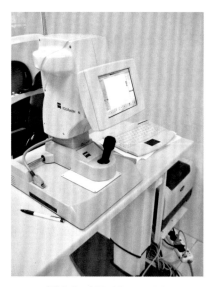

图 8-8　IOL-Master 5.0

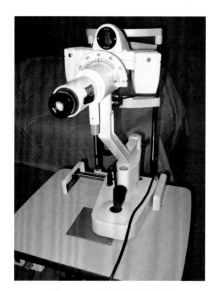

图 8-9　手动角膜曲率计

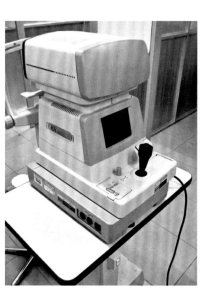

图 8-10　自动角膜曲率计

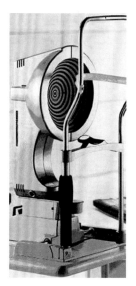

图 8-11　角膜地形图仪

笔记

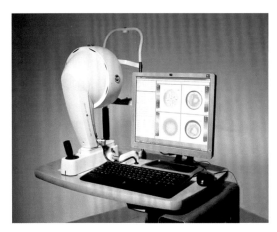

图 8-12　Pentacam 三维眼前节分析仪

（3）前房深度测量：前房深度测量主要用于青光眼、有晶状体眼屈光性 IOL 植入术的术前检查以及考虑前房深度的 IOL 度数计算等。测量方法主要有接触式 A 型超声、IOL-Master、Lenstar、Pentacam、Orbscan Ⅱ眼前节分析系统等。

（4）角膜水平直径测量：角膜水平测量是有晶状体眼屈光性 IOL 植入术前测量的一个重要参数。测量方法有多种，如用量规手工测量，但受主观影响，误差较大；Orbscan Ⅱ、IOL-Master、Lenstar 及眼前节光相干断层扫描仪（Visante OCT）可进行自动测量，比手工测量有更好的重复性和可靠性。

2. 人工晶状体屈光度数计算公式　IOL 屈光度数计算公式依推出年代不同，分成四代，随着第三、四代计算公式的改进和应用，超过 90% 的正常眼植入 IOL 后与目标屈光度的误差控制在 0.5D 的范围内，其中最重要的进展在于人工晶状体的有效位置（effective lens position，ELP）预测的准确性提高。ELP 是指超声乳化白内障吸除术后从角膜前表面到 IOL 平面的距离。同一只眼屈光状态不变时，ELP 变小即植入 IOL 位置前移，则需要的 IOL 屈光度变小，反之则需要更大屈光度的 IOL。目前，ELP 预测的误差已成为 IOL 屈光力计算误差来源的首要因素。

（1）第一代公式：1967 年诞生了第一代计算 IOL 屈光度数的光学理论公式。Retzlaff、Sanders 和 Kraff 等通过临床经验总结又相继推出新的回归公式，并于 1980 年产生了第一代回归公式 SRK（Sanders-Retzlaff-Kraff, SRK），$P = A - 0.9K - 2.5AL$，P（power of lens）为 IOL 屈光度数，K（keratometry）为角膜屈光力，AL（axial length）为眼轴长度。常数 A 由 IOL 的设计制造厂家及医师的经验而定，一般在 116～119 之间。

（2）第二代公式：第二代公式出现于 20 世纪 80 年代，以 SRK-Ⅱ和 Binkhorst-Ⅱ为代表。Binkhorst 用单变量——眼轴长度来预测 ELP，例如病人眼轴比正常（23.45mm）长 10%，那么 ELP 也将增加 10%。SRK-Ⅱ也是根据眼轴长度的不同对 A 常数进行修正来测算 IOL 屈光度数，$P = A - 2.5AL - 0.9K + C$，针对不同的眼轴长度，C 取不同的值。AL<20mm，C=+3；20mm≤AL<21mm，C=+2；21mm≤AL<22mm，C=+1；22mm≤AL<24.5mm，C=0；AL>24.5mm，C=−0.5，此式对有明显屈光不正眼的计算准确性更高。

（3）第三代公式：1990 年，Retzlaff 等以 SRK-Ⅱ公式为基础，回归分析 1677 例术眼资料，推出了第三代公式 SRK-T，同时代还有 Hoffer Q 及 Holladay 公式。第三代公式将 ELP 设定为眼轴长度和角膜屈光力的函数，即根据不同眼轴长度和角膜屈光力计算出不同 IOL 眼的前房深度，使 ELP 预测更准确，明显优于第二代公式，故目前普遍使用。

（4）第四代公式：Holladay 研究发现，角膜屈光力和眼轴长度相同的眼睛，因为眼前后节比例不同，也就是 ELP 不同，IOL 度数并不相同。人眼尤其是短眼轴（<20mm）者，多数

笔记

眼前节是正常的，后节较短，根据第三代两变量公式会造成 ELP 预测的严重误差，导致术后高度远视状态。基于此推出了第四代公式 Holladay-Ⅱ，同时代还有 Haigis 公式。Holladay-Ⅱ公式用 7 个变量（角膜直径、晶状体厚度、眼轴长、角膜屈光力、前房深度、术前屈光状态、年龄）更好地预期了术后 IOL 的有效位置，一定程度上实现了 IOL 屈光度数计算的个体化。Haigis 公式对白内障术后 ELP 计算是建立在大样本术后实测 IOL 位置的基础上，$d = a_0 + (a_1 \times ACD) + (a_2 \times AL)$，d 是 ELP，ACD 是前房深度，AL 是眼轴长度，a_0、a_1、a_2 是通过大量数据多元回归分析获得的常数。它对 ELP 的认识已经脱离了一般计算公式的前后段的几何比例理论，也不需要利用角膜屈光度，因此角膜屈光手术前后角膜屈光力的变化对 d 值的计算不会产生影响。

面对众多公式，Hoffer 建议根据不同的眼轴长度来选择不同的计算公式，见表 8-1。至于第四代公式 Holladay、Haigis，因为需要输入术前的前房深度值，尤其适用于浅或深前房以及超短（<20.0mm）或超长（>30.0mm）眼轴的病人。

表 8-1　按照眼轴长选择人工晶状体屈光度数计算公式

轴长（mm）	人群中的比例	建议首选公式	建议次选公式
<22.0	8%	Hoffer Q，Haigis	Holladay Ⅱ
22.0～24.5	72%	SRK T，Haigis	Holladay
24.5～26.0	15%	SRK T，Haigis	Holladay
>26.0	5%	SRK T，Haigis	

新的人工晶状体计算方法的出现，为临床医生提供了更多的选择，如 Barrett Universal Ⅱ、Olsen（$Olsen_{OLCR}$ 和 $Olsen_{Standalone}$）以及 Hill-RBF、Ladas Super Formula、FullMonte IOL 等。目前研究认为，Barrett Universal Ⅱ公式与第三、四代其他公式比较，测算精准性最佳。Barrett Universal Ⅱ和 Olsen 公式均可使用于不同眼轴长度测算，误差最小。但不同测量仪器决定了不同公式的精准性。Olsen 公式用 Lenstar 进行测量时，准确性高于用 IOL Master 测量。但如使用 IOL Master 测量，Barrett Universal Ⅱ则更精准。Hill-RBF、Ladas Super Formula、FullMonte IOL 公式是最新研究报道的，在短眼轴中，Hill-RBF 公式比 Barrett Universal Ⅱ更好，但在其他眼轴人群中，均不如 Barrett Universal Ⅱ。

（四）复杂病例人工晶状体屈光度数计算和选择

1. 特殊的眼轴长度

（1）高度近视：高度近视眼病人长期适应眼的近视状态，因此其术后屈光状态应有别于正常眼，术后可根据病人要求应适当保留 -2.00～-3.00D 近视。

（2）高度远视：短眼轴病人术前多为远视状态，术后的屈光状态对病人的视觉质量及用眼习惯有明显影响。短眼轴病人往往伴随前房深度小的特点，既往研究认为，随着前房深度的减小，屈光误差会明显增加。因此，对于短眼轴病人选择人工晶状体屈光力计算公式时，应考虑前房深度的影响。

2. 特殊的角膜曲率　角膜曲率过平或过凸的患眼，多建议选择对角膜曲率相关性较小的公式，如 Hoffer Q、Haigis。

3. 睫状沟人工晶状体植入　IOL 屈光度数计算公式测算的是囊袋内 IOL 植入的屈光度数。但在术中后囊破裂等一些特殊情况下，IOL 需睫状沟植入。因 IOL 位置前移，IOL 屈光度数就应减小，屈光度数愈大，调整量就愈大（表 8-2）。

4. 硅油填充眼　超声在玻璃体中的传播速度为 1532m/s，而在硅油中的传播速度小了近一倍，对硅油眼病人行传统 A 超测量眼轴时，如果仍按照原来玻璃体的传播速度换算距离会导致结果增大，即导致眼轴假性延长。因此行 IOL 屈光度计算时，一定要对眼轴进行修正。

笔记

表 8-2 睫状沟植入 IOL 屈光度数的调整

囊袋内植入	睫状沟植入调整量
+35.00～+27.50D	−1.50D
+27.00～+17.50D	−1.00D
+17.00～+9.50D	−0.50D
+9.00～−5.00D	无变化

光学生物测量仪可较准确测量硅油填充眼的眼轴,但对于:①屈光介质明显混浊;②高度散光;③固视不良;④硅油乳化黏附于晶状体的病人,光学生物测量仪不能测量,仍需借助传统 A 超测量,如有条件可行 B 超联合浸入式 A 超测量,它在理论上更为准确。因此,对可能行硅油填充的病人,玻璃体切割术前应测量双眼的眼轴,为后期 IOL 植入做参考。

5. 有角膜屈光手术史者 对于有角膜屈光手术史的眼睛,准确计算 IOL 屈光度数仍是一个挑战。其误差主要来自两个因素:①角膜屈光力测量误差:在角膜不规则情况下,例如有放射状角膜切开史、激光角膜热成形术、激光角膜原位磨镶术等的患眼,角膜曲率计只测量 4 个点的屈光情况,不能准确反映中央角膜屈光力,测量误差大。而且屈光术后角膜前表面曲率变化大,后表面受影响较小,手术后角膜前后表面曲率关系被破坏,用角膜曲率计或角膜地形图测量的角膜曲率大于实际值,植入对应的人工晶状体就会造成术后不同程度的远视。因此,不能用公式 $D=1000\times(n-1)/R$ 计算角膜屈光力(n 为设定角膜屈光指数,R 为角膜前表面曲率半径)。②ELP 是第三、四代 IOL 计算公式中不可或缺的参数。在第三代公式中,ELP 由角膜屈光力和眼轴长度推导而来,屈光术后角膜屈光力发生变化,由此预测的 ELP 可能出现偏差。

目前有多种方法计算角膜屈光术后角膜屈光力,这些方法根据是否需要屈光手术前的资料分为两类。第一类方法需要术前资料,包括:临床病史法、Feiz-Mannis 法等;第二类方法不需要术前资料,有硬性角膜接触镜法、角膜屈光力直接测量法等。

(1)需要术前资料的方法:

1)double-K 临床病史法:该方法是指用准确的术前资料来计算角膜屈光度,即计算屈光源性 K 值(refraction derived K-reading)。术后 K 值等于屈光术前角膜屈光力减去屈光手术引起的角膜平面屈光度的改变量。公式为 $K_p+S_{ep}-SE_a=K_a$,$K_p=$ 屈光手术前平均角膜屈光力,$S_{Ep}=$ 术前屈光状态,$S_{Ea}=$ 屈光手术稳定后屈光状态,$K_a=$ 屈光手术后中央角膜屈光力。

2)Feiz-Mannis 法:这种方法是用角膜屈光手术前屈光力计算 IOL 屈光度数,激光矫正 1.00D,IOL 度数增加 1/0.70D。其计算公式为:$IOL_{post}=IOL_{pre}-(\Delta D/0.7)$,$IOL_{post}$ 指白内障手术将要植入的 IOL 度数;IOL_{pre} 是用角膜屈光手术前的角膜曲率,用常规公式测算的 IOL 度数;ΔD 是屈光手术前后眼镜平面的屈光度改变量,近视矫正取负值。本方法需要角膜屈光术前资料,精确性仅次于 double-K 临床病史法。

(2)不需要术前资料的方法:

1)硬性角膜接触镜法:它是用已知基础弧度(base cure,BC)和屈光度的硬性角膜接触镜过矫病人的屈光度,用所得验光结果来计算角膜屈光度,不需要病人屈光术前任何资料,但要求视力在 0.25 以上。其计算公式为:$B_c+P_c+S_{Ec}-S_{Es}=K_a$。$B_c=$ 角膜接触镜的基础弧度;$P_c=$ 接触镜屈光度数;$S_{Ec}=$ 戴接触镜后等效球镜度数;$S_{Es}=$ 戴接触镜前等效球镜度数;$K_a=$ 屈光术后角膜屈光力。目前多数文献报道其预测 IOL 度数的结果并不准确,可能与接触镜后表面曲率与手术改变的角膜前表面曲率不匹配有关。

2)角膜屈光力直接测量法(sim-K generated by standard VKG):传统测算角膜曲率的方法如角膜曲率计或角膜地形图都是假设角膜前后表面是接近平行的,LASIK 或 PRK 术后角膜前后表面关系改变,此时用标准仪器测量角膜屈光力 K 值就会错误评估角膜屈光

笔记

力。Orbscan Ⅱ和Pentacam最大的优点是可以直接测量角膜前后表面的曲率,在没有任何术前资料的情况下较有价值。Orbscan Ⅱ和Pentacam测量的角膜平均屈光力可以直接应用Holladay-Ⅱ公式或第三代计算公式来计算IOL度数。

角膜屈光术后屈光力发生变化,由此预测ELP不准确是IOL屈光度数测算误差的一个重要原因。Aramberri提出,在double-K法中,屈光手术前的角膜屈光力用来计算ELP,而屈光手术后角膜屈光力用在IOL屈光度计算公式中,有别于传统的用单个角膜屈光力(single-K)进行计算的方法。double-K法可以减少术后远视的发生。如果不知道屈光术前的角膜屈光力,可使用44D代替。另一个选择是使用Haigis公式,它不需要用角膜屈光力来预测ELP。

目前,对于屈光术后IOL屈光度数的测算可以将测得的数据输入ASCRS网站、The Holladay IOL Consultant软件,它们能提供多个计算公式并给出结果,排除异常值后计算平均值。

(五)人工晶状体植入手术方法

无论超声乳化术还是囊外摘除术,均首选囊袋内植入后房型IOL,其手术步骤为:①晶状体核及皮质清除干净后,向前房和囊袋内注入黏弹剂,使前房加深,囊袋充盈。②囊袋内植入IOL:植入前应分清IOL正、反面,正面向上时,下袢远端指向左侧,上袢指向右侧。先使下袢自切口进入前房,看清前囊边缘,将下袢稍向下倾斜送入6点位囊袋内,随即送光学部分进入囊袋内。然后利用晶状体镊或晶状体钩将IOL上袢按顺时针方向送至囊袋内。③完成植入后,确认其是否在囊袋内,避免非对称植入。最后用自动注吸头或手动注吸吸除前房及囊袋内黏弹剂。

当术中发生后囊膜破裂、玻璃体脱出等意外情况时,若周边前囊支撑范围足够,后房型IOL睫状沟植入是首选方法。

一部分特殊情况如缺乏前后囊膜支撑的无晶状体眼,无法行IOL囊内或睫状沟植入者,可选择晶状体悬吊术或虹膜支撑型人工晶状体。

(赵少贞)

二维码8-1
视频 屈光
性晶状体置
换术

第二节 屈光性晶状体置换与人工晶状体植入

一、概述

屈光性晶状体置换术(refractive lens exchange,RLE)是为矫正屈光不正将眼内透明的自然晶状体摘除,同时植入或不植入IOL的一种手术。该手术虽然已有100多年的历史,但一直存在较大争议。近年来,随着白内障摘除联合IOL植入技术的日臻完善(包括麻醉方法、切口技巧、黏弹剂应用、IOL制造和植入技术等),也提高了透明晶状体摘除和IOL植入手术的安全性、可预测性和有效性。作为其他屈光手术的替代或补充,该手术逐渐为人们所接受,主要用来治疗其他屈光手术难以解决的高度近视、高度远视和散光的病人。

二、视光学原理

影响眼球屈光状态的主要解剖因素为:角膜、晶状体和眼轴。改变其中的任何因素都可以改变眼的屈光状态。对眼轴的改变迄今为止尚无精确定量的方法。通过各种方式(如,准分子激光等)改变角膜前表面曲率从而改变眼的屈光状态是目前比较成熟的屈光手术,已为广大的眼科医师和病人所接受,但是角膜屈光手术治疗的范围受到角膜厚度和曲率等因素的限制,对近视度数过高的病人,用激光治疗存在一些问题,如近视回退、残留度数、角膜扩张等。另外,角膜屈光手术后,因表面曲率改变导致色像差和高阶像差增加,并随矫正度数增高而加重,明显影响视觉质量,在低对比度环境下(如夜间开车时)更为明显。对这些病人，透明晶状体摘除联合 IOL 植入很好地起到了替代或补充的作用。

晶状体是屈光系统的重要组成部分，角膜曲率在正常范围时晶状体的屈光度约为 +10.55～+25.22D。因而可以通过摘除晶状体并且植入相应度数的人工晶状体最终改变眼的屈光状态。单纯摘除晶状体大约可以矫正 −12.00D 近视，联合 IOL 植入后，其矫正范围可大大增加。

（一）高度近视的治疗

临床上主要适用于 40 岁以上有晶状体混浊趋势、角膜薄的超高度近视病人。临床研究证实了 RLE 在矫治高度近视的有效性和安全性。而与超高度近视病人行 LASIK 比较，术后屈光状态稳定，视觉质量及术后预测性均明显高于角膜激光手术者。

而多焦点 IOL 的发展，使其对已经出现老视的中老年屈光不正人群治疗的优越性尤为突出，因为其解决了自然晶状体老化产生的调节问题。有研究证实在对老视病人中进行的双侧屈光性晶状体摘除联合多焦点人工晶状体植入后的结果显示，所有病人双眼裸眼近视力达到 0.6，甚至更好。病人期望值、活动受限程度、对矫正的依赖度、手术满意度的总体得分均远远优于术前。

高度近视与白内障关系密切，高度近视病人并发白内障较早，进展较快，眼轴长度 ≥26mm 的高度近视病人易发生核性白内障；高度近视与后囊膜下白内障也显著相关。高度近视白内障病人视力恢复程度与眼轴长度及眼底病变有直接关系，眼轴越长，眼底病变越严重，则术后效果越差。

（二）远视的治疗

目前矫正远视的手术方法有角膜屈光手术和眼内屈光手术。角膜屈光手术主要是 LASIK，这是轻度远视的首选方法，对于中高度远视或者年龄大于 40 岁的病人，RLE 是最佳选择。透明晶状体摘除治疗远视是 1994 年由 Signanos 首次提出。透明晶状体摘除术治疗远视，与 LASIK 相比，术后高阶散光明显减少，此外，LASIK 术后，将角膜由正球差变成负球差，导致全眼像差增加，引起对比敏感度下降。大多研究报道了 RLE 治疗中高度远视的安全性、可预测性及有效性。术后调节功能丧失，但联合多焦或者可调节晶状体可满足病人视近需求。

（三）散光的治疗

95% 正常人具有生理性散光，在 0.50～0.75D。但当散光度数超过生理性范围，则可以显著影响视觉效果。白内障超声乳化术矫正术前角膜散光的主要方法有：散光性角膜切开术、对侧透明角膜切口、角膜缘松解切口及 Toric 人工晶状体植入等。

首先，可以利用切口技术矫正角膜散光，如在角膜陡峭轴上做切口，或同时在切口对侧做松解切口，但通过切口来矫正角膜散光的力量是有限的。在屈光力强的子午线上做 4.5～5.5mm 大小的切口，能纠正 0.90～1.34D 的角膜散光，如果同时在对侧做一松解切口，最多能矫正 2.00D 的散光。

对于大多数散光病人，Toric IOL 晶状体植入是目前最常用的方法。IOL 的旋转是影响 Toric IOL 矫正效果的一个重要因素。通常每一度的旋转会减少散光矫正效果的 3.33%，大于 30° 旋转不仅矫正效果消失，还会引起屈光异常，甚至加重散光。因此术前角膜散光值测量的准确性非常关键。目前认为手动测量曲率结果更接近于实际的角膜散光。研究表明 IOL Master 重复性良好，结果更接近于角膜曲率计的测定值；角膜地形图结果和前两者的比较为散光偏小。

Cassini 是一种新型的角膜散光测量仪，通过多彩 LED 点对点光线循迹技术测量角膜前表面和后表面散光，同时结合波前像差等数据来计算全角膜散光。与传统测量仪器相比较，Cassini 评估了角膜后表面散光对角膜总体散光的影响，提供了等效 K 值，因此不需要使用任何的转换公式或推测出的数据来计算晶状体度数，可以更精准地矫正散光，减少白内障术后残余散光。

术前坐位角膜水平轴位标记的准确性：头位的水平，是否注视光源，配合程度等都会影响轴位的准确性。轴位标记的方法包括裂隙灯标记法或肉眼标记法等，用以消除人眼由坐位至卧位的眼球旋转所带来的 Toric IOL 植入轴位误差。据文献报道，人眼由坐位至卧位的眼球旋转平均度数为 $2°\sim3°$，该旋转角度最大可至 $14°$。

为了更加智能精准地定位散光晶状体的轴向，手术导航系统应运而生，其主要通过眼球表面的解剖或者测量标记定位轴向。目前应用于临床的主要有 Verion 数字导航系统、Truevision 3-D 计算机导航系统、ZaldivarToric 标尺系统、Callisto eye 导航系统等。Verion 数字标记模块通过匹配高分辨率的术前、术中眼前节图像中巩膜血管、角膜缘血管以及巩膜特征来完成术中实时追踪术眼情况，引导 Toric IOL 轴位放置，从而省略了术前的人工标记步骤。术者可通过外置的显示屏或者可兼容的显微镜看到 Toric IOL 预置轴位和角膜缘分度器在术眼的实时叠加影像。借此完成 Verion 引导 Toric IOL 的轴位放置。Elhofi AH 认为与 Lenstar 结合传统裂隙灯手工标记法相比，Verion 可使 Toric IOL 植入轴位更精准，术后屈光状态与目标屈光状态更接近。

Truevision 3-D 计算机导航系统以巩膜血管、角膜缘血管以及色素等为特征，对术前、术中所采集的图像进行校正，从而省去了人工标记的步骤。不同的是，它需要辅以 i-Optics Cassini 角膜地形图仪获取术前图像及角膜前表面曲率数据来完成整个导航过程。术者可通过显微镜观察到 Toric IOL 预置轴位及角膜缘分度器的实时叠加图像。Ildamaris 对比了其与手工轴位标记法的准确性，发现两种方法的准确性相同，均能将 Toric IOL 放置到预定轴位。

ZaldivarToric 标尺系统为术前用 iTrace 获取叠加有病人角膜曲率及角膜地形图的眼前节图片，ZaldivarToric 标尺系统可识别出陡峭轴（Toric 晶状体预置轴位）与颞侧或鼻侧部虹膜、角膜缘特征性标志的角度差。该信息将被打印并带入手术室完成 Toric 晶状体轴位的放置。

Callisto eye 是一个精确的眼前节追踪系统，其与 OPMI Lumera 700 显微镜联合可提高 Toric 晶状体轴位放置的准确性。术前将所有数据（包括晶状体预置轴位）导入到 Callisto eye，完成手术流程的优化。病人于坐位标记角膜水平轴，Callisto eye 自动识别水平标记点。在数据导入系统（integrated data injection system）的帮助下，术者可于显微镜下观看到角膜曲率数据、切口位置、撕囊直径及 Toric 晶状体预置轴位等实时叠加图像。

此外，手术的技巧例如撕囊口的大小、IOL 的中心定位、抛光的程度、术后 IOL 的旋转和倾斜、偏中心等因素均会影响植入晶状体的矫正效果。

三、适应证和禁忌证

（一）手术适应证

1. 年龄　要求手术对象为成年人，年龄偏大者为宜，如 40 岁以上。主要考虑较年轻病人其晶状体尚具备一定调节力，行晶状体摘除将丧失其固有调节力。

2. 屈光状态　早期主要用于治疗近视眼，20 多年的临床实践表明，对远视和散光病人，具有同样的效果，而且安全性更高。

3. 屈光度数　大多数手术医师选择不适合角膜屈光手术的高度近视病人或屈光手术难以解决的高度近视病人；不适合角膜屈光手术的远视病人或屈光手术难以解决的远视病人。

4. 病人有手术要求。

（二）手术禁忌证

主要为伴有视网膜疾病的高度近视病人。其他禁忌证同白内障手术。

四、术前检查

除常规的全身检查、眼科检查和实验室检查外，还应包括详细准确的眼科超声检查、眼

笔记

轴测量和眼底检查,对近视病人更是如此。

高度近视往往合并有后巩膜葡萄肿和周边部视网膜变性,因此,要充分散瞳,用间接检眼镜或三面镜仔细检查眼底,必要时行荧光素眼底血管造影检查,了解眼底情况及进行必要的手术前预防治疗,如视网膜光凝。

五、手术方法

大多数采用晶状体乳化技术,手术操作步骤与白内障乳化摘除相同。需要指出的是,超高度近视眼的整个眼球均为病理状态,因此其手术方法除了与常规白内障手术的相同之处外,还应注意如下几点:

1. 麻醉方式的选择 超高度近视病人中绝大多数都伴随后巩膜葡萄肿,所以一般不选择球后麻醉,因为球后麻醉有可能刺穿菲薄的后巩膜致眼球损伤。建议选择表面麻醉或球周麻醉。

2. 切口的选择 可以选择透明角膜切口,可以根据散光的方向选择切口的位置,比如顺规散光可以将切口做在12点位以松解该方向的角膜,解决少量散光。

3. 晶状体的处理 一般透明晶状体摘除只需用注吸即可完成,但对晶状体核硬度高者可以用低能量超声乳化辅助完成手术。对于长眼轴的高度近视病人,前方深度增加,操作时超乳头更加弯曲,因此更容易对切口后唇产生压迫,从而引起前房不稳定,整个晶状体的处理都应注意动作的轻柔,因为高度近视眼的晶状体囊膜和悬韧带较为脆弱,过度牵拉和操作很容易造成后囊破裂和悬韧带断裂。一旦发生后囊破裂,视网膜并发症的发生率将明显增加。

4. 人工晶状体的选择 高度近视眼晶状体摘除联合 IOL 植入病人,其 IOL 度数的测量与选择详见本章第一节。但即使术前测量应植入的 IOL 度数为零也应植入,IOL 的植入很大程度上充当了原晶状体的功能,这样可以减少玻璃体的前后涌动,从而减少视网膜并发症的发生。

此外,高度近视病人晶状体摘除后应选择相对大的 IOL 光学部(6mm、6.5mm、7mm)和相对大的 IOL 全长(13mm、14mm、14.8mm),后凸型设计,无孔和大 C 襻,原因是:

(1)大的、后凸的 IOL 光学部与后囊的接触充分紧密,有利于避免后发障。

(2)有利于术后眼底检查,特别是眼底周边部检查,在超高度近视眼尤其重要。

(3)若植入的 IOL 位置不甚满意时,夜视力也不会受较大影响。

对于合并角膜散光的高度近视病人,除了可以通过选择角膜切口位置、联合角膜缘松解切开术矫正散光以外,也可以通过选择复曲面 IOL 同时矫正近视与散光。

六、手术并发症及其预防和处理

手术并发症包括晶状体手术共有的并发症和容易发生于透明晶状体摘除的并发症。

前者有:角膜水肿、角膜后弹力层脱离、切口闭合不良、浅前房、继发性青光眼、葡萄膜炎、晶状体后囊破裂或悬韧带离断、晶状体皮质残留、眼内炎、前房或玻璃体积血、IOL 脱位、黄斑水肿等。

视网膜脱离是透明晶状体摘除最主要的并发症之一。透明晶状体摘除术后,有报道高达 8.1% 的病人发生视网膜脱离,其发生率约是未手术者的 2 倍;尤其见于眼轴超过 26mm、等效球镜超过 -6.0D 的病人。为了避免视网膜脱离,术前需行仔细的眼底检查,巩膜顶压,检查玻璃体情况。

后者主要有:后囊混浊是术后最常见的并发症。早期研究发现超过 -12.0D 的超高度近视病人白内障术后早期即需行后囊膜切开几率高达 61.2%。诸多研究表明:高度近视合并白内障病人囊袋直径较大，IOL 与后囊膜接触欠紧密可能是术后早期后囊混浊高发的重要原因。且在高度近视白内障术后 IOL 与晶状体后囊膜点状接触或完全无接触已被前节 OCT 检测证实。

七、手术后随访

术后 1 天、1 周、1 个月、3 个月、6 个月和 1 年常规随访，检查记录眼部情况、眼压、裸眼和矫正视力等。期间有视力下降、视物遮挡、眼部不适时，要及时就诊。

只要病例选择合适，绝大部分术后裸眼视力好于术前矫正视力。手术后的屈光力大都在预测值的 ±1.00D 之内，1/2～2/3 病人术后裸眼视力好于 0.5，去除黄斑变性因素外，视力恢复更好。尽管透明晶状体摘除对高度近视病人是一种非常有效的手术，但是有关手术的风险也不应低估，细心的术前评估和病人的合理选择是必要的。

（赵少贞）

第三节 飞秒激光辅助白内障手术

一、概述

飞秒激光辅助白内障手术（femtosecond laser-assisted cataract surgery，FLACS），是采用飞秒激光完成白内障手术中晶状体前囊膜切开、晶状体核裂解及透明角膜切口等重要的步骤，其余步骤如晶状体核的进一步乳化、晶状体皮质吸除、囊膜抛光和 IOL 的植入则仍需通过人工操作，称为飞秒激光辅助的白内障手术。自 2000 年美国食品和药物管理局首次通过飞秒（femtosecond，fs）激光应用临床以来，它已首先成功地应用于角膜屈光手术及板层穿透性角膜移植术，2009 年匈牙利 Nagy 医师等首次报道了关于飞秒激光系统在白内障手术中的应用结果，标志着该项技术已经引入白内障手术领域，目前临床结果证明其手术安全高、眼内操作少，作用范围精确，在目标区域内不破坏周围的组织，提高了白内障手术的精确性、预测性和安全性。

二、手术机制

飞秒激光是一种以脉冲形式运转的红外线激光，具有脉冲宽度窄、瞬时功率大、精确的靶向聚焦定位特点，能够聚焦到比头发的直径还要小得多的超细微空间区域，无热效应和冲击波，整个光程无组织损伤，在光学透明组织内有可视性和可操作性的特点，这些特性奠定了其在眼科领域中的应用价值。近年来白内障摘除手术已从单纯的复明手术转化为屈光手术，在此发展趋势下，飞秒激光辅助的白内障摘除手术应运而生，与经典的超声乳化手术步骤不同，FLACS 步骤为：制作晶状体前囊膜切口、晶状体核切割裂解、透明角膜切口，激光治疗前强调对手术相关参数进行最优化设置，衔接好仪器的显像系统，并在整个手术过程中保持眼位的稳定状态。

前囊膜切开：飞秒激光可精确决定囊袋口的大小、形状及位置，有报道认为飞秒激光可增加囊袋的强度和韧度，从而降低术中囊膜裂开的发生率。与传统的手工撕囊术相比，激光囊膜切开精度可提高 12 倍，达到微米级，并可显示出更高的准确性和可预测性。连续环形居中截囊可以减少囊袋的不对称收缩，带来更好的 IOL 前囊重叠效果，减少 IOL 倾斜和偏位，确保 IOL 植入位置更准确和稳定，同时避免晶状体上皮细胞迁移导致的后发性白内障（图 8-13）。

辅助晶状体碎核：飞秒激光分割晶状体核，减少了手术器械进入眼内的次数和晶状体处理的时间,避免前房涌动,提高手术效率和安全性,可减少有效超声乳化时间。飞秒激光辅助碎核可在计算机程序控制下预设劈核参数,可完成对晶状体核的十字交叉、格栅状或联合同心圆形状的任何几何切割,分离裂解晶状体核,减少随后的超声乳化步骤和能量。飞秒激光分割晶状体核后超声乳化能量的降低和时间的缩短将有效地减少手术对角膜、视网膜及其他组织的损伤,提高手术整体的安全性,尤其对伴有营养不良和糖尿病视网膜病变等疾病的病人更有益处(图8-14)。

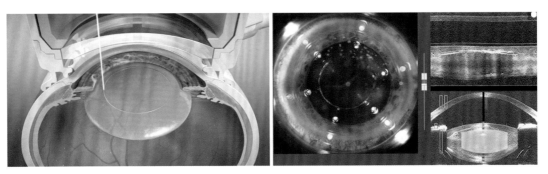

图 8-13 飞秒激光前囊膜切开

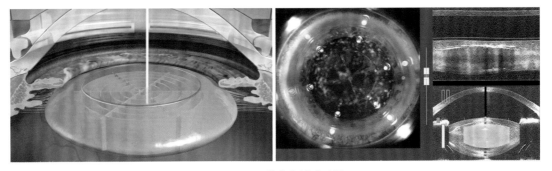

图 8-14 飞秒激光辅助碎核

角膜透明切开:飞秒激光可通过电脑程序准确设计每一个手术切口的大小、位置和形状,包括单平面或多平面切口、全层及部分厚度切口,并能通过影像监测在指定的角膜厚度下进行操作,极大地提高了切口的精度和可预测性,降低了术后并发症的发生率,对术者手术技巧的依赖性也相对减少,可以做到标准化制作,这是手工制作角膜切口所无法达到的,飞秒激光还可以通过屈光测量设计进行角膜松解切口的制作,校正散光,完成屈光性的白内障手术(图8-15)。

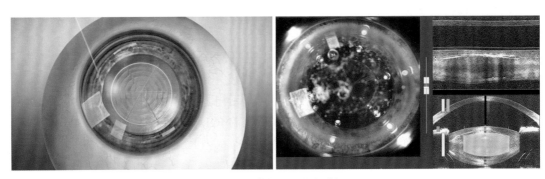

图 8-15 飞秒激光制作角膜切口

笔记

三、手术方法

1. 表面麻醉。

2. 术中将病人角膜接触装置（patient interface, PI）安装好，调整好病人眼位，开睑器开睑，将激光探头降低，PI紧密贴合接触角膜。

3. 激活抽吸（dock），启动负压吸引（suction）固定眼球，OCT实时图像显示，启动激光。

4. 飞秒激光晶状体前囊膜切开　通过散大的瞳孔，完成基于中央的圆形晶状体前囊膜切割，并可以控制晶状体前囊膜切开的形状和直径。

5. 飞秒激光晶状体核的裂解　飞秒激光可很好地将软核及中等硬度核进行裂解，该步骤在直视下进行，最大程度地避免了后囊膜破裂的风险。

6. 飞秒激光透明角膜切口的制作　飞秒激光制作的封闭透明角膜切口有微创、密闭好、愈合快的特点，个体化制作角膜切口可以达到指定的深度和不同的形状。

7. 飞秒激光治疗完成后，转移病人进行超声乳化白内障手术。常规消毒、开睑器开睑，以切口分离器分离角膜主、侧切口，注入黏弹剂，撕囊镊取出囊膜，水分离，其余手术步骤同常规超声乳化手术，囊袋内植入人工晶状体。

二维码8-2
动画　飞秒
激光辅助白
内障手术

二维码8-3
视频　飞秒
激光辅助白
内障手术

四、适应证和禁忌证

（一）适应证

1. 常规的白内障手术，尤其是植入屈光性人工晶状体。

2. 悬韧带脆弱或局部缺损，晶状体部分脱位的白内障。

3. 白色白内障。

4. 其他原因需要摘除晶状体、有严重的屈光不正（高度近视或远视）、晶状体过大引起青光眼，外伤或其他指征的复杂白内障手术。

飞秒激光对部分复杂病例更有优势，如人工操作困难的浅前房、晶状体部分脱位、悬韧带脆弱或局部缺损、假性囊膜剥脱综合征、红光反射较弱或缺如、纤维化收缩囊膜、外伤性白内障及全白内障等。

> **知识拓展**
>
> **飞秒激光辅助白内障手术定位和测量设备**
>
> 　　在飞秒激光辅助白内障手术中必须加入一些定位系统，如前段傅里叶相干光断层成像（Fourier-domain optical coherence tomography, FD OCT）被应用于实时进行晶状体位置、角膜厚度、前房角的高分辨率测量。Scheimpflug成像系统能够测量角膜地形图、前房深度、角膜波前像差，同时可以计算和量化晶状体的密度，使碎核程序自动选择。这些辅助系统的精确定位能确保飞秒激光能量不会对虹膜、晶状体前后囊造成损伤，从而使白内障超声乳化手术更加完美。

（二）禁忌证（有以下情况之一者）

1. 各种原因引起的致密角膜瘢痕或水肿。

2. 眼球震颤、术中不能注视合作。

3. 瞳孔难以散大（瞳孔直径<5mm）。

4. 严重的结膜松弛症，结膜或其他眼组织粘连，小眼眶。

5. 眼部有功能性的引流阀或管。

6. 有严重青光眼病史。

笔记

五、术前检查

全身检查主要针对心血管系统、糖尿病及急慢性传染性疾病等。

眼科检查主要包括：

1. 裸眼视力、矫正视力。

2. 光定位和色觉。

3. 眼压。

4. 显性验光。

5. 角膜地形图。

6. 眼球生物学测量。

7. 角膜内皮计数。

8. 眼部 B 超。

9. 眼前节裂隙灯检查，结膜、角膜及晶状体情况，散瞳后再检查晶状体周边及整体混浊情况。

10. 眼底检查，排查眼底情况。

11. 有条件可进行泪液分泌试验、波前像差检查、OCT 检查、对比敏感度检查。

六、术后处理

术后透明眼罩遮盖，点抗生素和糖皮质激素滴眼液及人工泪液，一天 4 次，连续 7 天，激素滴眼液逐渐减量。

七、手术并发症及预防和处理

1. 负压吸引环脱落　激光治疗前负压吸引环脱落为学习曲线内常见的一类并发症，其主要发生在压平角膜时，多因固定未到位、病人术中配合不佳、用力闭眼或眼球突然转动等原因造成，术前病人教育很重要，处理方式则是让病人休息片刻后重新吸附。激光时固定环也会脱落，其发生原因与激光前环脱落类似，因该并发症可直接影响手术效果及安全性，易误伤其他组织，需引起高度重视。应在第一时间观察和发现负压吸引环的 PI 结膜固定区域出现皱褶和气泡进入的征兆，并迅速松开脚踏来终止操作。应该重新固定眼球、调整激光参数以再次进行手术，或直接改成超声乳化手术或择日再行治疗。

2. 结膜充血或结膜下出血　安放负压吸引环固定眼球时，瞬间负压高达 30mmHg，挤压结膜小血管导致血管破裂，可在术后 1～2 周内消退且未累及术后视觉质量。此并发症临床意义不大，术中应尽可能降低负压环负压、固定过程中操作轻巧并尽量缩短固定操作时间。

3. 晶状体前囊膜撕裂或不完整　这些并发症也可随着手术经验的增加发生率明显降低，最重要的是要在术中及时发现，如撕囊不完整则改用人工连续撕囊，如撕囊口破裂则缓慢移除前囊膜、水分离过程中保持操作轻柔、IOL 植入过程中避开破裂处等来保证手术的安全性和稳定性。

4. 囊袋阻滞综合征　是飞秒激光辅助白内障摘除手术的另一重要并发症，是由于飞秒激光劈核后产生的气泡积存于囊袋内以及晶状体皮质松软和膨胀，使得术中水分离时囊袋内压力过大所致，也是导致后囊膜破裂及晶状体核坠入玻璃体腔的重要因素。加强识别具有囊袋阻滞综合征高危因素的病人，激光治疗中应调整能量参数来最大程度减少晶状体内气泡形成，密切观察是否已存在后囊膜破裂而做相应对策。

5. 后囊膜破裂及晶状体核脱入玻璃体腔　是最严重的并发症，需加倍重视，主要原因是设定激光劈核时太靠后直接误伤后囊膜和大量气泡引起囊袋阻滞综合征加之后囊膜不健

笔记

康而使后囊膜破裂。其发生率随着经验增加可从 3.5% 降低至 0.31%，晶状体脱位发生率则可从 2% 降低至 1%，提示积累手术经验的重要性，其术中处理原则同常规超声乳化手术，可能需要玻璃体切割和超声粉碎手段干预及睫状沟植入 IOL。

6. 其他并发症 包括术后眼内炎、高眼压和黄斑水肿等，按不同类型问题对症处理。

目前在飞秒激光辅助超声乳化白内障吸除手术中，飞秒激光预劈核可显著降低超声乳化能量和缩短有效超声乳化时间，减轻术后早期的角膜水肿程度，对于角膜内皮病变病人具有较大优势，是该手术的最大亮点。此外，应用飞秒激光行角膜散光松解切口可矫正角膜散光是飞秒激光辅助白内障摘除手术另一重要优势。目前有关该领域的报道大多局限于初期小样本研究，尚缺乏大样本文献，在对飞秒激光辅助的白内障摘除手术效果进行肯定的同时，仍需重视该术式的并发症，长期大样本的随访资料将可对飞秒激光辅助的白内障摘除手术进行全面和客观的评估。

（毕宏生）

二维码 8-4
扫一扫，测一测

参 考 文 献

1. Kashani S，Mearza AA，Claoué C. Refractive lens exchange for presbyopia. Contact Lens & Anterior Eye，2008；31（3）：117-121.

2. Alio JL，Grzybowski A，El Aswad A，et al. Refractive lens exchange. Survey of ophthalmology，2014，59（6）：57-598.

3. 邢茜，管怀进，吴坚，等. AcrySof Toric 人工晶状体矫正白内障病人术后残留散光的研究. 中华眼视光学与视觉科学杂志，2011，13（5）：355-358.

4. 马鲁新，徐文文，王利华. LASIK 与透明晶状体摘除人工晶状体植入术矫正远视的长期观察. 中华实用眼科杂志，2008，26（8）：784-786.

5. Westin O，Koskela T，Behndig A. Epidemiology and outcomes in refractive lens exchange surgery. Acta Ophthalmol，2015，93（1）：41-45.

6. 叶宏权，韩宇，杨君，等. 超声乳化白内障吸除及人工晶状体植入术治疗超高度近视合并白内障的研究. 中国实用眼科杂志，2012，30（9）：1075-1078.

7. 李振波. 多焦点和单焦点人工晶状体植入术治疗白内障的临床疗效比较. 中华实验眼科杂志，2013，31（10）：973-977.

8. 刘奕志. 飞秒激光辅助白内障手术. 中华眼科杂志，2014，50（2）：158-160.

9. 张志华，廉井财. 眼内屈光手术研究进展. 眼科研究，2010，28（8）：791-795.

10. Lauschke JL，Lawless M，Sutton G，et al. Assessment of corneal curvature using verion optical imaging system: a comparative study. Clin Exp Ophthalmol，2016，44（5）：369-376.

11. Almutairi MS，Altoaimi BH，Bradley A. Accommodation and pupil behaviour of binocularly viewing early presbyopes. Ophthalmic Physiol Opt，2017，37（2）：128-140.

12. Chen X，Xiao W，Ye S，et al. Efficacy and safety of femtosecond laser-assisted cataract surgery versus conventional phacoemulsification for cataract: a meta-analysis of randomized controlled trials. Sci Rep，2015，5：13123.

13. Nagy ZZ，Dunai A，Kránitz K，et al. Evaluation of femtosecond laser-assisted and manual clear corneal incisions and their effect on surgically induced astigmatism and higher-order aberrations. J Refract Surg，2014，30（8）：522-525.

14. Roberts TV，Lawless M，Bali SJ，et al. Surgical outcomes and safety of femtosecond laser cataract surgery: a prospective study of 1500 consecutive cases. Ophthalmology，2013，120（2）：227-233.

笔记

第九章

有晶状体眼人工晶状体植入

本章学习要点

- 掌握：有晶状体眼人工晶状体植入的手术原理；合理选择屈光手术方法的原则。
- 熟悉：人工晶状体设计改进的历程；后房型有晶状体眼人工晶状体植入的适应证、禁忌证及手术过程。
- 了解：前房型和后房型有晶状体眼人工晶状体的差异、常见并发症及处理原则；有晶状体眼人工晶状体的发展趋势。

关键词　有晶状体眼　人工晶状体　后房型　前房型　眼内屈光手术

第一节　概　　述

一、有晶状体眼人工晶状体的历史

有晶状体眼人工晶状体（phakic intraocular lens，PIOL）的发展史，是人工晶状体材料和设计的发展和变革、手术设备和技术逐渐完善的过程，也是手术安全性理念提升成为手术原理核心标准的渐变过程。

1. 白内障人工晶状体带来的启迪　PIOL 植入作为一种眼内植入性的屈光手术可以追溯到 20 世纪 50 年代。但是，由于当时缺少手术显微镜、尼龙缝线、黏弹剂、良好设计的人工晶状体以及缺乏对角膜内皮细胞功能的认识，60% 的人工晶状体因为角膜水肿或葡萄膜炎 - 青光眼 - 前房积血综合征而被取出。这一阶段，人工晶状体材料和手术技术都未能满足临床安全的需求。

2. 前房型和后房型的选择过程是进一步寻求手术安全性的过程　20 世纪 80 年代中期，屈光性人工晶状体材料生物相容性和可折叠性不断提高，并经历一系列设计改良后，显示了较好的有效性、预期性和屈光稳定性，并且并发症越来越少。

3. 规范化、标准化的有晶状体眼屈光手术时代　在吸取不同材料和设计的 PIOL 植入的经验和教训的基础上，规范化、标准化的 PIOL 植入在全球逐渐推广。我国从 1996 年开始后房型 PIOL 的临床应用与研究，显示了显著的有效性和安全性，越来越多的学者关注和研究这类手术的特点和规律。PIOL 植入已经成为新的屈光手术研究方向之一。

二、有晶状体眼人工晶状体的视光学意义

PIOL 的视光学原理是在角膜和晶状体之间植入一个人工的屈光间质，以矫正患眼相对过强或过弱的屈光力，达到矫正近视或远视的目的。因手术眼的屈光间质未进行人工重塑，

笔记

术后视觉质量稳定甚至提高。另一方面，如术后有严重并发症的风险，或因为其他眼病治疗的需要，可以方便地取出植入的人工晶状体。可逆性和并发症处理的有效性是 PIOL 植入的显著优势。

从视光学角度来看，PIOL 植入是在病人原有的屈光系统中添加了一个光学元件，重组了一个新的光学系统。其最终成像质量的优劣取决于人工晶状体光学质量（屈光指数、前后曲面设计、材料在眼内环境的稳定性）、在眼内的相对位置及与视轴偏移和倾斜程度、人工晶状体与角膜和自身晶状体的球面像差互补关系等。因此，需要我们深入掌握视光学原理、充分了解人工晶状体的光学性能、详细准确地检查患眼状况并进行个体化设计，为病人提供满意的矫正视力、优化的视觉质量和高品质的生活能力。

三、有晶状体眼人工晶状体的分类

根据人工晶状体在眼内的解剖位置分为：前房型 PIOL（anterior chamber phakic intraocular lens，AC PIOL）和后房型 PIOL（posterior chamber phakic intraocular lens，PC PIOL）。

根据人工晶状体植入方式分为：折叠型和非折叠型。

根据人工晶状体制作方式分为：一体式和组合式。

（一）前房型有晶状体眼人工晶状体

根据在前房的固定方式，可分为：房角固定型（angle-fixated）和虹膜夹型（iris-claw）。前者和前房型无晶状体眼人工晶状体相仿，弹性开放袢设计，固定在房角。后者为夹型设计，将虹膜组织部分嵌顿于夹口内而起到固定人工晶状体的作用。

1. 房角固定型 与无晶状体眼人工晶状体相似，弹性开放袢，PMMA 材料制作。光学区直径为 5.0mm（有效光学直径 4.5mm），房角固定，稳定性较好。用于矫正 −7.00～−24.00D 的近视。长度有 12.0mm、12.5mm、13.0mm 三种型号可选（图 9-1）。长期随访发现部分房角固定型人工晶状体致角膜内皮细胞数下降，故已停止使用。

2. 虹膜夹型 一种固定于虹膜中部组织的人工晶状体，PMMA 材料制作，光学直径达 5.0～6.0mm，长度只有 8.5mm 一个型号，适应面广，便于批量生产（图 9-2，图 9-3）。

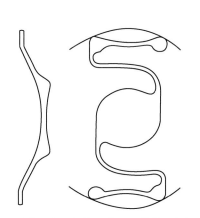

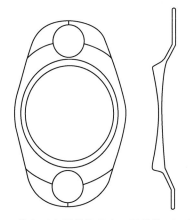

图 9-1 前房型有晶状体眼人工晶状体 - 房角固定型　　图 9-2 前房型有晶状体眼人工晶状体 - 虹膜夹型

（二）后房型有晶状体眼人工晶状体

现代后房型有晶状体眼人工晶状体有一个共同的特点，软性材料适合于小切口折叠植入、单片式拱形设计以适应自身晶状体的前表面、保持植入晶状体与自身晶状体之间一定的间隙。后房型人工晶状体的固定方式有睫状沟固定型和后房悬浮型两种。

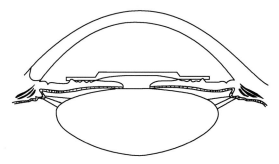

图 9-3　前房型有晶状体眼人工晶状体 - 虹膜夹型在眼内

1. 睫状沟固定型　人工生物材料（水凝胶及 0.5% 胶原蛋白）制作，单片设计，可折叠，使用推注器植入。矫正屈光度范围：近视 −3.00～−18.00D，远视 +3.00～+10.00D，散光 0.50～5.00D。人工晶状体长度有 11.5mm、12.0mm、12.5mm、13.0mm 四种。光学区直径 4.65～5.0mm（图 9-4，图 9-5）。

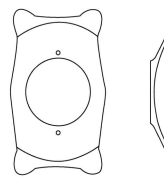

图 9-4　后房型有晶状体眼人工晶状体 - 睫状沟固定型

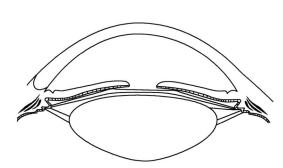

图 9-5　后房型有晶状体眼人工晶状体 - 睫状沟固定型在眼内

由于后房型有晶状体眼人工晶状体增加了房水由后房流入前房的阻力，手术后可能导致瞳孔阻滞，继发闭角型青光眼，以往为了预防青光眼必须在术前行预防性周边虹膜切除。现在，人工晶状体中心处设计预留中央孔，确保房水流通，提高了手术便利性和安全性（图 9-6）。

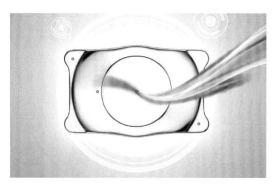

图 9-6　后房型有晶状体眼人工晶状体 - 带中央孔的睫状沟固定型

在设计中央孔的大小时必须兼顾两个因素：①中央孔直径足够大，满足正常房水循环，同时还要保证在特殊情况下可能产生的大分子、色素颗粒（直径可达 55μm）等沉积不会堵塞中央孔。按这一标准，孔径直径应大于 150μm。②中央孔区域无屈光力和孔壁导致的光散射对视觉质量影响足够小。考虑到明暗光环境下瞳孔直径大小导致的有效光学区直径改变，孔径大小在生理性瞳孔对光反射时确保孔内面积占瞳孔区面积小于 1.0%，也即散射光量低于 1.0%。按这一标准孔径应小于 500μm。

笔记

经过模拟计算，选择 360μm 孔径为中央孔标准，保证色素颗粒沉积孔壁不会堵塞中央孔，而且中央孔导致的散射光量在暗视条件下为 0.06%～0.10%，在明视条件下为 0.04%～0.08%。

新一代后房型有晶状体眼人工晶状体保存在 BSS 中，材料的含水量比前一代增加，人工晶状体的直径略大，但更接近植入眼内的实际大小。人工晶状体长度有 12.1mm、12.6mm、13.2mm、13.7mm 四种。

2. 后房悬浮型　硅凝胶材料制作，单片设计，使用植入镊或推注器植入。矫正屈光度范围：近视 −3.00～−30.00D，长度有 10.8mm 和 11.3mm 两个型号可供选择。光学区直径 4.65～5.0mm（图 9-7）。这类人工晶状体术前需要行激光虹膜周切以预防术眼瞳孔阻滞。

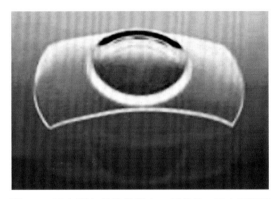

图 9-7　后房型有晶状体眼人工晶状体 - 后房悬浮型

四、有晶状体眼人工晶状体的生理要求

PIOL 生理要求更高，主要是材料学和光学设计两方面。

PIOL 的材料有以下要求：组织相容性好；折射率高，人工晶状体厚度合适；既能保护晶状体，又能有效保护黄斑。

光学设计的要求是：足够的光学区直径，能适应大部分病人的生理瞳孔直径；表面光洁度好，保证有良好的光学效果，反射率低；边缘设计合理，避免散射。

第二节　手术准备

一、术前检查

PIOL 植入术前检查非常重要，目的在于明确病人能否接受手术、适合何种类型人工晶状体及可能的手术结果。

术前检查的内容包括：

1. 屈光状态　小瞳检影和散瞳检影、主观试镜和选择病人最佳矫正视力的屈光度数。

2. 裂隙灯显微镜　观察角膜、前房形态，房角检查。

3. 角膜地形图　全面评估角膜的规则性，K_1 和 K_2 值为计算人工晶状体屈光度必需参数。

4. 超声或光学角膜厚度、前房深度测定　前房深度是角膜内皮至晶状体的距离，需≥2.80mm，前房深度在 3mm 以下不适合施行前房型人工晶状体植入。

5. 角巩膜缘间距（white to white）　表面麻醉下测 9 点～3 点角巩膜缘间距，又称角膜直径，使用两脚规裂隙灯下测量，也可用带有角膜直径检查功能的角膜地形图仪等设备获得数据。

笔记

6. 角膜内皮计数　角膜内皮细胞≥2200/mm² 者,手术安全性较好。

7. 瞳孔直径评估　暗适应及明适应下瞳孔直径与人工晶状体光学区直径大小关系,预测术后眩光的可能。

8. 视网膜检查　高度近视眼视网膜常有周边变性、干性裂孔、后极部 Fuchs 斑等并发症,应在术前进行处理,并告知病人可能的视力预后。

二、适应证

1. PIOL 可以矫正的屈光力范围是 −18.00～+10.00D(根据不同产品选择)。屈光状态稳定,不宜或不愿接受眼镜或接触镜,有接受屈光手术愿望者;屈光力过高,≥−12.00D 的近视和≥+6.00D 的远视以及角膜厚度较薄的中度屈光不正不宜行 LASIK 者。

2. 年龄 20～50 岁。

3. 角膜屈光手术后欠矫或过矫且不能在角膜上处理时可以选用 PIOL 植入,或作为联合屈光手术以矫正 −18.00～−35.00D 的超高度近视。

4. 角膜内皮数≥2200 个 /mm²;眼压正常,排除正常眼压性青光眼;无葡萄膜炎病史;无白内障家族史;无糖尿病及自身免疫疾病等。

5. 前房深度≥2.8mm,无虹膜和睫状体解剖异常。

三、禁忌证

由于该手术的目的之一是为了保留调节力,年龄较轻者更能获得益处,故年龄较大的病人多选用其他手术方式。

1. 有晶状体混浊或早期白内障者。

2. 有葡萄膜炎病史者即使处于静止期也不宜手术。

3. 角膜内皮细胞不健康者或角膜变性、外伤致角膜形状改变者。

4. 瞳孔直径偏大者。

5. 视网膜脱离手术后 2 年以内不宜手术。

6. 房角≤30°、青光眼、色素播散综合征和晶状体囊膜假性剥脱综合征。

7. 糖尿病、自身免疫疾病者。

四、人工晶状体度数的计算

PIOL 度数的计算比无晶状体眼简化,因为该手术是在眼内植入一个屈光间质,术后预测性取决于人工晶状体度数计算的准确与否,可以通过角膜曲率和术前屈光力来计算。PIOL 的计算过程仍较复杂,为方便起见,每一产品都有相应的表格可以查找,或有软件供医师计算,可以满足 95% 左右的临床需要。

此外,人工晶状体的有效位置(effective lens position,ELP)也至关重要,决定 ELP 的因素有前房深度、虹膜前表面到 IOL 平面的距离等。

第三节　手术方法

有晶状体眼人工晶状体植入手术是视力矫正手术,必须充分保证手术顺利安全。要考虑手术的可能不利因素,如麻醉方法、眼压控制、眶压高低、切口设计、睑裂大小、瞳孔大小是否合适、病人的情绪调整等。

1. 麻醉　目的是为了减轻病人的痛苦,同时获得良好的术中配合,麻醉方法因人而异。采用表面麻醉完成手术,视力恢复快、无疼痛,但需要病人主动配合。病人有紧张情绪,不

笔记

能主动睁眼配合，不能注视光源，为保证手术顺利、安全，应选用球周麻醉。

2. 瞳孔处理　目的是使手术顺利进行，减少手术并发症。前房型人工晶状体植入前应缩瞳，后房型术前应充分散瞳。

一、前房型有晶状体眼人工晶状体植入

1. 上方透明角膜或角巩膜切口，切口大小取决于人工晶状体光学区直径，也可再做一个辅助切口。

2. 前房黏弹剂填充。

3. 插入引导板（某种前房型人工晶状体需要）。

4. 植入人工晶状体，先植入前襻再将后襻植入房角，然后将人工晶状体光学中心调整使之居中，或将部分虹膜嵌顿于人工晶状体襻的夹口内。

5. 吸除前房内黏弹剂，切口缝合 3～5 针（辅助切口不需要缝合）。

前房固定型人工晶状体手术步骤示意图见图 9-8；虹膜夹型手术步骤见图 9-9。

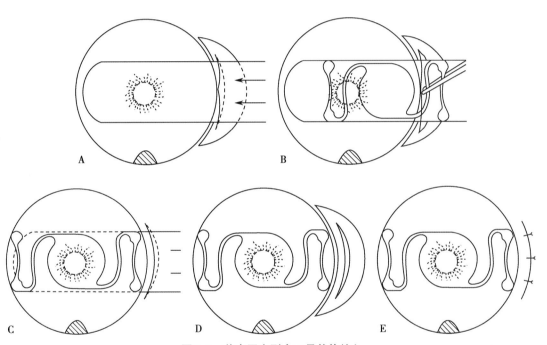

图 9-8　前房固定型人工晶状体植入

A. 插入引导板；B. 沿引导板推入人工晶状体；C. 人工晶状体襻植入后抽出引导板；D. 人工晶状体位置调整至正中；E. 清除黏弹剂和切口缝合

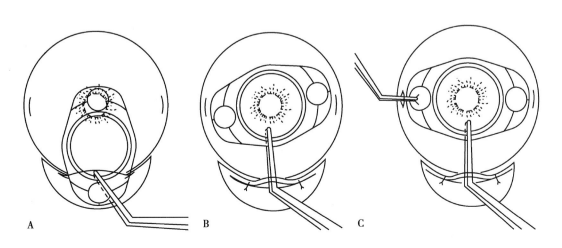

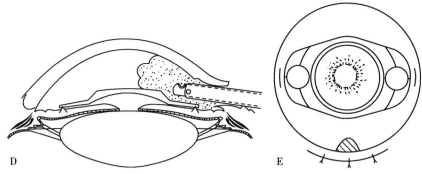

图 9-9　虹膜夹型人工晶状体植入

A. 切口内插入人工晶状体，进入前房；B. 调整人工晶状体至水平位置；C. 从辅助切口挑取小束虹膜组织，嵌入人工晶状体袢的夹口内；D. 清除前房黏弹剂；E. 缝合切口

二、后房型有晶状体眼人工晶状体植入

1. 采用颞侧透明角膜切口，隧道长 2.0mm，宽 3.0mm，也可再做一个辅助切口。

2. 前房填充黏弹剂。

3. 用专用的推注器插入切口内，缓慢地将人工晶状体注入前房。

4. 植入虹膜下后调整 PIOL 光学中心使之居中。

5. 缩瞳。

6. 注吸前房黏弹剂。

7. 切口自闭。

手术步骤示意图见图 9-10。

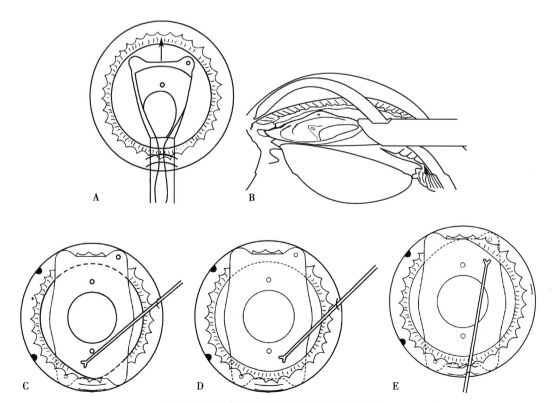

图 9-10　后房型有晶状体眼人工晶状体植入

A. 通过透明角膜切口注入折叠式人工晶状体；B. 人工晶状体在眼内展开；C. 通过辅助切口将人工晶状体袢植入虹膜后；D. 植入第二个袢；E. 通过主切口植入远端人工晶状体袢

笔记

三、术后状态

PIOL 植入术后，病人前房炎症反应较轻，局部点用糖皮质激素和抗生素滴眼液。术后需密切观察，尽早发现及处理并发症。

1. 眼压 尽管术前作预防性虹膜周边切除，或人工晶状体有中央孔，术后仍可能发生瞳孔阻滞；术中未完全清除黏弹剂是术后眼压升高的另一原因。术后 6 小时内应每小时观察眼压、前房深度及角膜是否水肿等。

2. 人工晶状体位置 裂隙灯检查时，房角固定型人工晶状体通过透明角膜可以看到人工晶状体光学区和部分袢；虹膜夹型人工晶状体可以看到人工晶状体全貌，包括夹持的虹膜组织皱褶。前房型人工晶状体光学区后表面和晶状体之间至少应有 0.8mm 的间隙，而后房型人工晶状体呈拱形和自身晶状体保持一定的间隙，这一间隙的大小用拱高（vault）来表示。这一间隙应保持在 0.25mm 以上，如拱高小于 0.1mm，应密切观察人工晶状体与晶状体接触的可能性。后房型有晶状体眼人工晶状体光学区边缘在正常瞳孔时被虹膜遮挡。调节时或从暗光环境进入强光环境，随着瞳孔缩小，后房型人工晶状体被虹膜后推，而调节时自身晶状体前表面前突，可以引起拱高变窄。此外，还应观察人工晶状体的居中性等，如人工晶状体是否有偏心、倾斜等。

3. 前房深度 前房型人工晶状体对前房深度的影响较小，后房型人工晶状体前房深度均有变浅的，房角也有一定程度变窄。

第四节 手术并发症及处理

一、术中并发症

1. 切口并发症 手术刀过早进入前房，或倾斜进入前房，导致角膜隧道过短或角膜隧道两端长度不等，可以造成前房不稳定，手术损伤增大。

2. 虹膜脱出 多为切口过短或眼压升高引起，可以导致虹膜损伤、脱色素，术中瞳孔缩小和浅前房。

3. 前房积血 多为粗暴的操作损伤了虹膜、房角或睫状体引起。

4. 瞳孔损伤 人工晶状体袢对瞳孔的过度牵拉，可撕裂瞳孔括约肌，瞳孔变形。瞳孔过大时，人工晶状体光学区边缘暴露，可引起眩光和复视。

5. 其他并发症 术中使用注射器植入时，人工晶状体翻转，造成拱面朝后，可损伤晶状体；人工晶状体植入后发现有裂痕，或者破裂等。

二、术后并发症

1. 角膜反应 发生原因：手术创伤。一次性成功植入人工晶状体反应轻微，角膜内皮细胞损失率≤5%。相对而言，前房型较后房型角膜内皮损伤明显。随着手术技术提高，人工晶状体设计改进，角膜损伤进一步减轻。

2. 白内障 发生原因：

（1）手术创伤：在手术过程中，做角膜切口、前房注入黏弹剂、人工晶状体植入时经过瞳孔区及人工晶状体植入虹膜后都有可能损伤自身晶状体导致白内障。

（2）人工晶状体与自身晶状体接触：后房型人工晶状体长度太短、瞳孔过度收缩、自身晶状体的调节状态、明适应和暗适应频繁交替，均可使人工晶状体与自身晶状体接触，导致晶状体前囊膜或前囊下混浊，一般在术后 6 个月～1 年期间发生。

（3）慢性炎症反应的代谢因素：人工晶状体导致的慢性炎症反应，可使房水成分发生改变，从而引起晶状体代谢紊乱，继发混浊，一般发生时间较晚，取决于炎症反应和代谢紊乱的程度。

（4）其他原因：术前虹膜激光周边切除时能量过强或焦点靠后，可以击中周边晶状体前囊，引起晶状体前囊下混浊，常在术前散瞳后发现，此时可见虹膜周切孔相应位置晶状体前囊混浊。

3. 青光眼

（1）瞳孔阻滞：有晶状体眼后房型人工晶状体植入在后房，使后房空间缩小，虹膜周切口太小、黏弹剂堵塞或人工晶状体袢紧贴周切口、术中缩瞳不充分使虹膜周切口未能呈功能性开放、人工晶状体太长前拱紧贴虹膜等，均可以引起瞳孔阻滞，眼压升高。

（2）继发性闭角型青光眼：人工晶状体袢固定于睫状沟内，可以将虹膜前推，引起虹膜周边前粘连，房角关闭，而导致青光眼。多发生于人工晶状体过大。

（3）色素播散性青光眼：由于人工晶状体和虹膜表面的接触可以在超声生物显微镜检查时发现，明暗适应、调节时瞳孔活动会带来两者之间的摩擦，使色素脱落而沉积于房角。

（4）激素性青光眼：术后激素使用应注意随访眼压，高度近视病人并发开角型青光眼的比例较高，使用糖皮质激素滴眼液容易导致眼压升高。

4. 前房炎症　前房反应与其他眼内手术一样，PIOL 植入术也导致血 - 房水屏障的损伤。

5. 人工晶状体偏中心　后房型人工晶状体过小支撑力不足，虹膜夹型人工晶状体脱落，均可表现为"日落"现象，典型者人工晶状体上缘降至瞳孔区，可导致单眼复视。这一现象在房角固定型的人工晶状体较少见。

6. 眩光　PIOL 植入术后的眩光（glare）和光晕（halo）因人工晶状体光学区边缘暴露引起。

7. 视近困难　高度近视病人由于术前常处于欠矫状态，调节失用，足矫常导致术后视近困难。

8. 视网膜脱离　与高度近视眼存在周边网膜变性、视网膜干性裂孔有关。

9. 瞳孔变形移位　虹膜夹型人工晶状体特有的并发症，由于人工晶状体长期的重力作用，虹膜组织萎缩，瞳孔下垂，人工晶状体偏心，视力下降。

第五节　复曲面人工晶状体矫正散光

一、复曲面有晶状体眼人工晶状体

在 PIOL 前表面加上复曲面（Toric 面），即可矫正规则散光。要实现矫正散光疗效的稳定性，必须具备以下条件：病人散光度稳定；人工晶状体在眼内位置稳定。

根据临床病人屈光度的多样性，球镜屈光度、柱镜屈光度和轴向的不同组合，Toric PIOL 更应注重个性化。因此在人工晶状体上有特殊的标记，通常位于人工晶状体光学区外 180° 子午线上。Toric 面的子午线标注在包装盒上，该子午线轴向可能和病人的散光轴向不完全一致，需要在手术过程中调整（图 9-11）。

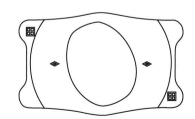

图 9-11　Toric 有晶状体眼后房型人工晶状体

二、复曲面有晶状体眼人工晶状体的适应证

1. -12.00D 以上近视合并 1.00～5.00D 的散光是手术的适应证，大于 5.00D 的散光植

笔记

入 Toric PIOL 也可以降低散光度数。

2. 虽然近视度低于 −12.00D，但是加上散光度矫正，角膜厚度不满足准分子激光矫正手术要求者。

3. 以散光为主的屈光不正，角膜屈光手术容易回退，稳定性难以保证。

4. 非角膜散光，但经观察较稳定的散光，如晶状体畸形所致散光，选择角膜散光手术可能导致角膜组织张力改变的。

5. 具备适合后房型 PIOL 植入条件，并排除禁忌证。

三、复曲面有晶状体眼人工晶状体的手术特点

区别于普通 PIOL 植入的特点有：

（一）散光调整角度的标记

人工晶状体的标记符号位于 180°，如果病人散光轴向位于 90°，而人工晶状体 Toric 面轴向在 85°，就需要术中将人工晶状体逆时针转动 5°；反之，若人工晶状体 Toric 面轴向位于 100°，则术中将人工晶状体顺时针转动 10°。也即，在人工晶状体 Toric 面轴向和病人散光轴向有差异时，通过调整人工晶状体位置来使得两者轴向一致。原来固定在 180° 水平位的人工晶状体，要调整到 5° 或 170° 的子午线上。

由于散光轴向检查均是坐位测得的，手术中卧位时，眼球可能有内旋或外旋，散光轴向定位有误差。所以，手术前应该做好标记。有以下两种方法：

1. 坐位时做好 180° 标记　表面麻醉后，坐位时，病人摆正头位睁开双眼，检查者手持标记器，做好 180° 角膜缘颜色标记，两着色点和瞳孔中心应在一条直线上。然后术中以着色点为基准，再用角度标记器，作相应角度的标记。

2. 直接标记目标轴向　裂隙灯下，病人外眦角与裂隙灯固定杆眼位标记线等高，保证头位不偏。将裂隙灯裂隙调到最窄，裂隙角度按角度标记调整到目标位置，裂隙灯下观察，裂隙光通过瞳孔中心时，光带与角膜缘交叉点处用针头作一上皮印痕。该方法可称为裂隙灯子午线标记法，其优点是，一次标记到位，减少术中操作；上皮印痕不易消退，便于术中观察。

（二）术中人工晶状体调整

人工晶状体植入到后房后，首先要调整人工晶状体轴向。用人工晶状体调位器调整人工晶状体，使人工晶状体标记符号和角膜缘标记点一致。然后，冲洗前房黏弹剂，缩瞳。

四、复曲面有晶状体眼人工晶状体的并发症

人工晶状体移位是 Toric PIOL 的特征性并发症。如人工晶状体偏小，稳定性差；人工晶状体易发生旋转，导致散光矫正效果下降甚至散光度增加，术后视力下降；人工晶状体过小还可导致人工晶状体偏位、偏心，出现"日落"征，术后视力不佳，可有单眼复视或夜间眩光。

第六节　有晶状体眼人工晶状体植入的评估

PIOL 植入有以下优点：

1. 矫正的屈光度范围广。

2. 视力恢复快。

3. 可逆性，发生不良事件可以取出植入的人工晶状体。

4. 术后屈光稳定性好。

笔记

5. 手术后眼压正常值范围不变,日后白内障手术人工晶状体屈光度计算不受影响。

与 LASIK 相比,PIOL 植入有以下特点,见表 9-1。

表 9-1　LASIK 与 PIOL 比较

内容	LASIK	Phakic IOL
矫正屈光力范围		
近视	−1.00～−12.00D	−0.50～−18.00D
散光	0.50～5.00D	0.50～6.0D
远视	+1.00～+5.00D	+1.00～+10.00D
老视眼	多种切削模式	研发中
手术条件	表面麻醉	表面麻醉或球周麻醉
	门诊手术室	内眼手术室
手术复杂程度	手术技能要求高	手术技能要求全面
	硬件依赖型	技能依赖型
	设备操控	手动器械
	准分子和飞秒激光的效应	PIOL 计算参数和经验
个体化手术	已开展	无
屈光稳定性	好	极好
术后角膜形态	曲率降低	正常
术后视觉质量	可能有下降	比术前更好
术后像差	增加,波前像差引导时下降	不变或下降
可逆性	否	是
影响视力的并发症	不规则散光	内皮损伤
	角膜瘢痕	白内障
	角膜炎	眼内炎
并发症处理的有效性	较好	好

二维码 9-3
扫一扫,测一测

　　PIOL 植入矫正屈光不正,不在原有屈光间质上重塑屈光面,保证了屈光组织的良好光学特点,因此术后视觉质量得以保证。同时,自身晶状体保留,调节功能的存在,与透明晶状体摘除相比更符合生理要求,为年轻病人保证了良好的生活质量。对屈光力过高,LASIK 手术风险较高,不能接受摘除透明晶状体的年轻人,PIOL 植入术是可供选择的手术方法。此外,这类手术还避免了 LASIK 术后眼压测量和 IOL 计算的误差。

(沈　晔)

参 考 文 献

1. Cao X,Wu W,Wang Y,et al. Comparison over time of vault in Chinese eyes receiving implantable contact lenses with or without a central hole. Am J Ophthalmol,2016,172:111-117.

2. Lee J,Kim Y,Park S,et al. Long-term clinical results of posterior chamber phakic intraocular lens implantation to correct myopia. Clin Exp Ophthalmol,2016,44(6):481-487.

3. Packer M. Meta-analysis and review: effectiveness,safety,and central port design of the intraocular collamer lens. Clin Ophthalmol,2016,10:1059-1077.

4. Kohnen T,Shajari M. Phakic intraocular lenses. Ophthalmologe,2016,113(6):529-538.

5. Bhandari V,Karandikar S,Reddy JK,et al. Implantable collamer lens V4b and V4c for correction of high myopia. J Curr Ophthalmol,2016,27(3-4):76-81.

6. Domínguez-Vicent A,Ferrer-Blasco T,Pérez-Vives C,et al. Optical quality comparison between 2 collagen copolymer posterior chamber phakic intraocular lens designs. J Cataract Refract Surg,2015,41(6):1268-1278.

笔记

7. Zeng QY，Xie XL，Chen Q. Prevention and management of collagen copolymer phakic intraocular lens exchange：causes and surgical techniques. J Cataract Refract Surg，2015，41（3）：576-584.

8. 周天安，沈晔，汪阳，等. 有晶状体眼后房型人工晶状体植入矫正高度近视的中远期疗效评价. 中华眼科杂志，2012，35（4）：307-311.

9. Shen Ye，Du Chixin，Gu Yangshun，et al. Posterior chamber phakic intraocular lens implantation for high myopia. Chin Med J（Engl），2003，116（10）：1523-1526.

第 十 章

巩 膜 手 术

本章学习要点

● 掌握：病理性近视的特点；后巩膜加固术的手术原理。

● 熟悉：后巩膜加固术的手术过程和并发症处理。

● 了解：后巩膜加固术的发展历程和取得显著效果的重要改进。

关键词 高度近视 进展 眼底病变 治疗 后巩膜加固

眼的屈光状态主要由角膜和晶状体的屈光力及眼轴的长度决定的。根据屈光手术的基本定义，角膜屈光手术和眼内屈光手术能够精确地改变角膜和晶状体的屈光力，从而准确地改变眼的屈光状态，而影响眼轴的巩膜手术也会改变眼的屈光状态，但由于目前巩膜手术对眼轴的影响尚难以精确，因此严格意义上巩膜手术还不能归入屈光手术。

在巩膜上施行与屈光相关的手术有巩膜后部的后巩膜加固术（posterior scleral reinforcement，PSR）、巩膜赤道部的巩膜环扎术，而巩膜环扎术对眼屈光影响的研究还较少。另外，巩膜前部的老视逆转术（surgical reversal of presbyopia，SRP），包括巩膜扩张术（scleral expansion band surgery）、前睫状巩膜切开术（anterior ciliary sclerotomy，ACS）、激光老视逆转术（laser presbyopia reversal，LAPR）等，是试图通过对眼前部巩膜的松解扩张，以改善眼的调节功能，其对眼轴和屈光的影响较有限。后巩膜加固术具有控制眼轴增长和缩短眼轴的作用，对稳定高度近视眼屈光状态和预防、治疗高度近视眼底病变有重要的临床价值，本章将重点介绍。

一、概述

高度近视是常见的致盲性眼病，其病因尚未探明，可能的发病机制为：在遗传和环境因素的作用下，眼球后巩膜扩张变薄变弱，后巩膜葡萄肿形成，不断增大，玻璃体腔扩大，眼轴延长，近视屈光度数加深；脉络膜、视网膜跟随后巩膜被动扩张，引起眼底变化，眼底出现近视弧形斑和豹纹状改变。随着病人年龄增长，病程进展，脉络膜、视网膜扩张加剧，出现眼底巩膜露白、漆裂纹、周边部视网膜变性、视网膜裂孔等，视网膜裂孔会引起视网膜脱离；黄斑部受损，发生各种黄斑病变，如黄斑劈裂、裂孔、脱离、萎缩、出血和脉络膜新生血管（CNV）等。

近视屈光度数高且不断加深以及各种眼底病变发生和加重，造成病人不同程度的视功能损害。目前临床上对高度近视的治疗，尚不能针对病因根治，只能采取对症处理，用各种手段进行屈光矫正和眼底病变治疗，由于病人病程仍在进展，往往疗效甚微。

后巩膜加固术于1954年由前苏联Malbran首次报道用于临床，是控制高度近视病程进展的唯一手术，又称后巩膜兜带术、后巩膜加强术或后巩膜支撑术等。

笔记

二、手术原理

后巩膜加固术是在厚度变薄、强度减弱的眼球后部巩膜上，或后巩膜葡萄肿的表面，置入健康的异体巩膜或硬脑膜等组织材料，融合形成厚度增加、强度增大的"新巩膜"，限制后巩膜继续扩张，阻止后巩膜葡萄肿加重，保护脉络膜、视网膜，控制眼轴延长和眼轴延长引起的近视屈光度数增长，阻止眼底病变的发生和加重。

后巩膜加固术的原理得到了一些研究的支持，巩膜生物力学研究表明，与正常眼相比，高度近视病人的巩膜更薄、更容易发生变形，承载能力较低。家兔行后巩膜加固术后，手术眼加固区的巩膜胶原含量增加，巩膜的弹性模量升高，巩膜蠕变率降低，巩膜抵抗变形能力增强。

三、手术材料

后巩膜加固术采用的材料可分为生物和非生物两类。生物材料有同种异体巩膜、硬脑膜、阔筋膜、新生儿脐带等。非生物材料有硅胶、涤纶布、人工心包补片等。材料的组织成分和张力强度应当和正常的巩膜相同或相近。理想的后巩膜加固手术材料应具有：①无毒，不带致病源；②组织相容性好，不能被吸收；③厚度和强度合适；④易于消毒和保存；⑤易于制备成形，应用方便。生物材料的优点多，其中以异体硬脑膜和巩膜最为理想。

（一）异体硬脑膜材料的处理方法

1. 取材要求 供体为成人新鲜尸体，死因明确，如有恶性肿瘤及化脓性脑炎、狂犬病、艾滋病等的供体材料禁用。

2. 制备、消毒和保存 开颅取得整个硬脑膜后，剪除连接组织，去除杂质。先用蒸馏水浸泡 1 小时崩解血细胞，生理盐水清洗 3 遍去除血渍，浸入 75% 的乙醇中 24～48 小时后，放入 95% 乙醇中室温密闭保存。反复取用要避免污染，使用前可做临床细菌学检验，达到灭菌要求。

（二）异体巩膜材料的处理方法

异体巩膜材料一般来自角膜移植后眼球剩余巩膜，剪除视神经，去除眼内组织、眼球外筋膜和眼外肌，尽可能去除巩膜内层色素。消毒和保存与异体硬脑膜材料程序一致。高度近视眼的巩膜组织薄，不适宜用做手术材料。

（三）加固条带制备

选取厚薄均匀、拉伸不易变形断裂的保存材料。根据病人眼轴长度和后巩膜葡萄肿的形态确定制备条带的长度和宽度，条带两端窄中间宽，一般长度 30～55mm，两端宽度 3～5mm，中间宽度 10～16mm。冲洗干净条带上的乙醇，浸入生理盐水中复水软化后备用。

四、手术适应证

检查病人发现有后巩膜葡萄肿，眼底出现近视弧、豹纹状改变，最佳矫正视力低于正常，且有以下情况可作为手术适应证：

1. 儿童（3～17 岁） 眼轴一般 >27mm，近 3 年随访眼轴延长 >1.0mm，近视屈光度数每年加深 >-1D。

2. 成人（18 岁以上） 眼轴 >28mm，近 5 年随访眼轴延长 >1.0mm，近视屈光度数每年加深 >-0.50D；或伴眼底病变，如视网膜出血、黄斑劈裂、黄斑区视网膜脱离等。

病人最佳矫正视力、屈光度数、眼轴长度和眼底状况变化的追踪观察资料，对手术适应证选择尤为重要。后巩膜葡萄肿发生的年龄越小，对视功能的威胁越大，儿童后巩膜葡萄肿宜尽早手术。

笔记

五、手术方法

（一）术前检查

后巩膜加固术前检查包括视力、验光、眼压、眼轴、B 超、OCT、眼底照相及散瞳眼底检查等，是术前评估和术后追踪随访的重要项目。

1. 视力　高度近视病人的视力检查包括裸眼视力、近视力、最佳矫正视力和习惯戴镜视力。

2. 验光　病人矫正视力差，对镜片屈光度数改变不敏感，会影响主觉验光结果；可能伴有眼底萎缩、巩膜露白及晶状体、玻璃体混浊和高度散光等，客观检影验光光带难以辨清，所以应当结合电脑验光、主觉验光、散瞳检影验光，并参考眼轴、角膜曲率和前房深度等参数，必要时在不同时间重复验光，以获得尽可能准确的屈光度数和最佳矫正视力。

3. 眼压　非接触式眼压计测量眼压可作为常规，但会受到巩膜硬度变低的影响，高度近视合并开角型青光眼发病隐匿，必要时行视野检查以排除。

4. 眼轴　A 超测眼轴需要接触角膜，受操作者熟练程度和病人后巩膜葡萄肿等因素的影响，精确性较差。眼前节生物测量仪是测量眼轴的理想设备，速度快，非接触，无损伤，受操作者影响不大，精确性高，但是对视力较差或屈光间质不清的病人检查较困难。应根据不同的病人选择不同的测量方法，并应多次检测以减少误差。眼轴应作为病人病程随访的重要指标，眼轴延长程度更能够反映后巩膜扩张进展的情况。

5. B 超　B 超检查可探测后巩膜葡萄肿的形态和位置、后巩膜的厚度，了解玻璃体情况以及作为排除视网膜脱离的初步检查。

6. OCT　黄斑区 OCT 检查可发现各种黄斑病变，如黄斑视网膜脉络膜萎缩变薄、黄斑劈裂、裂孔、脱离及黄斑区 CNV 等。

7. 眼底照相　眼底彩色照相直观显示并记录后极部眼底病变的情况，如出血、近视弧形斑、巩膜露白等。

8. 眼底检查　充分散瞳后，用三面镜或间接检眼镜仔细检查眼底，排除视网膜脱离，对视网膜裂孔和严重的变性区于术前及时行视网膜激光光凝术，防止视网膜脱离的发生。

有针对性的眼底血管造影检查和眼电生理检查，可进一步了解脉络膜视网膜损害情况。

（二）手术步骤

后巩膜加固术的术式有单条带加固法、直肌间片式加固法、X 形和 Y 形加固法及注射式加固法等。

1. 单条带后巩膜加固法（图 10-1）　术前冲洗泪道，抗生素清洗结膜囊。抗生素围术期应用，预防感染。全身麻醉下，在手术显微镜下操作。

（1）充分开睑，清洗结膜囊，以眼球颞下方为中心沿角膜缘剪开球结膜 210°，两端球结膜放射状剪开。

（2）做下、外直肌牵引线，向鼻上方牵拉眼球。

（3）深部拉钩协助暴露手术野，斜视钩分离并完全钩取下斜肌，注意保护眶隔和后巩膜不受损伤。加固条带从下斜肌下穿过，条带颞侧端从外直肌下穿过。

（4）下直肌牵引线向鼻上方牵拉，深部拉钩协助暴露颞下涡静脉，条带鼻侧端从颞下涡静脉下穿过，再从下直肌下穿过。

（5）下直肌牵引线向颞上方牵拉，斜视钩钩取内直肌也向颞上方牵拉，深部拉钩协助暴露鼻下涡静脉，条带避开（或穿过）鼻下涡静脉，条带鼻侧端缝合固定在下直肌、内直肌之间赤道前巩膜上，采用 5-0 不吸收线铲针缝合。

（6）外直肌牵引线向鼻下方牵拉，斜视钩钩取上直肌向下方牵拉，深部拉钩协助暴露颞上涡静脉,牵拉条带绕过眼球后极部,条带呈 U 形展开,避开(或穿过)颞上涡静脉,条带颞侧端缝合固定在上直肌、外直肌之间赤道前(上斜肌附着点附近)巩膜上,缝线拉紧加压条带,拉紧长度一般 3~8mm。

(7)从鼻下方、下方、颞下方、颞上方观察加固条带的位置,确保条带包盖后巩膜和发生葡萄肿的区域,平整贴附,没有扭曲和褶皱,排除涡静脉受压。

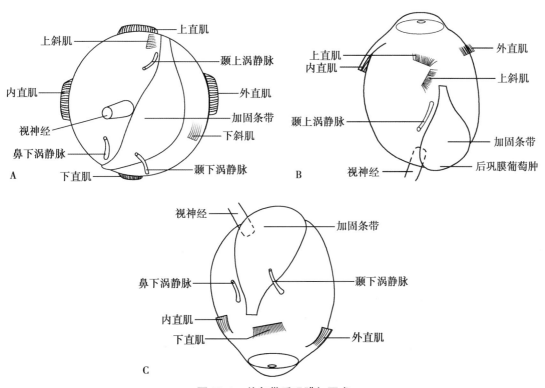

图 10-1 单条带后巩膜加固术

以右眼球为例,A:后面观;B:上面观;C:下面观

(8)检查眼底,测量眼轴,缝合结膜切口,抗生素点眼,纱布包盖。

2. 直肌间片式加固法 局部麻醉,在颞上、颞下、鼻上、鼻下象限角膜缘后 10mm 处各做一个 10mm 球结膜及筋膜切口,沿眼球壁向后分离至后极部各处植入一个约 4mm×5mm 的巩膜条带,前端固定于巩膜上。此方法在临床上已被淘汰。

3. X 形和 Y 形加固法 与单条带后巩膜加固法步骤相似,但较复杂,并发症较多。

4. 注射式加固法 通过钝性针头,将已粉碎制备的胶原组织或合成的液态聚合物注入眼球周围,使胶原或聚合物在巩膜表面形成一层纤维组织,起到巩膜加固作用。目前尚在研究阶段。

(三)术后处理

术后第一天即可去除包眼纱布,局部点抗生素及糖皮质激素滴眼液,一般不需要全身用药。每天观察眼压、视力,1 周后拆除结膜缝线,进行验光、IOL Master 和 OCT 检查,了解屈光度数、眼轴和黄斑形态的变化,随后定期复查。

(四)手术疗效与注意事项

后巩膜加固术的疗效与手术后形成"新巩膜"的范围和位置有关,不同术式会影响手术疗效,直肌间片式加固法和注射式加固法,操作简单、并发症少,但难以形成"新巩膜";X 形和 Y 形加固法的优点是加固范围大,对视神经鼻侧后巩膜兼有加固,但操作复杂,并发症较多;单条带式加固法更符合手术原理。

笔记

单条带式加固法加固的范围不足和位置错误也会影响手术疗效，术中应用条带要有足够的宽度，能充分包盖眼球后极部或后巩膜葡萄肿区，眼轴愈长，条带需愈长，后巩膜葡萄肿范围愈大，条带中间部需愈宽。条带的中间部应在眼球后极部，两端固定在眼球壁两侧的对称位置，为避免条带中间部滑脱，必须完整钩取下斜肌。缝合时条带应适当拉紧加压，有利于条带与后巩膜之间贴合紧密加快愈合。条带加压缩短眼轴，有利于黄斑劈裂和黄斑视网膜脱离复位。

手术涉及颞上、颞下和鼻下涡静脉，术中应充分分离、暴露，减少涡静脉的损伤离断。应避免涡静脉被条带压迫。涡静脉一旦受压，可即刻观察到瞳孔散大和偏移，偏移的方向往往是受压涡静脉的方向。涡静脉受压与条带宽度和固定位置有关，可根据涡静脉的走行，对条带宽度和位置进行调整，涡静脉受压解除后，瞳孔散大和偏移会回复。

手术在眼球后部操作，需对眼球用力牵拉，故小睑裂和眼轴过长者手术难度加大。老年病人，后巩膜更加薄弱，眼底病变严重，容易引起手术并发症。采用全身麻醉和显微手术技术，能够提高手术质量，降低手术风险。

后巩膜加固术对控制眼轴延长和近视屈光度数增长有效，但手术加固的部位主要是眼球后极部，眼球赤道部巩膜加固不足，仍会发生扩张，是术后眼轴延长和近视屈光度数加深不能完全控制的主要原因。

后巩膜加固术治疗高度近视黄斑劈裂有效，一些病人的黄斑劈裂能够部分复位或完全复位。图 10-2 为一例后巩膜加固术前后眼底 OCT 表现。

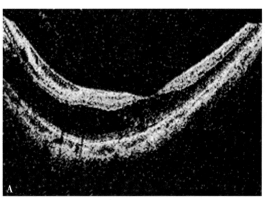 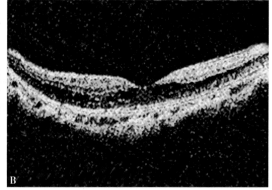

图 10-2　后巩膜加固术治疗高度近视黄斑劈裂
A. 术前（−14.00DS/−2.25DC×160＝0.5，眼轴 28.12mm）；B. 术后 6 个月（−13.5DS/−1.25DC×155＝0.6，眼轴 27.99mm）

后巩膜加固术能够缩短眼轴，限制后巩膜扩张，减轻玻璃体牵引，有利于黄斑劈裂的稳定和复位。眼轴缩短的长度应大于劈裂的高度，眼轴缩短可达 3mm 以上。黄斑劈裂早期，劈裂范围小，高度小，玻璃体牵引较轻，手术容易复位。若劈裂高度较大和玻璃体牵引严重，术后劈裂有加重，可再行玻璃体视网膜手术治疗。

后巩膜加固术能够使高度近视黄斑劈裂复位，是该手术控制或缓解高度近视眼底病的一个临床证据。术后有部分病人最佳矫正视力提高，可能与黄斑区脉络膜、视网膜得到支撑，血流及营养供应改善有关。后巩膜加固术对 CNV 治疗无效。

六、手术并发症及预防和处理

1. 涡静脉离断和受压　较常见。与涡静脉解剖位置变异、小睑裂、老年病人涡静脉脆性大等有关。涡静脉根部离断会引起出血性脉络膜脱离和玻璃体积血，涡静脉受压会引起眼淤血、脉络膜脱离、眼压升高等。采用显微手术精细操作，可预防发生。

笔记

2. 眼球穿孔伤 少见。是较严重并发症,与巩膜扩张变薄变脆,条带缝合固定难度加大有关。在显微镜下操作,选择铲针,把握进针深度,"8"字缝合打结,有利预防。发生眼球穿孔伤时,应进行巩膜冷凝和外垫压处理。

3. 眼压升高 常见。一般都发生在术后早期。与涡静脉受压血液回流不畅、糖皮质激素点眼等有关,术中要避免涡静脉受压,术后应慎用糖皮质激素点眼。

4. 视网膜玻璃体积血 较常见。多发生在术后一周内,可见于伴有高血压、动脉硬化、糖尿病的中老年病人,并与术前有过眼底出血、术中涡静脉损伤以及术后咳嗽便秘等有关。视网膜玻璃体积血会引起视力下降严重。术前应控制好血压、血糖,治疗全身疾病,术中操作轻柔,术后预防咳嗽,保持大便通畅等措施可预防发生。视网膜少量出血能在数周内吸收,视网膜大量出血和玻璃体积血一般在数月后吸收,可全身应用降血压、通便、止血、促吸收等药物对症处理。

5. 复视 少见。与术中眼外肌牵引受损、手术操作时间过长引起异常粘连等有关。术中如有明显的眼外肌受损或断裂,应予修复。术后出现复视,可做眼球转动练习,一般在数周后消失,复视 6 个月以上不消失,或有眼球运动受限者,可试行手术处理。

6. 视物变形 多见。与黄斑病变有关。黄斑劈裂病人术后眼轴缩短黄斑区视网膜皱褶,会出现视物变形,数周后劈裂腔积液吸收,视网膜平复,视物变形即消失。

7. 恶心呕吐 与全麻药物反应和术中牵拉眼外肌有关,应积极对症处理。

8. 感染 少见。注意加固材料的灭菌处理和围术期用药预防。

9. 条带排斥反应 采用同种异体组织材料,一般不会有排斥反应发生。

10. 后巩膜葡萄肿破裂 罕见。为严重并发症,与后巩膜葡萄肿严重,巩膜变薄有关,一旦发生按眼球破裂伤处理。

11. 眼底病变发生和加重 与手术未能去除病因,病程进展难以得到完全控制有关,一旦发现应及时对症处理。

(王勤美)

二维码 10-2
扫一扫,测一测

参 考 文 献

1. Chen M, Dai J, Chu R, et al. The efficacy and safety of modified Snyder-Thompson posterior scleral reinforcement in extensive high myopia of Chinese children. Graefes Arch Clin Exp Ophthalmol, 2013, 251 (11): 2633-2638.

2. Jonas JB, Xu L. Histological changes of high axial myopia. Eye, 2014, 28 (2): 113-117.

3. Morgan IG, Ohno-Matsui K, Saw S-M. Myopia. The Lancet, 2012, 379 (9827): 1739-1748.

4. Sergienko NM, Shargorogska I. The scleral rigidity of eyes with different refractions. Graefes Arch Clin Exp Ophthalmol, 2012, 250 (7): 1009-1012.

5. Shen ZM, Zhang ZY, Zhang LY, et al. Posterior scleral reinforcement combined with patching therapy for pre-school children with unilateral high myopia. Graefes Arch Clin Exp Ophthalmol, 2015, 253 (8): 1391-1395.

6. Sun J, Zhou J, Zhao P, et al. High prevalence of myopia and high myopia in 5060 Chinese university students in Shanghai. Invest Ophthalmol Vis Sci, 2012, 53 (12): 7504-7509.

7. Ward B, Tarutta E, Mayer M. The efficacy and safety of posterior pole buckles in the control of progressive high myopia. Eye (Lond), 2009, 23 (12): 2169-2174.

8. Wu P, Chen Y, Chen Y, et al. Factors associated with foveoschisis and foveal detachment without macular hole in high myopia. Eye (Lond), 2009, 23 (2): 356-361.

9. Xue A, Bao F, Zheng L, et al. Posterior scleral reinforcement on progressive high myopic young patients. Ophthalmology and Vision Science, 2014, 91 (4): 412-418.

笔记

10. Zhu SQ，Wang QM，Xue AQ，et al. Posterior sclera reinforcement and phakic intraocular lens implantation for highly myopic amblyopia in children：a 3-year follow-up. Eye（Lond），2014，28（11）：1310-1314.

11. Zhu SQ，Zheng LY，Pan AP，et al. The efficacy and safety of posterior scleral reinforcement using genipin cross-linked sclera for macular detachment and retinoschisis in highly myopic eyes. British Journal of Ophthalmology，2016，25：1-6.

笔记

第十一章

老视手术

本章学习要点

- 掌握：老视手术的原理；角膜老视手术、眼内老视手术以及巩膜老视手术的特点。
- 熟悉：角膜老视手术、眼内老视手术以及巩膜老视手术的类型及适宜人群。
- 了解：老视手术的检查和评估以及老视手术的选择。

关键词 老视 调节

老视是一种随着年龄增加，调节力下降所致近视力下降的一种生理现象。几乎所有的人在40周岁以后都会出现老视，也包括近视、远视的屈光不正病人。随着人们生活方式和工作方式的转变，近距离的视力占据越来越重要的地位，因此，为了解决老视问题，眼科学者和临床医师进行了长期的探索。

一、老视机制和手术原理

经典的老视机制以Helmholtz理论为主导，占据了160多年时间。老视的机制主要可以分为两大部分：一是晶状体理论，即老视是由于年龄相关的晶状体的形状和（或）晶状体本身物理、生化成分的改变所致的；二是晶状体外因素，即老视是由于睫状体、睫状小带及晶状体周围其他组织的改变并由此引起的晶状体的改变所致的。也有学者认为这两个方面都在老视的发生发展中起作用，也就是说老视是一个多因素综合作用的过程。由于经典的Helmholtz理论并不能完美解释调节和老视的所有现象，因此160多年来出现了很多假设和学说，如：Young-Helmholtz（1853）、Tscherning（1894）、Gullstrand（1911）、Fincham（1924）、Schachar（1992）及Lin-Kadambi（2001）等。

随着角膜屈光手术和眼内屈光手术的广泛开展，在技术上一次又一次为我们点燃了手术解决老视的希望；越来越多的角膜屈光手术的受益者随着年龄的增长成为老视手术的殷切期待者；平均寿命的延长和医学模式的改变，使老视手术具备了巨大的潜在市场；文明的进步和经济的发展也成为人们探索研究老视手术的巨大动力。因此，老视手术可能在下一个5～10年之间趋向成熟，造福于日益逼近的老龄化社会。

目前手术矫正老视还不能从根本上恢复人眼的调节能力，根据原理通常有以下几种方式：①单眼视：通过矫正成一眼看远而另一眼看近的方式，使双眼远近视力平衡妥协；②多焦点模式：通过在角膜切削成多焦点模式或者在眼内植入多焦点人工晶状体，利用瞳孔大小的变化和选择不同光学区而看清楚不同距离的物像；③提高晶状体周边的空间：通过巩膜扩张手术提高晶状体赤道部的空间，增加了睫状肌收缩时对晶状体表面牵拉的张力。

二、老视手术的分类

作为屈光手术的一部分,老视手术具有屈光手术同样的特点:病人期望值高;安全性、有效性和准确性高;手术器械精良;需要系统专业培训;应严格掌握手术适应证;尽量避免并发症;需要让病人充分了解手术效果及危险性等。也像其他理想的屈光手术一样需要达到安全、预测性好、视觉质量无下降、保持眼球结构完整、反应轻、无痛苦、恢复快等要求。除此之外,对于真正的老视手术(狭义的)要着重研究调节和老视机制,重点在于调节力的真正恢复也即老视逆转(presbyopia reversal)。

根据不同的理论和实践,各种老视手术不断涌现。按手术部位,老视手术可以分为三类:角膜老视手术、眼内老视手术和巩膜老视手术。

(一)角膜老视手术

1. 单眼视 LASIK(monovision with LASIK)。

2. 角膜非球面性切削(如:Q 值调整技术)。

3. 飞秒激光角膜基质层间切割。

4. 激光角膜热成形术(laser thermokeratoplasty,LTK)。

5. 传导性角膜成形术(conductive keratoplasty,CK)。

6. 角膜多焦点切削。

7. 飞秒激光角膜层间植入物植入术。

(二)眼内老视手术

1. 单焦人工晶状体的单眼视植入技术。

2. 多焦点人工晶状体(multifocal intraocular lens,MIOL)。

3. 调节式人工晶状体(accommodative IOL)。

(三)巩膜老视手术

目前通过手术矫正老视的各类方法,可称为广义的老视手术。需要区分的是其中有些手术只解决了老视病人近距离用眼或远近距离同时用眼的问题,通过手术只是改善了老视带来的近视力下降的症状,并没有真正提高调节力,而其中能够真正提高老视病人调节力的手术可称之为狭义的老视手术,统称"老视逆转"手术,包括部分在巩膜上进行的老视手术。

对于真正恢复晶状体调节力的巩膜老视手术目前大多处于实验研究和临床试验阶段,目前用于临床上的老视手术主要有经角膜和经眼内两种途径。

三、老视手术的检查和评估

(一)常规检查

1. 裸眼视力和矫正视力　裸眼远视力和中、近视力都很重要,术后裸眼远视力与术前相比应不受影响,而中、近视力应该改善。以牺牲中、远视力为代价来改善近视力并不是真正的老视手术,如各种采用单眼视(monovision)技术的方法。术前矫正远视力与术后效果有关,过高的远视将掩盖术后效果的显现。过高的近视病人可以先矫正近视。

2. 电脑验光、检影验光及主觉验光　以电脑验光的结果为基础,经过简单的检影验光,然后主要进行规范的主觉验光,以准确确定屈光度数,一般情况不需要散瞳验光。

3. 眼前部和屈光介质　排除一般炎症和屈光间质混浊等。

4. 眼底　排除老年病人常见的一些眼底病变,需要时散瞳检查,如糖尿病、高血压和动脉硬化眼底病变、年龄相关性黄斑变性等,也要排除青光眼等。

5. 眼压　排除眼压过低或高眼压、青光眼等,前者手术效果较差,后者一般也不考虑老视手术。

笔记

（二）特殊检查

限于篇幅，这里不介绍有关调节检查的具体操作方法，可见本系列教材的相关章节。

1. 近附加度数（near addition，ADD） 对老视手术这是非常重要的检查项目，是反映手术效果的客观指标之一。单眼近附加度数与双眼近附加度数有所不同。

2. 调节幅度（单/双）（amplitude of accommodation，AMP） 所谓"调节幅度"是指眼所能产生的最大调节力，也是反映手术效果的重要客观指标之一。术后调节幅度如果比术前提高，则表示手术有效，达到了手术逆转老视的目的，可以称之为老视逆转术（surgical reversal of presbyopia，SRP）。单眼和双眼的调节幅度有所不同，因此要分别测定。

3. 调节灵活度（accommodative facility） 是调节的一种动态指标，表示术眼调节的灵活程度，反映了单位时间内调节放松与调节紧张连续交替变化的能力。

4. 负相对调节（negative relative accommodation，NRA）/ **正相对调节**（positive relative accommodation，PRA） 是指在同一集合平面，调节能够放松与增加的最大幅度，反映了在固定工作距离上的调节储备量。两者都是在屈光完全矫正的基础上双眼同时视状态下进行的，一般都在阅读距离（40cm）下测量，前者在眼前逐步加正镜片，后者在眼前逐步加负镜片，通过对两者的测定，结合下述 FCC 可以精确确定病人的阅读近附加度数。

5. 融合性交叉柱镜（fusional crossed cylinder，FCC） 试验性阅读近附加度数通过在综合验光仪上使用融合性交叉柱镜的方法测定，结合 NRA/PRA 可以精确确定病人的阅读近附加度数。

6. 前房深度（anterior chamber depth） 术后前房深度可能发生变化，源于术后晶状体的前移或前凸等因素。

7. 眼轴长度 作为眼球的一项参数，也需要进行测量，虽然与手术无直接关系，但当眼球中与眼轴有关的各部分（如角膜、晶状体）因手术而发生改变时，应该结合眼轴长度进行分析。

8. 前房角 手术前后前房角可能有变化，是房角的开放导致眼压下降。

9. 角膜地形图 了解角膜形态可排除一些手术禁忌证，分析某些病人术后视力变化的原因，因为手术也可能通过巩膜间接引起角膜形态的改变。

10. 像差 老视手术也可能通过对晶状体和角膜等的影响而引起像差的改变。

规范的老视验光通常包括三个步骤：

1. 初始近附加 根据病人的年龄、习惯工作距离和调节幅度、原来的近附加屈光度、FFC 法确定初步的近附加屈光度，以上几种方法可以任选一种。

2. 精确近附加 根据正相对调节和负相对调节确定。

3. 调节和试戴 根据精确近附加的结果，试戴并小幅度调整直到病人达到持续、清晰和舒适的近视力。

四、角膜老视手术

（一）单眼视 LASIK

最初由 Westsmith 于 1958 年提出并应用于矫正老视，即一眼矫正看远、另眼矫正看近。其机制是双眼间的模糊抑制，理想的单眼视其双眼清晰视力范围等于单眼之和，不受另眼模糊形象干扰。研究者观察发现对模糊像的抑制能力存在个体差异，视觉系统对来自离焦眼模糊像的抑制能力是影响单眼视是否成功的重要机制，鬼影症状与模糊眼对抗优势眼的程度有关。

进行单眼视矫正之前应先确定视远眼（优势眼）、预期屈光参差度数。单眼视分为两种类型，即常规单眼视和交叉性单眼视，前者为矫正优势眼看远、非优势眼看近；后者指矫正

笔记

优势眼看近、非优势眼看远。临床通常做法是矫正优势眼看远，矫正非优势眼、近视和（或）散光较轻的眼看近，尽量减少两眼屈光度差异。目前有倾向于微平眼视的做法，即两眼屈光度差异设计在0.5～0.75D。

关于选择矫正眼还有以下几种观点：

1．矫正优势眼看远，最大限度满足视觉对空间深度觉的要求。

2．优先矫正左眼，以增加驾驶的安全性。

3．矫正低度近视或散光眼，减少看远时的周边模糊。

4．矫正优势眼用于最常用距离，使模糊抑制最大化。在某些特殊情况下选择交叉性单眼视，例如：非优势眼的屈光不正度数更大。

单眼视的视力效果通常用病人满意率表示单眼视技术应用的成功率，研究表明单眼视使病人的双眼视功能轻度降低，但可以将其控制在允许范围之内。单眼视对双眼周边视力和双眼视野无明显影响，深度觉轻度下降并将于随后适应。与一些双焦角膜接触镜相比，单眼视矫正的视野更开阔，无周边像畸变。

在选择矫正方式之前，应详细评估病人的屈光状态和用眼需求。单眼视的成功率受到年龄、屈光状态、优势眼、立体视觉、眼位、职业、心理与性格因素的影响。病人对视力的过高要求常常降低单眼视矫正的成功率。对单眼视不满意的原因有：病人对视力的高要求、明显的立体视下降、双眼间模糊抑制不足、明显的内隐斜、夜间驾驶。应特别考虑的因素有：近附加度数的选择、选择看远或看近眼别、散光残留及适应过程。矫正前应与病人充分交流。

病人的心理因素对单眼视十分重要，可根据心理测试指标预测矫正的成功率，有强烈不戴镜的愿望和超越自我能力强的病人容易成功。而年龄、性别、瞳孔大小、对单眼视的近期反应、近距离屈光度不能用于预测单眼视成功率。病人的个性特点在很大程度上影响病人满意率。拒绝单眼视的因素包括视力和心理因素，存在性别差异，性格内向的男性更容易拒绝单眼视，而女性在适应性方面低于男性。

屈光手术前用单眼视角膜接触镜试戴可提高成功率，有利于选择矫正方式，可预测手术效果，病人术后适应性好。屈光手术单眼视的满意率可能高于角膜接触镜，原因包括不能耐受角膜接触镜、单眼视的独特影响因素（如：双眼间模糊抑制）、屈光手术的独特因素（如：角膜多焦点）。

（二）角膜非球面性切削

通过调整双眼角膜非球面性引入负球差以增加眼的焦深，提高视力。焦深指不影响视网膜成像清晰度的像面可移动的最大范围，其与视力正相关，并受到瞳孔大小、眼屈光力、高阶像差等因素影响。人眼在调节放松状态下时球差为零或轻微正值，进行调节时，由于晶状体形状改变而产生负球差。而老视眼由于晶状体调节能力下降，球差的改变也减少。因此，通过准分子激光手术形成非球面的角膜表面，可以引入负球差以补偿调节能力，引入的球差也增加焦深，提高了视力。临床上有采用选择性消像差切削模式或Q值调整技术改变球差。

（三）飞秒激光角膜基质层间切割（INTRACOR）

飞秒激光在10余年来应用于角膜屈光手术，具有瞬间功率高和聚焦准确的特点。利用这两个特点，设计了在角膜基质层间进行纵向环形切割，达到改变角膜曲率的目的。避免术后感染和制作角膜瓣的并发症。2007年Luis Ruiz首先采用飞秒激光在中央区角膜基质内进行五个同心圆柱形切割，通过减低角膜中央区张力，术后角膜中央区轻度前凸形成非球面多焦形态，增加病人景深，达到矫正老视的目的。

（四）角膜多焦点切削（如：Agarwal技术）

在传统准分子激光角膜切削过程中加入老视切削程序，将角膜塑形成多焦点形态，相

笔记

当于在角膜表面制作一副渐进多焦角膜接触镜,使角膜中央区视近,周边区视远,增大负球差,增加景深,在有效地矫正屈光不正的同时,明显提高近视力。

(五)飞秒激光角膜层间植入物植入术

角膜层间植入物植入术是一类"加法"手术,其中一种通过飞秒激光在角膜基质层间制作一囊袋,在其内植入一枚中央带小孔(直径1.6mm)的深色环形透镜(直径3.8mm,厚度约5μm)矫正老视。其设计基于小孔成像光学原理,选择性使中心光线通过,引入负球差,增加景深,减小视网膜上的弥散光圈,提高病人的远近视力。该嵌入环由聚偏二氟乙烯(polyvinylidene fluoride,PVDF)和碳纳米粒子(nanoparticles of carbon)制成,PVDF具有较好生物相容性,碳纳米粒子能有效降低圆环透光性。环上有直径不一(5~11μm)的8400个激光刻蚀微孔,保证了其渗透性,伪随机分布设计则减少暗视环境下衍射发生,但术后对比敏感度下降是其局限性之一。飞秒激光可完成角膜基质囊袋高精度的切开,减轻角膜组织的损伤,并减少术后透镜的移位及散光的发生。

(六)传导性角膜成形术

通过角膜中周部基质的热效应使胶原纤维收缩、角膜中央曲率增加的方法治疗老视。传导性角膜成形术(conductive keratoplasty,CK)应用电流传导特性通过角膜基质传送能量,组织对电流产生电阻力而产生热能,当人角膜胶原纤维被加热至55~60℃时,其长度缩短1/3。这种轻微可调控的热模式,其传导从组织的底部到顶端,导致角膜每个手术凝固点部位的蛋白质变性,热传达范围小,形成约150~200μm宽,深约角膜厚度80%的均匀圆柱形反应区,致使角膜胶原纤维收缩至原长度的1/3。这样中周部角膜产生一个紧缩作用,从而增加角膜的非球面性,产生多焦点效应,达到矫正老视或远视,改善视觉质量的目的。

五、眼内老视手术

40周岁以后人们会出现老视,表现为视近困难,随着显微技术的提高和人工晶状体设计的进一步完善,可以通过手术摘除自身的晶状体,植入合适度数的人工晶状体,从而达到既能看远又能看近的目的。

(一)单焦人工晶状体的单眼视植入技术

单眼视(monovision)通过调整植入的传统单焦人工晶状体度数,使术后一眼接近正视,用于看远,对侧眼为轻度近视,用于看近。术前应与病人充分交流,详细评估病人的屈光状态和用眼需求,确定视远眼、预期屈光参差度数。通常优势眼看远,非优势眼看近。单视方式对双眼周边视力和双眼视野无明显影响,深度觉轻度下降,但可适应。

(二)多焦点人工晶状体

多焦点人工晶状体(multifocal intraocular lens,MIOL)应用折射和(或)衍射的光学原理,使不同距离的物体经过MIOL的光线产生两个或多个焦点,则远处物体或近处物体发出的光线均能较清晰聚焦于视网膜上,大脑会选择与被注视物体更接近、更清晰的物像,抑制另一个物像。按照设计原理的不同,MIOL可以分为折射型、衍射型、渐进衍射-折射型。按照不同的设计类型,可以分为双焦点、三焦点、区域多焦点以及多焦点散光型人工晶状体。MIOL可以同时提供良好的远、中、近视力,减少对近附加眼镜的依赖程度。但是,由于该设计类型的人工晶状体对光能量重新进行了分配,对比敏感度会有不同程度的降低,以及出现不同程度的夜间眩光和光晕等视觉干扰现象。随着该技术广泛开展,在临床上屈光性晶状体置换术后,为了获得良好的全程视力,多焦点人工晶状体植入将是人们的首选。

(三)调节式人工晶状体

老年人的睫状肌仍保留有部分收缩能力。通过一些设计上的改进,可调节人工晶状体(accommodative intraocular lens,AIOL)利用睫状肌的收缩力量,使AIOL光学部前后移动,

笔记

或同时产生一定的形变,产生模拟的调节功能。根据构成光学部的光学面不同,AIOL 分为单透镜型和双透镜型。单透镜型 AIOL 只有一个光学部,其设计独特的可伸缩袢使 IOL 植入囊袋后可随睫状肌收缩而前后移动。双透镜型 AIOL 有两个分离的透镜,可随睫状肌收缩改变两个透镜之间的纵向或横向距离,从而改变 AIOL 的总体屈光力,达到调节目的。双透镜型 AIOL 的调节能力一般比单透镜型大。AIOL 可以提供良好的远、中、近视力,且避免了 MIOL 术后视觉不良现象及对比敏感度下降的问题。但是调节力的不足以及调节机制的不明确,限制了其在临床的广泛应用。

六、巩膜老视手术

巩膜老视手术的手术原理是根据"弹性理论"假说进行的,该假说在 Schachar 调节假说的基础上,认为调节不是单纯因为睫状肌的收缩能力减弱,而是不能够有效地收缩造成的,手术方式包括激光老视逆转术、巩膜微汽化术等。因巩膜手术不损伤角膜,可有效避免光学中心的偏移、角膜形态的改变、新引入的散光和像差的产生等不良因素。

激光老视逆转术(laser presbyopia reversal,LAPR)是用波长 0.13μm 的紫外激光或波长 3μm 的红外激光放射状切除部分板层巩膜组织,在巩膜上形成槽状缺损,而代之以结膜下组织填充愈合,从而使巩膜的弹性增加,使附着在巩膜内表面的睫状肌因巩膜环弹性的增加而更有效地收缩。同时,巩膜环弹性的增加,在眼内压的作用下,也扩大了晶状体赤道部与睫状体之间的空间,使前部睫状肌重新紧张,增加其对晶状体赤道部的牵张力而增加调节。美国的临床研究显示,大多数接受激光老视逆转手术治疗的老视病人临床症状改善,术后可以不依赖眼镜阅读杂志和报纸。手术后的眼屈光和远视力主要表现在散光和球镜的转化,但 1 年后基本回退到初始状态。术后 1 周眼压的水平轻度降低,但 1 个月后基本恢复到术前,没有出现持续的低眼压以及由此引起的视网膜脱离、脉络膜脱离等并发症。

巩膜微汽化术(laser anterior ciliary excision,Laser ACE)是应用波长为 2940nm 的铒(Erbium)YAG 激光在巩膜距角膜缘 0.5～1.1mm 处、1.1～4.9mm 处以及 4.9～5.5mm 处的四个象限进行巩膜组织微汽化,并在孔洞内填充胶原蛋白填充物。微汽化的孔洞形成一特定的布局,以降低巩膜局部硬度,增强巩膜的可塑性,增加晶状体周空间。通过增加巩膜局部的弹性,增加了从睫状肌到晶状体间的有效拉力,来达到增加动态调节力的目的。在目标位置填充的胶原蛋白填充物可抑制术后切口的组织纤维化,防止回退,巩固手术效果。术后可能的并发症包括巩膜微穿孔、暂时性眼压下降、角结膜磨损、结膜下出血、视力模糊、眼痛等。

因为老视的产生是一个多因素的过程,所以该手术受到多种因素的影响,如巩膜厚度、术前矫正近视力、角膜的屈光力、前房深度、眼球轴长及激光能量、切削深度等。术后视近训练对恢复病人的调节有一定帮助。

(王勤美)

二维码 11-1
扫一扫,测一测

笔记

参 考 文 献

1. Frick KD,Joy SM,Wilson DA,et al. The global burden of potential productivity loss from uncorrected presbyopia. Ophthalmology,2015,122(8):1706-1710.

2. Whitman J,Dougherty PJ,Parkhurst GD,et al. Treatment of presbyopia in emmetropes using a shape-changing corneal inlay:one-Year clinical outcomes. Ophthalmology,2016,123(3):466-475.

3. Venter JA,Pelouskova M,Bull CE,et al. Visual outcomes and patient satisfaction with a rotational asymmetric refractive intraocular lens for emmetropic presbyopia. J Cataract Refract Surg,2015,41(3):585-593.

4. Davidson RS,Dhaliwal D,Hamilton DR,et al. Surgical correction of presbyopia. J Cataract Refract Surg,2016,42(6):920-930.

5. Thomas BC，Fitting A，Khoramnia R，et al. Long-term outcomes of intrastromal femtosecond laser presbyopia correction：3-year results. Br J Ophthalmol，2016，100（11）：1536-1541

6. Pepose JS，Qazi MA，Chu R，et al. A prospective randomized clinical evaluation of 3 presbyopia-correcting intraocular lenses after cataract extraction. Am J Ophthalmol，2014，158（3）：436-446.e1.

7. Stahl JE：Conductive keratoplasty for presbyopia：3-year results. J Refract Surg，2007，23（9）：905-910.

8. Leng L，Chen Q，Yuan Y，et al. Anterior segment biometry of the accommodating intraocular lens and its relationship with the amplitude of accommodation. Eye Contact Lens，2017，43（2）：123-129.

9. Maurino V，Allan BD，Rubin GS，et al. Quality of vision after bilateral multifocal intraocular lens implantation：a randomized trial—AT LISA 809M versus AcrySof ReSTOR SN6AD1. Ophthalmology，2015，122（4）：700-710.

10. Hipsley A. Ma DH，Sun CC，et al. Visual outcomes 24 months after LaserACE. Eye Vis（Lond）. 2017，4：15.

笔记

第十二章

屈光手术的联合手术

本章学习要点

● 掌握：联合屈光手术的必要性、有效性和安全性评价原则。
● 熟悉：各种屈光手术联合方案和优缺点。
● 了解：联合屈光手术原理和发展趋势。

关键词　屈光手术　联合　超高度近视

第一节　概　述

几乎现有的屈光手术都有一定的屈光力矫正范围的限制，这是由眼球组织的解剖生理条件所决定的。角膜厚度的有限性、手术区直径和瞳孔直径的关系、前后房的空间限制、IOL厚度的控制要求等决定了角膜屈光手术、眼内屈光手术都不可能独立解决所有的屈光不正，而往往正是在这些单一手术不能解决的超高度屈光不正，病人的需求更强烈。因此，屈光手术的联合运用是有临床需求的。

我们把为矫正屈光不正而有计划地对同一病人一期或二期进行两种或两种以上屈光手术称为屈光手术的联合手术，而为解决术后屈光回退而进行的二次手术或再手术属于手术并发症处理的范畴，不属于本章讨论范围。

一、手术适应证

1. 等效球镜度高于 −18.00D 的近视散光和高于 +10.00D 的远视，目前尚无有效的手术方法可以单独完全矫正，可考虑联合手术。

2. 病人有主观愿望，并对联合手术可能的结果充分了解。

3. 无屈光手术的禁忌证。

二、手术时机

病人因为超高度屈光不正而需要联合手术矫正，而联合手术多为不同手术方法的联合，涉及眼球的不同屈光间质，还要考虑手术的互相影响。一般来说，PIOL 植入术、白内障摘除 IOL 植入术、屈光性晶状体置换术等眼内手术后 1～3 个月可以做联合角膜屈光手术。

笔记

第二节　角膜与眼内屈光手术的联合

一、有晶状体眼人工晶状体植入术联合准分子激光角膜屈光手术

由于前后房空间的限制，较厚的 PIOL 植入眼内的安全性下降，对于超高度屈光不正的矫正有必要采用联合手术，最常用的联合方式是二期准分子激光角膜屈光手术。

首先，完成术前检查，根据屈光状态和病人的意愿确定要矫正的屈光度数，然后选择 PIOL 的屈光度数，一般为该种 IOL 的最高屈光度数；根据残留的屈光度数，设计角膜激光手术的矫正量，遵循准分子激光角膜屈光手术的适应证范围，选择合适的角膜手术方式。

二、屈光性晶状体置换术联合准分子激光角膜屈光手术

屈光性晶状体置换术能矫正的屈光度范围在 −22.00～+10.00D 之间，超过这一范围的可联合 LASIK 或表层激光手术进行矫正。此类手术目前已较少开展。

三、眼内屈光手术联合角膜散光矫正术

矫正散光的 PIOL 正在临床研究阶段，这种 IOL 的前表面为复曲面，但矫正散光范围仍然有限。而且，为了准确地进行散光轴向定位，IOL 术中需要旋转，术后定位的稳定性和准确性差，也增加了手术的复杂程度和手术并发症的机会。

角膜散光矫正通常为同期（一期）联合手术，术前有晶状体眼和无晶状体眼均可。IOL 屈光力的计算应遵循以下原则：复性近视散光按近视球镜度计算 IOL 屈光力，复性远视散光按远视球镜与柱镜之和计算 IOL 屈光力，两者术后的近视散光再由角膜散光切口来处理。

散光矫正手术有散光性角膜切开术（AK）和角膜松解切开术（corneal relaxing incision，CRI）。AK 已在有关章节介绍，其操作简便、效果确切，但如果切口进入瞳孔区，有可能造成术后眩光、多视症。CRI 为在瞳孔区外做角膜弧形切口，以松解相应轴向上的角膜曲率，从而矫正散光。CRI 矫正散光的效应与弧长正相关，与弧半径负相关，即离瞳孔中心越近，弧线越短；离瞳孔越远，弧线越长。手术过程中，弦长的测量最方便，但要考虑切口所处的部位，以切口位于直径为 7mm 的圆上为例，矫正散光的效应见表 12-1。飞秒激光的临床应用标志着角膜松解切口术进入精准时代，在实时 OCT 引导下，飞秒激光能确保切口深度、切口弧长更精准。

表 12-1　散光矫正效应

年龄（岁）	效应（每 mm 切口矫正的散光度，D）	年龄（岁）	效应（每 mm 切口矫正的散光度，D）
20～29	0.40	50～59	0.60
30～39	0.45	60～69	0.65
40～49	0.55	70～79	0.75

注：1. 切口深度需达 95% 角膜厚度值；2. 切口短于 1.5mm 时无矫正效应；3. 弦长不超过弧半径；4. 同子午线上对侧切口矫正效应能够叠加

CRI 散光切口的并发症与 AK、RK 相似，术后要认真处理。

笔记

第三节 眼内屈光手术的联合

一、双人工晶状体植入

屈光性晶状体置换术联合 IOL 植入是可选择的屈光手术之一,即便是透明晶状体摘除后屈光状态为 0D,IOL 的植入对减少玻璃体视网膜并发症也有一定好处。但用常规 IOL 度数不能完全矫正的屈光不正,还可以同时再植入第二片 IOL,称为"piggy back"技术,其矫正效应是叠加的。

双人工晶状体的固定方式有:

1. IOL 均固定于囊袋内,两者呈十字交叉。

2. 第一个 IOL 植入囊袋内,第二个固定于睫状沟。

双人工晶状体植入对超高度屈光不正尤其是超高度远视有了有效的矫正方法,但 IOL 的位置移动会引起矫正效应的改变,而引起术后欠矫、散光和双焦效应;而术后常出现在两枚 IOL 之间的混浊,激光处理困难。

二、有晶状体眼和无晶状体眼人工晶状体的联合植入

透明晶状体摘除植入常规无晶状体眼人工晶状体后仍不能矫正的残留屈光不正,可以选用 PC PIOL 植入来矫正,比双人工晶状体更为优越。因为 PC PIOL 后表面为凹面,可以和双凸面设计的无晶状体眼人工晶状体紧密相贴,不容易移位,矫正效果稳定,是一种优化的组合。

第四节 其他联合手术方式

除此以外,对于不同情况的特殊病人,我们还可以考虑采用各种对病人有利的屈光手术联合方式,以解决个性化的问题。例如,对伴有角膜薄的高度近视病人,又不愿意同时进行角膜和眼内手术的,可以考虑不同角膜屈光手术的联合方式,如角膜激光手术和角膜基质环植入术的联合,因为后者能矫正 4.00D 以下的近视,联合 LASIK 手术时就可以对角膜中央少切削 4.00D 左右;屈光不正病人出现老视的,可以考虑老视手术和角膜屈光手术的联合,可以是一期手术。

无论如何,对超高度屈光不正或一些特殊的病人,现在临床上可以采用联合屈光手术来矫正,对病人来说是多了一种选择,多了一种希望。对屈光手术医师来说,也可以利用现有的技术,设计一个合理有效的组合,为病人带来更满意的效果。

(沈 晔)

二维码 12-1
扫一扫,测一测

参 考 文 献

1. Zheng LY, Zhu SQ, Su YF, et al. Comparison between toric and spherical phakic intraocular lenses combined with astigmatic keratotomy for high myopic astigmatism. Eye Vis(Lond),2017,4:20.

2. Pérez-Vives C, Belda-Salmerón L, García-Lázaro S, et al. Optical and visual simulation of standard and modified spherical aberration implantable Collamer lens post myopic LASIK surgery. Eur J Ophthalmol,2014,24(3):330-337.

3. Hernandez-Bogantes E, Hernandez-Camarena JC, Navas A, et al. Combined posterior phakic intraocular lens and SMILE in a patient with high myopia. J Refract Surg,2015,31(5):346-347.

4. Dirani A, Fadlallah A, Khoueir Z, et al. Visian toric ICL implantation after intracorneal ring segments implantation and corneal collagen crosslinking in keratoconus. Eur J Ophthalmol,2014,24(3):338-344.

笔记

第十三章

屈光手术临床路径和标准化

本章学习要点

● 熟悉：屈光手术临床检查及手术流程。

关键词 屈光手术 路径 标准

屈光手术包括多种旨在改善眼屈光状态的手术方法，其中在角膜上改变屈光状态的方法统称为角膜屈光手术，在晶状体和前后房改变屈光状态的方法称为眼内屈光手术。当病人期望减少对框架眼镜或角膜接触镜的依赖，或者病人有职业或美观的要求不能使用眼镜时，可以考虑屈光手术。屈光手术是选择性的手术，起到锦上添花的作用。采用标准化的临床路径后，可以避免在不同地区、不同医院、不同治疗组或者不同医师个人间出现差异较大的治疗方案，避免随意性，提高治疗的准确性、预后的可评估性。

临床路径（clinical pathway）是指针对某一疾病以循证医学证据和指南为指导建立一套标准化治疗模式与治疗程序，是一组有关临床治疗的综合模式，用以促进治疗组织和疾病管理的方法，最终起到规范医疗行为、减少变异、降低成本、提高质量的作用。它是针对特定疾病的诊疗流程，注重治疗过程中各专科间的协同性，注重治疗的结果。1985 年，美国马萨诸塞州波士顿新英格兰医疗中心（The New England Medical Center，NEMC）的护士 Karen Zander 第一个运用临床路径，这种方法被证实既可缩短住院天数，节约护理费用，又可以达到预期的治疗效果。此后，该模式受到了美国医学界的重视，许多机构纷纷效仿，并不断发展，逐渐成为即能贯彻质量保证法以及持续质量改进法（continuous quality improvement，CQI），又能节约资源的治疗标准化模式，较为普遍地被称为临床路径。

一、角膜屈光手术

在角膜上改变屈光状态的方法统称为角膜屈光手术。有摘镜意愿，且符合角膜屈光手术条件的病人可选择。手术医师必须详尽地告知病人手术的风险、好处、替代方法和手术的局限性。屈光手术的结果并不能完全精准预测，手术后仍可能需要使用小度数的框架眼镜或者接触镜来获得满意的视力。对于有老视的病人，术后还可能需要部分使用阅读镜。主观的视功能和病人的满意度有可能和客观检查不一致。其临床路径和标准处理流程是：

（一）适用对象

第一诊断为屈光不正，行角膜屈光手术。

（二）诊断依据

1. 病史 渐进性视力下降。

2. 体格检查 有屈光不正度数，未见器质性病变。

（三）治疗方案的选择依据

1. 诊断明确。

2. 符合角膜屈光手术适应证。

3. 征得病人及家属的同意。

（四）术前检查和评估

1. 主要检查 视力、屈光度、角膜厚度、角膜形态、角膜直径、瞳孔直径、泪膜、优势眼等。

2. 一般检查 一般资料、病史采集、全身情况、外眼、屈光间质、眼底、眼轴长度、眼压等。

3. 特殊检查 对比敏感度与对比度视力、眩光与散射光检查、波前像差、调节与集合、双眼单视功能、角膜内皮细胞、眼位、Kappa 角与眼动等。

4. 术前评估 手术对象的总体评估，包括心理评估。

（五）术前准备

血化验（血常规、感染性疾病的筛查）、泪道及结膜囊冲洗，以及病人宣教。

（六）术前用药

1. 激光板层角膜屈光手术

（1）广谱抗生素滴眼液点眼 3 天，每天 4 次；或者点眼 2 天，每天 6 次；或者点眼 1 天，频点。

（2）若角膜有点状上皮缺损，可使用人工泪液或促角膜上皮修复滴眼液等至角膜愈合。

（3）若有干眼症状，可酌情使用人工泪液。

2. 激光表层角膜屈光手术

（1）基本同激光板层角膜屈光手术。

（2）可酌情点用新型非甾体类抗炎药，建议术前 30、15 及 5 分钟各点用 1 次，以减轻术后疼痛反应。

（七）手术

1. 术前常规清洁结膜囊，必要时选择泪道冲洗。

2. 麻醉方式 表面麻醉。

3. 手术方式 按各章节规范操作。

（八）术后用药及处理

1. 激光板层角膜屈光手术

（1）术后透明眼罩护眼。

（2）广谱抗生素滴眼液连续点眼 7～14 天。

（3）糖皮质激素或新型非甾体类抗炎滴眼液点眼 1～2 周，并酌情递减。

（4）人工泪液或凝胶点眼。

（5）术后需定期复查，复查时间通常在术后第 1 天、1 周、1 个月、3 个月、6 个月和 1 年。特殊不适情况随时复诊。

2. 激光表层角膜屈光手术

（1）术后配戴绷带型角膜接触镜 3～5 天，直至角膜上皮完整恢复。

（2）可加用促角膜上皮修复滴眼液帮助角膜上皮愈合。

（3）止痛片备用。

（4）广谱抗生素滴眼液连续点眼 7 天。

（5）术后即刻开始点用糖皮质激素滴眼液，次日起每天点眼 4 次，持续 7～10 天。根据病人的近视矫正度数、变化程度和 haze 等情况，持续点用糖皮质激素滴眼液 1～3 个月，按每月递减原则酌情递减。眼压升高或容易失访病人也可选择新型非甾体抗炎药。

（6）同时监测眼压。

（7）人工泪液点眼数月。

笔记

（8）外出配戴太阳镜防止紫外线损伤。

（9）术后需定期复查，复查时间通常在术后第 1 或 3 天、1 周、1 个月、2 个月、3 个月、6 个月和 1 年。特殊不适情况随时复诊。

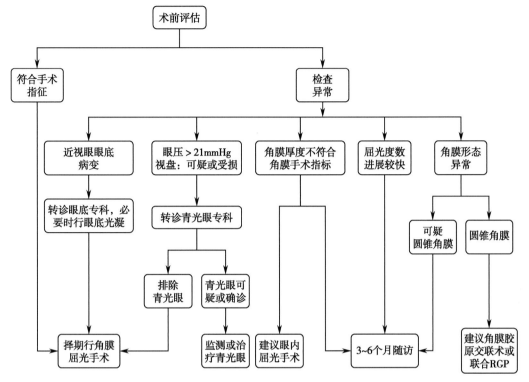

图 13-1 角膜屈光手术诊疗流程

二、眼内屈光手术

有摘镜意愿但角膜条件不符合角膜屈光手术的，可选择眼内屈光手术。其临床路径和标准处理流程是：

（一）适用对象

第一诊断为高度近视或高度远视，或角膜条件不符合角膜屈光手术的中低度近视或远视，行眼内屈光手术。

（二）诊断依据

1. 病史 近视或远视度数高；不愿或不能配戴眼镜或角膜接触镜或行角膜近视激光手术。

2. 体格检查 角膜透明，前房深，晶状体透明或轻度混浊，有或无眼底近视改变。有屈光不正度数。

（三）治疗方案的选择依据

1. 诊断明确。

2. 符合眼内屈光手术适应证。

3. 征得病人及家属的同意。

（四）标准住院日为 2 ~ 3 天

（五）进入路径标准

1. 第一诊断必须符合高度近视或高度远视，或角膜条件不符合角膜屈光手术的中低度近视或远视。

2. 当病人同时具有其他疾病诊断，如住院期间不需特殊处理，也不影响第一诊断临床路径流程的实施时，可以进入路径。

（六）术前准备（术前评估）1 天以及所必需的检查项目

1. 检查眼压、冲洗泪道。

2. 感染性疾病筛查（包括乙肝、丙肝、艾滋病、梅毒）。

3. 心电图。

4. 血常规、尿常规比重、血电解质、凝血功能、血生化（包括肝肾功能、血糖）。

5. 视力、验光、眼科 B 超、眼生物测量、白到白距离、角膜内皮细胞计数、角膜地形图、眼后段 OCT。

6. 其他根据病情需要而定　房角镜检查等。

7. 手术前准备　冲洗泪道、结膜囊，散瞳。

（七）术前用药

术前点广谱抗生素滴眼液，4～6 次 / 天，用药 1 天。

（八）手术日为入院第 2 天

1. 麻醉方式　表面麻醉、球后或球周阻滞麻醉。

2. 手术方式　年龄小于 45 岁，有晶状体眼后房型人工晶状体植入术；年龄大于等于 45 岁，可建议行屈光性晶状体置换术＋人工晶状体植入术。

3. 眼内植入物　人工晶状体。

4. 术中用耗品　黏弹剂、一次性手术刀、散瞳剂、眼内灌注液或平衡液。

5. 手术用设备　手术显微镜、超声乳化仪。

6. 输血　无。

（九）术后住院恢复 1～2 天，必须复查的检查项目

1. 视力。

2. 裂隙灯检查，含拱高（有晶状体眼后房型人工晶状体术后）。

3. 眼压。

（十）术后用药

点抗生素滴眼液、糖皮质激素滴眼液、非甾体类抗炎滴眼液、人工泪液；必要时加用口服抗生素。

（十一）出院标准（围绕一般情况、切口情况、第一诊断转归）

1. 手术后反应较轻，病情稳定。

2. 切口闭合好，前房正常。

3. 眼压正常，裂隙灯检查无明显异常，人工晶状体位置良好。

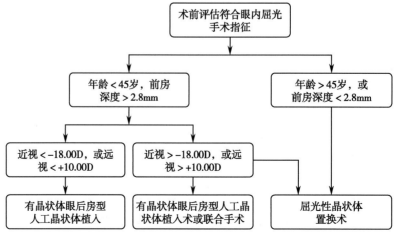

图 13-2　眼内屈光手术诊疗流程

三、巩膜手术

病理性近视后巩膜加固术（又称后巩膜缩短术）标准诊疗流程：

（一）适用对象

1. 儿童（3～17岁）　眼轴一般＞27mm，近3年随访眼轴延长＞1.0mm，和／或近视屈光度数每年加深＞-1D。

2. 成人（18岁以上）　眼轴＞28mm，近5年随访眼轴延长＞1.0mm，近视屈光度数每年加深＞-0.50D；或伴眼底病变，如视网膜出血、黄斑劈裂、黄斑区视网膜脱离等。

（二）诊断依据

1. 病史　渐进性视力下降。

2. 体格检查　眼轴一般＞27mm，近视度数不断加深，伴有不同程度近视性眼底改变，如：后巩膜葡萄肿，脉络膜豹纹状改变，脉络膜萎缩，近视弧形斑，Fuchs斑，黄斑裂孔，黄斑劈裂，后极部视网膜脱离等。

（三）治疗方案的选择依据

1. 诊断明确。

2. 视力进行性下降，近视不断加深，视功能下降；出现视网膜劈裂、视网膜脱离、黄斑裂孔等近视相关眼底病变。

3. 征得病人及家属的同意。

（四）术前检查和评估

1. 主要检查　视力、屈光度、眼压、IOL-Master或A超、眼部B超、眼底照相、黄斑OCT、裂隙灯检查、散瞳眼底检查。

2. 一般检查　一般资料、病史采集、全身情况、外眼等。

3. 特殊检查　眼位、眼动、斜视度、视野、视网膜视力等。

4. 术前评估　手术对象的总体评估，包括身体耐受手术的评估及心理评估，评估病人及家属对病理性近视的认知及手术期望值。

（五）术前准备（术前评估）所必需的检查项目

1. 确定接受手术的病人，门诊查心电图和胸部X线片，排除全身麻醉禁忌。

2. 血压血糖异常的病人，先到相关科室会诊治疗，血压及血糖指标基本正常并且稳定后再确定手术日期。

3. 眼压异常或者视野异常的病人请青光眼专科会诊。

4. 冲洗泪道，泪囊炎病人先转到眼鼻专科治疗泪道问题。

（六）进入路径标准

1. 第一诊断必须符合病理性近视。

2. 心电图、胸部X线片等心肺功能检查或相关科室会诊结果耐受全身麻醉手术。

3. 当病人同时具有其他疾病诊断，如住院期间不需特殊处理，也不影响第一诊断临床路径流程的实施时，可以进入路径。

（七）入院诊疗流程

1. 入院第一日抽血化验　感染性疾病筛查（包括乙肝、丙肝、艾滋病、梅毒）；血常规、尿常规比重、血电解质、凝血功能、血生化（包括肝肾功能、血糖）。

2. 完善视力、屈光度、眼压、IOL-Master或A超、眼部B超、黄斑OCT等检查项目。间隔时间太久的检查或者病人主诉某些有变化的项目必须复查，确定指标符合手术要求或者明确眼部最新情况。

3. 其他项目根据病情需要而定　如视网膜视力、斜视度等。

4. 汇总各项检查结果，与病人及家属谈话，告知手术目的、风险等；麻醉师会诊谈话。

5. **手术前准备** 术前宣教禁食；数天晨冲洗泪道、结膜囊。

（八）手术日一般为入院第2天

1. **麻醉方式** 全身麻醉。

2. **手术方式** 后巩膜加固术（后巩膜缩短术）。

3. **眼内植入物** 同种异体巩膜或硬脑膜。

4. **手术用设备** 手术显微镜、麻醉机。

5. **输血** 无。

（九）术后住院恢复1~2天，必须复查的检查项目

1. 术后密切观察病人全身状况，生命体征，体力及精神状态，有无呕吐、进食情况等，对症处理。

2. 眼压；视力；裂隙灯检查；屈光度检查；IOL-Master、OCT、B超检查。

3. 术后用药 抗菌滴眼液＋非甾体类抗炎滴眼液；必要时加用人工泪液或者激素类滴眼液等。

（十）出院标准（围绕一般情况、切口情况、第一诊断转归）

1. 手术后生命体征正常稳定；无明显不适主诉。

2. 眼压正常；切口闭合好；裂隙灯检查无明显异常。

3. 抗生素滴眼液点眼2周。

4. 术后需定期复查，复查时间通常在术后第1周、1个月、2个月、3个月、6个月、1年。特殊不适情况随时复诊。

（十一）变异及处理原则

变异是指病人在接受诊疗服务的过程中，出现偏离临床路径程序或在临床路径接受诊疗过程中出现偏差的现象。

出现变异应分析原因并制定处理措施，及时修正变异。另外，短期内指标控制不良等各种原因不宜手术者；出现严重并发症，需专科治疗；病人要求出院转院或改变治疗方式，应退出路径。

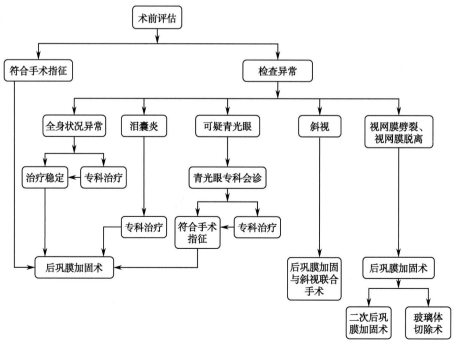

图13-3 后巩膜加固术诊疗流程

（王勤美）

附 录 1

FDA批准的准分子激光屈光手术(PRK和LASIK)适应证

公司(型号)	PRK 矫正近视和散光	LASIK 矫正近视和散光	PRK 矫正远视和散光	LASIK 矫正远视和散光	混合性散光
Abbott Medical Optics [VISX Model B&C (Star&Star S2)]	0～-6.00D 近视 (P930016: 3/27/96) 0～-6.00D 近视, 伴或不伴有 -0.75～-4.00D 的散光 (P930016/S3: 4/24/97) 0～-12.00D 近视, 伴或不伴有 0～-4.00D 的散光 (P930016/S5: 1/29/98)				
Abbott Medical Optics (VISX Star S2)		<-14.00D 近视, 伴或不伴有 -0.50～-5.00D 的散光 (P990010: 11/19/99)	+1.00～+6.00D 远视 (P930016/S7: 11/2/98)		
Abbott Medical Optics (VISX Star S2/S3)			+0.50～+5.00D 远视, 伴或不伴有 +0.50～+4.00D 的散光 (P930016/S10: 10/18/00)	+0.50～+5.00D 远视, 伴或不伴有≤+3.00D 的散光 (P930016/S12: 4/27/01)	≤6.00D 混合性散光；柱镜值大于球镜值并且符号相反 (P930016/S14: 11/16/01)
Abbott Medical Optics (VISX Star S3, EyeTracker)		<-14.00D 近视, 伴或不伴有 0.50～-5.00D 的散光, 有眼球追踪器 (P990010/S1: 4/20/00)			
Abbott Medical Optics (VISX Star S4&WaveScan WaveFront System) wavefront-guided		≤-6.00D 近视, 伴或不伴有≤-3.00D 的散光 (P930016/ S16: 5/23/03) 单眼视手术, ≤-6.00D 近视, 伴或不伴有≤-3.00D 的散光, 预留 -1.25～-2.00D (P930016/S25: 7/11/07) -6.00～-11.00D 近视, 伴或不伴有≤-3.00D 的散光 (P930016/S21: 8/30/05)		≤+3.00D 远视, 伴或不伴有≤+2.00D 的散光 (P930016/S17: 12/14/04)	1.00～5.00D 混合性散光 (P930016/S20: 3/17/05)

续表

公司（型号）	PRK 矫正近视和散光	LASIK 矫正近视和散光	PRK 矫正远视和散光	LASIK 矫正远视和散光	混合性散光
Abbott Medical Optics（STAR S4 IR Excimer Laser System and iDesign Advanced WaveScan Studio System）		iDesign Advanced WaveScan Studio 测量的 SE≤-11.00D（散光≤-5.00D），与 MRSE 差值需<0.625D，与 MR 散光差值需≤0.5D（P930016/S044: 5/6/15）			
Alon（Apex & Apex Plus）	-1.50～-7.00D 近视（P930034: 10/25/95）				
Alon（Apex Plus）	-1.00～-6.00D 近视，伴或不伴有 -1.00～-4.00D 的散光（P930034/S9: 3/11/98）	<-14.00D 近视，伴或不伴有 0.50～5.00D 的散光（P930034/S13: 10/21/99）	+1.50～+4.00D 远视，伴或不伴有<-1.00D 的散光（P930034/S12: 10/21/99）		
Alcon（LADARVision）	-1.00～-10.00D 近视，伴或不伴有<-4.00D 的散光（P970043: 11/2/98）	<-9.00D 近视，伴或不伴有 -0.50～-3.00D 的散光（P970043/S5: 5/9/00）		<+6.00D 远视，伴或不伴有<-6.00D 的散光（P970043/S7: 9/22/00）	<+6.00D 球镜，伴<-6.00D 的柱镜的混合性散光（P970043/S7: 9/22/00）
Alcon（LADARVision）wavefront-guided		≤-7.00D 近视，伴或不伴有<0.50D 的散光（P970043/S10: 10/18/02）≤-8.00D 近视伴有 -0.50～-4.00D 的散光，并且框架眼镜平面 SE≤-8.00（P970043/S15: 6/29/04）		<+5.00D 远视，伴或不伴有<-3.00D 的散光（P970043/S20: 5/1/06）	1.00～5.00D 混合性散光；柱镜值大于球镜值并且符号相反（P970043/S22: 5/2/06）
Alcon（WaveLight ALLEGRETTO WAVE）		≤-12.00D 近视，伴或不伴有≤-6.00D 的散光（P020050: 10/07/03）		≤+6.00D 远视，伴或不伴有≤+5.00D 的散光（P030008: 10/10/03）	框架眼镜平面≤6.00D 混合性散光（P030008/S4: 4/19/06）
Alcon（WaveLight ALLEGRETTO WAVE）wavefront-guided		SE≤-7.00D（球镜≤-7.00D，并且散光≤3.00D）（P020050/S4: 7/26/06）			
Alcon（Allegretto WAVE® Eye-Q Excimer Laser System）		SE≤-9.00D（球镜≤-8.00D，并且散光≤-3.00D）（P020050/S12: 9/27/13）			

续表

公司（型号）	PRK 矫正近视和散光	LASIK 矫正近视和散光	PRK 矫正远视和散光	LASIK 矫正远视和散光	混合性散光
Bausch & Lomb Surgical （KERACOR 116）	−1.50～−7.00D 近视，伴或不伴有 <−4.50D 的散光 （P970056; 9/28/99）				
Carl Zeiss Meditec （Mel 80）		−7.00D 近视，伴或不伴有 −3.00D 的散光 （P060004: 8/11/06）		≤+5.00D 远视，伴或不伴有 +0.50<散光≤+3.00D，并且最大 MRSE +5.00D （P06004/S1: 3/28/11）	
Nidek EC-5000	−0.75～−13.00D 近视，伴 ≤−0.75D 的散光，−1.00～ −8.00D 近视，伴 −0.50～ −4.00D 的散光 （P970053/S9; 10/11/06）	−1.00～−14.00D 近视，伴或不伴有≤−4.00D 的散光 （P970053/S9; 10/11/06）		+0.50～+5.00D 近视，伴或不伴有 +0.50～+2.00D 的散光 （P970053/S9; 10/11/06）	
Nidek EC-5000 topography-assisted		−1.00～−4.00D 近视，−0.50<散光<−2.00D （P970053/S11; 9/30/2013）			
Technolas Perfect Vision GmbH* （Technolas 217a）		−11.00D 近视，伴或不伴有 <−3.00D 的散光 （P99027; 2/23/00）		+1.00～+4.00D 远视，伴或不伴有≤+2.00D 的散光 （P99027/S4; 2/25/03）	
Technolas Perfect Vision GmbH （Technolas 217z） wavefront-guided		−7.00D 近视，伴或不伴有 <−3.00D 的散光 （P99027/S6; 10/10/03）			

注：D＝屈光度；SE＝等效球镜；MR＝主觉验光；MRSE＝主觉验光等效球镜

*Technolas Perfect Vision GmbH 是 Bausch & Lomb 与 20/10 Perfect Vision AG 的合资企业。

数据来源：(1) Refractive Errors & Refractive Surgery Preferred Practice Pattern（美国眼科学会，2013 年）

(2) https://www.fda.gov/medicaldevices/productsandmedicalprocedures/surgeryandlifesupport/lasik/ucm192109.htm（2017 年 2 月 6 日更新）

附 录 2

FDA 批准 SMILE 的文件

VisuMax SMILE 矫正近视须知（节选）

VisuMax SMILE 适合人群：

- ≥22 岁；
- 排除视网膜疾病、角膜瘢痕和其他眼部疾病；
- 近视 −1.00～−8.00D，散光≤−0.50D；
- 近视稳定，术前 1 年近视增长≤−0.50D；
- 已被充分告知与其他近视矫正方法相比，VisuMax SMILE 的风险和收益；
- 能够平躺在手术床上；
- 能够在术中始终注视指示灯；
- 愿意在知情同意书上签字；
- 能够忍受表面麻醉滴眼液带来的眼表麻木感。

数据来源：https://www.accessdata.fda.gov/cdrh_docs/pdf15/p150040c.pdf（2016 年 9 月 16 日发布）

汉英对照索引

Z

55检